中国临床案例
ZHONGGUO LINCHUANG ANLI

临床实践与教学丛书

老年综合征病例精解

主　编　康　琳　曲　璇

上海科学技术文献出版社
Shanghai Scientific and Technological Literature Press

图书在版编目（CIP）数据

老年综合征病例精解 / 康琳，曲璇主编 . -- 上海：
上海科学技术文献出版社，2024
（中国临床案例）
ISBN 978-7-5439-9073-9

Ⅰ . ①老… Ⅱ . ①康… ②曲… Ⅲ . ①老年病－综合
征－病案－分析 Ⅳ . ① R592

中国国家版本馆 CIP 数据核字（2024）第 095869 号

策划编辑：张　树
责任编辑：应丽春
封面设计：李　楠

老年综合征病例精解

LAONIAN ZONGHEZHENG BINGLI JINGJIE

主　　编：康　琳　曲　璇
出版发行：上海科学技术文献出版社
地　　址：上海市淮海中路 1329 号 4 楼
邮政编码：200031
经　　销：全国新华书店
印　　刷：河北朗祥印刷有限公司
开　　本：787mm×1092mm　1/16
印　　张：22.25
版　　次：2024 年 5 月第 1 版　2024 年 5 月第 1 次印刷
书　　号：ISBN 978-7-5439-9073-9
定　　价：276.00 元

http : //www. sstlp. com

《老年综合征病例精解》
编委会名单

主 编

康 琳 中国医学科学院北京协和医院
曲 璇 中国医学科学院北京协和医院

副主编

刘 谦 首都医科大学附属北京同仁医院
张 宁 中国医学科学院北京协和医院
马 清 首都医科大学附属北京友谊医院
乔 薇 中日友好医院
施 红 北京医院
吕继辉 北京老年医院
林 帆 福建省立医院

编 委

（按姓氏笔画为序）

马 清 首都医科大学附属北京友谊医院
王云云 中日友好医院
王可婧 中日友好医院
王丽惠 战略支援部队特色医学中心
邢云利 首都医科大学附属北京友谊医院
曲 璇 中国医学科学院北京协和医院
吕继辉 北京老年医院
朱鸣雷 中国医学科学院北京协和医院
乔 薇 中日友好医院
乔燕燕 清华大学玉泉医院

刘　倩　首都医科大学附属北京同仁医院

刘　爽　中日友好医院

刘　谦　首都医科大学附属北京同仁医院

刘晓红　中国医学科学院北京协和医院

闫新欣　航天中心医院

孙　颖　首都医科大学附属北京友谊医院

孙晓红　中国医学科学院北京协和医院

李　沫　北京老年医院

李开来　北京大学首钢医院

李文杰　北京老年医院

李金懋　清华大学玉泉医院

杨　媛　战略支援部队特色医学中心

何　玉　首都医科大学附属北京同仁医院

张　宁　中国医学科学院北京协和医院

张瑞华　首都医科大学附属北京同仁医院

陈锦文　北京大学首钢医院

武文斌　北京医院

林　帆　福建省立医院

林岚燕　福建省立医院

林春锦　福建省立医院

郑　辉　首都医科大学附属北京同仁医院

赵　薇　首都医科大学附属北京同仁医院

赵烨婧　北京医院

郝瑞瑞　首都医科大学附属北京友谊医院

侯银静　首都医科大学附属北京同仁医院

施　红　北京医院

袁　莹　北京医院

高　娜　北京电力医院

郭　英　首都医科大学附属北京同仁医院

郭　娜　航天中心医院

黄　蔚　首都医科大学附属北京友谊医院

康　琳　中国医学科学院北京协和医院

梁　微　内蒙古兴安盟人民医院

梁艳虹　首都医科大学附属北京朝阳医院

梁颖慧　首都医科大学附属北京同仁医院

满姗姗　北京大学首钢医院

主编简介

　　康琳，医学博士，主任医师，教授，研究生导师，北京协和医院老年医学科主任。2007年赴美国约翰·霍普金斯大学进修老年医学专业，2012年赴加拿大多伦多大学Baycrest分院参观学习老年医学；2013年赴美国加州大学旧金山分校进修老年医学及心血管内科。兼任中华医学会老年医学分会青年委员会副主任委员，中华医学会老年医学分会老年营养不良与肌少症学组委员兼秘书长，北京医师协会老年医学专科青年医师分会会长，北京医学会肠外肠内营养学分会青年委员会副主任委员，北京健康文化促进会营养健康专业委员会秘书长，中国微循环学会神经变性病专业委员会医养结合学组副主任 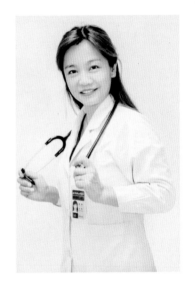委员，中国职业技术教育学会康养康育专业委员会副主任委员，国家心血管病专家委员会健康生活方式医学专业委员会常务委员，亚洲肌少症工作组成员，中华医学会《中国临床案例成果数据库》学术指导委员会委员，国家科普专家库成员。获评第四届"国之名医·优秀风范"奖、第七届北京优秀医师奖、第五届"敬佑生命 荣耀医者"科普影响力奖。发表学术论文60余篇，获得国家级发明专利4项，担任*Aging Medicine*等多个医学杂志编委。

曲璇，副主任医师，中国医学科学院北京协和医院老年医学科副主任。曾于2012年6月至8月在台湾台北荣民总医院高龄医学中心进修老年医学，2013年8月至12月赴美国哈佛大学参观学习，2016年11月赴台湾地区进修舒缓医学。

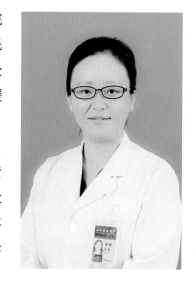

担任协和医学院《老年医学概论》《舒缓医学》《伦理学》《药物治疗学》《临床早接课程》《职业素养》等课程授课教师。主编及编写《安宁缓和医疗症状处理手册》《协和老年医学》《老年医学精要》《老年医学临床实践》《老年医学诊疗常规》《现代老年医学概要》《老年医学速查手册》等多部书籍。

序

一

当前，我国已进入老龄化快速发展阶段。在推进"健康中国"建设进程中，如何实现健康老龄化，为老年人提供高质量、全方位、全周期的医疗健康服务，已成为一个广受关注的社会性话题。

近年来，老年医学诊疗模式已由传统的"以疾病为中心"的专科化、急性病患诊疗模式，转变为以维护个体健康状态为目标的"人本医疗（person-centered care）"模式。为积极应对人口老龄化进程，加快推进学科高质量发展，老年医学应当从单纯的器官疾病诊疗扩展到个体功能维护、多种慢性健康问题管理等方面，以为老年人生活自理提供更多支持，进一步提高家庭生活质量，延长健康预期寿命。老年医学还应更多地需要关注老年综合征，做好"筛查—评估—干预—再评估"这一系列诊疗动作。基于患者需要、学科发展趋势等，老年医学的临床工作者除了要熟练掌握基本理论知识，还应对老年综合征这一新兴亚专业有更加深入的了解。

也是在这一背景下，《老年综合征病例精解》应运而生。本书由中国医学科学院北京协和医院老年医学科主编，北京医院、北京同仁医院、北京友谊医院、中日友好医院、北京老年医院、福建省立医院等多家医院的老年医学科专家联合编纂，期望通过生动的临床案例，介绍对老年患者进行疾病诊疗、评估以及干预的过程中所面临的挑战与问题与大家探讨，并深入浅出地结合案例讲述了如何落实全人管理理念，制订最佳诊疗方案，为老年患者和家属提供最优解的实战经验。

本书从诸多临床病例中精选了36例。这36例病例的入选标准包括：①病种多样，涵盖常见老年疾病及老年疑难罕见病、单个系统疾病及多系统受累疾病；②涵盖广泛，呈现临床实践中不同类型的老年综合征；③多病共存，比如疾病-疾病共存、疾病-老年综合征共存，以及多种老年综合征重叠存在等。从这些入选标准中，不难看出复杂病例背后，老年医学在临床实践中所面临的"痛点"和难点。

与此同时，如何诊疗、管理这些异质性大、合并情况多样且复杂的老年病例，本书的诊疗方案亦给出了具体解答。第一，需要扎实的临床基本功及内科学、老年医学知识储备。面对复杂的临床问题，能够以点及面形成开阔的诊疗思路。第二，通过细致查体、综合评估及临床思维分析，确认患者当前需要解决的主要临床问题。第三，通过老年医学多学科团队（geriatric interdisciplinary team，GIT），以及院内外多科团队会诊，凝心聚力、释疑解惑，解决患者在疾病诊断、院内综合管理及出院后中长期照护中的难点。第四，注重医患沟通及临床共同决策，重视对患者价值观、自主意愿等了解，并将患者意愿纳入临床决策。

希望通过阅读本书，读者能够切实感受到老年医学正在蓬勃发展、积极作为，也希望各位读者能从该书中找到面对老年疾病复杂问题的"金钥匙"，并得到一些思路及启发。本书难免还存在疏忽、错漏之处，敬请提出宝贵意见，让我们共同推进老年医学学科的发展。

积跬步以致千里、积小流而成江海。老年医学学科的高质量发展需要社会各界共同努力。"莫道桑榆晚、为霞尚满天"，希望与各位同仁一起，共同为实现健康老龄化作出新的更大贡献。

张抒扬

2023年11月

序言作者简介：

张抒扬，内科主任医师，教授，博士生导师，中国医学科学院北京协和医院院长，兼中国医学科学院北京协和医学院副校长。担任中华医学会常务理事和第一届罕见病分会主任委员，国家卫生健康委罕见病诊疗与保障委员会主任委员，国家卫生健康委药事管理与药物治疗学委员会主任委员，中国研究型医院学会副会长兼罕见病分会主任委员。获评全国五一劳动奖章、全国三八红旗手标兵、全国抗击新冠肺炎疫情先进个人、中国医院协会优秀医院院长等荣誉称号。

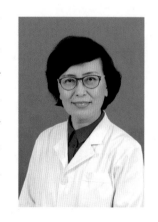

序
二

老年医学（Geriatrics）是医学的一个分支，是研究人类衰老的机制、人体老年性变化、老年病的防治及老年人卫生与保健的科学，是老年学的主要组成部分；是医学涉及有关老年人疾病的预防、临床诊断和治疗、康复、照护、心理及社会等方面的问题分支的一门新兴的、综合性的学科。老年医学是以年龄来界定的医学专业，其研究对象是60岁及以上（特别是75岁以上）老年人，重点关注失能和半失能的老年人、80岁及以上高龄老年人及衰弱的老年人。老年医学研究的目的是预防和治疗老年疾病，维持老年人身心健康，并为老年人提供充分的社会照护，使他们健康长寿，在推动社会发展、应对全球人口老龄化进程中发挥着积极重要的作用。

针对老年患者的管理，当代老年医学已经从传统的"疾病导向"扩展到了"全人管理"。这种全人管理模式决定了老年医学要采取跨学科团队工作模式。急性病以治愈为目标，而慢性疾病是不可治愈的，以控制、缓解症状、维持器官功能为目标；总体目标是维持患者的内在功能状态，而非治愈某种疾病。老年患者往往合并多种慢性病，即共病（multiple chronic conditions）。对于共病，尤其是复杂共病老年患者的治疗，单病种指南往往力不从心。这时就要借助老年医学的管理理念，包括：①考虑患者意愿。在预计两种及以上方案的获益/风险比值相当的情况下，更多地采用"以患者意愿为目标的医疗（patient-specific outcomes）"。首先需要评估老人的知病能力和医疗决定能力，与患者及亲友沟通、告知，然后医患共同决策，制订出符合患者意愿的医护方案。②应用老年综合评估：只有了解患者的全部情况、目前治疗方案实施的情况、患者的依从性等，才有可能保证所制订的诊疗方案不会出现偏差和遗漏。③寻找循证医学证据：在已有疾病指南中很少涉及高龄患者及共病的处理，单病指南作用不清楚。需要查询那些针对老年患者的研究，查询专科学会或老年医学会发布的针对老年人的建议（如老年高血压患者的管理），以及参考类似共病的病例报告。④考虑获益、风险、预后及负担：综合疾病、功能状态、预期寿命等情况，制订个体化的诊疗方案。优先解决患者所关注的影响功能和生活质量的问题，分清主次，分步解决。慢病从开始干预到能够使患者获益，需要相当一段时间。要考虑老年患者的干预获益时间与预期寿命，询问家庭收入能否承受医疗支出，干预方案对患者本人及家属的生活质量带来的影响。⑤治疗方案的可行性。共病决定了老年人服药种类多。只有让患者了解治疗目的和意义，才会有较好的依从性。实施干预方案后，需要定期对干预效果进行评估，并根据评估结果调整治疗方案。

由中国医学科学院北京协和医院老年医学科团队联合北京多家知名三甲医院老年医学专家联合编写的这本《老年综合征病例精解》，精心选择36例具有代表性的老年病例，这些病例既包括常见老年疾病，也涵盖了疑难/罕见老年疾病，以及多病共存复杂老年病例的诊疗过程。在这些病例的诊疗中，规范应用老年综合评估，并通过老年多学科团队，为患者诊断最优诊治方案，实现最大获益，是老年医学全人管理理念的具体实践。扎实的临床基本功是实现正确诊断和治疗的最重要的前提。本书适合老年医学专业医生、医学生阅读学习，对非老年医学专业的医生管理老年患者也有很好的借鉴价值。希望读者朋友们能从本书中获益，一道为实现积极、活跃、成功老化而努力！

国家老年医学中心

2023年11月

序言作者简介：

王建业，教授，博士生导师，原北京医院院长。国家老年医学中心主任，中华医学会老年医学分会主任委员，中华医学会泌尿外科学分会副主任委员，北京医学会泌尿外科主任委员。担任《中华老年医学杂志》总编辑，《中华泌尿外科杂志》副总编辑。

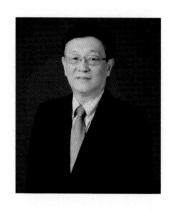

序

三

　　我国已进入加速老龄化社会，预计到2050年，65岁及以上老年人将占总人口的26.9%。据统计，我国85%的住院老年患者同时患有两种疾病，约50%患有三种及以上疾病。人口老龄化对医疗照护体系带来严峻挑战，正如《自然》杂志在2014年发表的一篇评论中所述"老年人的问题打包而来"。以价值为导向，以人为本（person-centered care）的整合医学及整合医护照料，是老龄化社会医改的方向。

　　人本医疗是指"提供那种尊重并回应了患者的意愿、需求和价值观的医疗，并确使患者的价值观体现在所有的临床决策中"。其核心内容包括以患者自主意愿为导向，尊重每位老人特殊的一生、特殊的经历，满足患者身体、心理精神层面的复杂需求，支持患者亲友等。在临床实践中，现代老年医学对于人本医疗，逐渐归纳出八项原则，即尊重患者的价值观、意愿和表达的诉求；治疗方案的良好协作、衔接与整合；信息、交流与教育；躯体舒适；情感支持、减缓恐惧和焦虑；（患者）家人和朋友的参与；转诊与治疗的连续性，以及治疗方案的可及性。这些原则的适用性不仅局限于老年患者，也是今后"慢性病时代"医疗照护的指导性原则。

　　如何在临床实践中实现人本医疗？中国医学科学院北京协和医院老年医学科团队联合国内多家三甲医院老年医学专家编写的《老年综合征病例精解》一书，精选了疑难、复杂老年病例，涵盖病种广泛，涉及多种老年综合征。系统介绍了如何将人本医疗理念贯穿于老年患者诊疗中，以及如何应用老年综合评估及老年医学跨学科团队（geriatric interdisciplinary team，GIT）解决老年问题。相信会提高老年医学专业从业者的知识储备、开阔临床视野。在医疗技术发展日新月异的时代，老年医学如何与先进的治疗技术/手段同频共进，本书中也有展示。老年患者不仅仅就诊于老年科，更分布于其他各专科。非老年科专科医师应对老年患者，尤其是衰弱、共病老年患者管理也要有全人管理理念，将诊疗聚焦由"病"上升到"人"。

　　本书从规划、编审到出版，数易其稿，精细打磨。在老年医学这片蓝海中，我们都是海边拾贝人。如果这本书能够像一颗偶尔被捡起贝壳，尽管不那么完美，能给读者朋友带来一丝视野上的光明，便是所有编写人员最大的期待和欣慰。

刘晓红

2023年11月

序言作者简介：

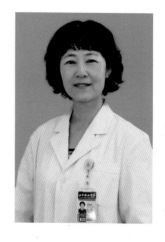

刘晓红，医学博士，中国医学科学院北京协和医院老年医学科主任医师，博士生导师，北京协和医学院老年医学系主任。曾先后任中国医学科学院北京协和医院内科副主任、国际医疗部主任和老年医学科主任。现任中华医学会老年医学分会常务委员，中国老年保健医学研究会缓和医疗分会主任委员，北京医师协会老年医学专科医师分会会长，北京医学会老年医学分会副主任委员。发表学术论文190余篇，主编全国高等学校医学专业研究生国家级规划教材《老年医学》（第3版）。

前言

人口老龄化，特别是高龄化已成为21世纪全球面临的最严峻的挑战之一。近半个多世纪以来，随着现代老年医学在世界各国的蓬勃发展，老年医学在我国也得到高度重视并迅速发展。党中央把保障人民健康放在优先发展的战略位置，我国应对人口老龄化的理论与实践探索对全球应对老龄化浪潮策略具有深远的意义。

老年患者是一个特殊而复杂的群体，存在生理功能减退、储备能力下降、功能残缺、常见病非典型临床表现、多种慢病并存、特殊的老年问题或综合征、多重用药引起药物相互作用和不良反应，以及症状受心理、精神、社会和家庭环境等多因素影响。现代老年医学已从传统亚专科"以疾病为中心"的单病诊疗模式转向"以患者为中心"的个体化、连续性医疗模式。现代老年医学的宗旨是为老年患者提供全面合理的医疗与预防保健服务，最大限度地维持和恢复老年患者的功能状态和生活质量。老年医学不仅仅关注慢性病的管控，更关注影响老年人生活质量的老年综合征。

老年医学教材众多，本书的特色旨在于通过真实、生动的临床案例体现老年医学对于老年病患者综合管理的理念和知识体系全貌。这些病例或涉及复杂共病老年患者、或涉及老年人的罕见病和疑难病、或涉及复杂共病—疑难/罕见病—老年综合征共存病例，均来自于临床实践，体现了我国老年医学科医生在运用老年综合评估技能、老年医学科多学科合作模式、覆盖从急性医疗到中长期照护的全人管理理念，以及处理复杂棘手临床问题的卓越能力。这些案例或令人"拍案惊奇"，或"山重水复、柳暗花明"，或"银刀剖案、众生诧惶"，或"阐发幽微、剥茧抽丝"，相信读者会跟随病例的诊疗过程，一起感受管理老年患者的诸多不易，当然也有帮助患者后医护团队由衷的成就感。

本书由中国医学科学院北京协和医院老年医学科主编，来自全国老年科有丰富临床经验的编者亦为本书倾注了大量心血和精力。我们采用互审和多次复审的形式来对本书的编写质量进行把关。本书适用于老年医学科医生、研究生、护理团队及医学本科生、全科医师、社区医师、从事康养行业的同道，也希望对非老年科医师深入了解、理解老年医学有所裨益。由于时间和水平有限，仍有很多不足，期待读者朋友的指正。

编 者

2023年12月

目 录

高龄共病状态下肝细胞癌治疗相关
自身免疫性脑炎

一、病历摘要

（一）基本信息

主诉：患者男性，80岁，因"腹泻、纳差6个月，间断发热1个月"于2023年4月23日入我院老年医学科。

现病史：患者于2022年12月出现腹泻伴纳差，无发热，进食量无明显减少。2023年1月18日行肝胆胰脾彩色多普勒超声检查示肝右叶实性占位（8.8cm×7.5cm，肝癌可能性大，建议进一步检查）。检查甲胎蛋白（AFP）＞20 000ng/ml↑。2023年1月19日行PET/CT检查示肝Ⅷ段高代谢肿块（7.8cm×6.7cm，考虑恶性，多系肝细胞癌，左侧髋臼代谢活性增高灶，骨转移可能）。1月29日行CT引导下经皮穿刺肝脏病灶活检术，术后病理示少量穿刺肿瘤组织，符合肝细胞癌，中-低分化（Edmondson-Steiner分级3级），可见粗梁型，团片型。免疫组化：（650433-A2）：Ki-67（40%+），HCC（+++），CD34（示毛细血管化），CD56（-），GPC3（+++），P53（80%+），CK8（++），CK7（-），CK20（部分+），AFP（+++），Syn（灶+）。分别于2023年1月29日、2月24日行DSA引导下经导管肝动脉化疗栓塞术［1月29日治疗药物为：雷替曲塞2mg、将30mg吡柔比星加至100～300μm可载药栓塞微球（1支）与等量对比剂混合后，共注入6ml混悬剂予以化疗栓塞。2月24日治疗药物为：雷替曲塞2mg、奥沙利铂100mg、将30mg吡柔比星加至100～300μm可载药栓塞微球（1支）与等量对比剂混合后，共注入5ml混悬剂予以化疗栓塞］。2023年2月24日予信迪利单抗200mg静脉滴注，并开始口服甲磺酸仑伐替尼胶囊8mg、1次/日。2023年3月8日患者出现发热，体温最高38.5℃，伴双手剧烈抖动、言语不清、嗜睡，就诊于神经内科，查体示双侧瞳孔等大正圆，直径3mm，对光反射灵敏，无眼震、复视，眼球向各方向活动充分，双侧额纹及鼻唇沟对称，伸舌居中。四肢肌力V级，肌张力正常，腱反射对称引出，双上肢指鼻及双下肢跟膝胫试验稳准，痛觉双侧对称，关节位置觉正常，双侧病理征（-），脑膜刺激征（-）。行头颅核磁共振检查示左侧脑室体部旁腔隙灶；左胼胝体陈旧出血灶；脑白质脱髓鞘改变，为进一步治疗于2023年3月11日收入神经内科。入院时查体示嗜睡，言语欠清，全身肌强直伴间断肌阵挛状态，查体不能配合。双眼各个方向运动均不充分，双侧瞳孔等大正圆，直径3mm，对光反射灵敏。无眼震及复视。额纹双侧对称，鼻唇沟双侧对称，伸舌不完全。双侧指鼻试验无法配合，双侧跟膝胫试验无法配合，感觉试验无法配合。无肌萎缩，四肢肌力Ⅲ级，肌张力增高，胸廓起伏力弱，四肢腱反射减弱，双侧Babinski征（+），Chaddock征（-）。颈强直有抵抗，Kernig征（-）。入院后行腰穿检查，脑脊液无色透明，压力155mmH$_2$O，留取脑脊液常规：白细胞21/mm^3，单个核细胞百分比93.1%，多个核细胞百分比6.9%。脑脊液生化：蛋白定量852mg/L，葡萄糖5.6mmol/L，氯134.1mmol/L，腺苷脱氨酶1.70U/L。脑脊液抗Yo抗体（+），血抗Yo抗体（+）。考虑免疫检查点抑制剂相关免疫性脑炎，予注射用甲泼尼龙琥珀酸钠40mg、1次/日共14天（3月11日至3月24日），口服醋酸泼尼松片40mg、1次/日（3月24日至3月28日）→30mg、1次/日（3月29日至4月6日），静注人免疫球蛋白25g、1次/日共3天（3月23日至3月25日）。住院期间出现血小板减少，最低至25×10^9/L，予输注血小板治疗。因意识障碍，予留置胃管，鼻饲瑞代（肠内营养乳剂）营养治疗。经上述综合治疗后，患者神志好转，可简单对答，但人物、地点定向力差。2023年4月6日转至北京某医院继续治疗，2023年4月8日出现呕吐、腹泻10余次/天，伴低血压，血压最低80/60mmHg，便难辨梭菌毒素测定（+），考虑肠道难辨梭菌感染，先后予甲硝唑、万古霉素口服，去甲肾上腺素微量泵入维持血压，为进一步治疗于2023年4月14日转入我院神经内科治疗。入院后查便常规正常，便潜血（-）。4月16日查静脉血乳酸3.9mmol/L↑，血氨110μmol/L↑。血常规：白细胞7.5×10^9/L，中性粒细胞百分比90.5%↑，血红蛋白122g/L↓，血小板24×10^9/L↓。C反应蛋白192mg/L↑。降钙素原14.6ng/ml↑。血生化：白蛋白23g/L↓，肌酐161μmol/L↑，尿素氮9.7mmol/L↑，总胆红素19.8μmol/L，直接胆红素18.8μmol/L↑，门冬氨酸氨基转移酶508U/L↑，丙氨酸氨基转移酶154U/L↑。心肌标志物：超敏肌钙蛋白175.3pg/ml↑，肌红蛋白173μg/L↑，肌酸激酶同工酶3.4μg/L，B型钠酸肽629.61pg/ml↑。凝血功能：凝血酶原时间20.7秒↑，活化部分凝血活酶时间43.6秒↑，凝血酶时间18.2秒↑，凝血酶原活动度40%↓，D-二聚体定量8.185mg/L↑，纤维蛋白（原）降解产物68.75mg/L↑。入院后患者仍有腹泻，每日排便10余次或不可计数，水样便。4月17日出现发热，体温最高39.2℃，昏迷，呼之不应，压眶无反应，心电监护示房颤心律，心率120～140次/分，血压97/52mmHg，外周血氧饱和度88%。血气分析：酸碱度7.4，二氧化碳分压30.6mmHg↓，氧分压65.9mmHg↓，氧合指数200mmHg，实际碱剩余-4.7mmol/L，实际碳酸氢根18.8mmol/L，乳酸3.6mmol/L。予储氧面罩吸氧、美罗培南抗感染、去甲肾上腺素升压、口服万古霉素、调节肠道菌群药物、保肝、输注血浆、单采血小板、鼻饲瑞代联合肠外营养等治疗后体温降低、腹泻好转，神志由昏迷转为昏睡，为进一步治疗于2022年4月23日转入我科（老年医学科）。患者此次发病前，生活完全自理，可正常生活及社交。

既往史：高血压病史5年，血压最高185/100mmHg，半个月前曾规律服用沙库巴曲缬沙坦200mg、1次/日＋琥珀酸美托洛尔缓释片47.5mg、1次/日降压治疗，因发热、恶心呕吐后血压降低停用。冠心病、陈旧心肌梗死1年余，2022年3月15日诊断为"急性ST段抬高型心肌梗死"，行急诊冠脉造影及经皮冠状动脉介入治疗（PCI），于右冠开口至右冠远端共放置5枚支架，术后冠心病二级预防治疗。糖尿病病史2年，口服达格列净、西格列汀降糖治疗，血糖控制不详。前列腺增生病史10年。腰椎间盘突出症病史10余年。30年前行阑尾切除术。15年前行睾丸鞘膜积液翻转术。4年前因腹主动脉瘤行腹主动脉瘤腔内隔绝术。有输血史。对青霉素过敏。

个人史：吸烟50年，平均10支/天，已戒12年。

家族史：无特殊。

（二）体格检查

平车转入病房，体温36.8℃，脉搏78次/分，呼吸18次/分，血压124/66mmHg［去甲肾上腺素0.2μg/（kg·min）微量泵入］，外周血氧饱和度100%（储氧面罩吸氧，10L/min，放置口咽通气道），身高180cm，体重60kg，BMI 18.5kg/m²，昏睡，呼之有睁眼，不能交流及遵指令活动，查体不合作，双手握力不能配合，肱三头肌皮褶厚度1.0cm，小腿腿围27.5cm。留置胃管、尿管、右侧锁骨下深静脉置管，全身皮肤、黏膜未见黄染、出血点，全身浅表淋巴结未触及肿大，无肝掌、蜘蛛痣。巩膜无黄染，双侧瞳孔等大正圆，直径约2mm，对光反射迟钝，双肺呼吸音低，可闻及痰鸣音，心浊音界扩大，心率78次/分，律齐，各瓣膜听诊区未闻及病理性杂音，腹软，触诊无明显痛苦表情，双下肢无水肿，四肢肌力查体不能配合，肌张力减低，双侧Babinski征（＋）。

（三）辅助检查

下肢深静脉超声（2023-03-15）：左侧小腿肌间静脉血栓。

床旁腹部B超（2023-03-22）：肝癌介入术后，肝右叶实性占位（8.0cm×

6.3cm），肝多发囊肿，胆囊结石，胆囊腔陈旧性胆汁淤积，胆囊炎可能。

床旁胸片（2023-04-16，对比2023-04-14床旁胸片）：右肺上中野斑片影，新出现，炎症可能。

血常规＋生化＋凝血项＋心肌标志物（2023-04-23）：白细胞6.43×10^9/L，血红蛋白102g/L↓，血小板60×10^9/L↓，中性粒细胞百分比83.1%↑。C反应蛋白78.6mg/L↑。总蛋白46g/L↓，白蛋白26g/L↓，总胆红素37.3μmol/L↑，直接胆红素31.6μmol/L↑，门冬氨酸氨基转移酶93U/L↑，丙氨酸氨基转移酶44U/L，肌酐111μmol/L，尿素氮9.7mmol/L，钾4.1mmol/L，钠140mmol/L，氯108mmol/L，钙2.0mmol/L↓，无机磷0.81mmol/L，血糖9.4mmol/L。纤维蛋白降解产物41.47mg/L↑，D-二聚体5.358mg/L↑。肌钙蛋白I 96.8pg/ml↑，B型钠酸肽578.58pg/ml↑，肌酸激酶同工酶1.6μg/L，肌红蛋白202.6μg/L↑。

便难辨梭毒素测定（2023-04-24）：阴性。

（四）老年综合评估

1. 日常生活能力　BADL-Barthel 5分；BADL-Katz 0分；IADL-Lawton 0分。

2. 躯体功能　步速、简易躯体能力测试（SPPB）、起立-行走试验（TUGT）、5次椅子起坐均不能完成。

3. 肌少症评估　握力11.5kg，小腿围27.5cm。

4. 吞咽功能评估、认知功能评估、焦虑抑郁评估均不能配合。

5. 跌倒评估　无跌倒；Morse跌倒评估量表70分。

6. 营养评估　营养风险评估（NRS-2002）5分；营养风险筛查（MNA-SF）3分。

7. 衰弱评估　FRAIL量表4条（衰弱）；临床衰弱评估量表（CFS-09）7级（重度衰弱）。

8. 疼痛、视力、听力评估均无法配合。

9. 睡眠评估　昏睡状态，无法评估。

10. 口腔问题　有牙齿脱落。

11. 尿失禁评估　有尿失禁。

12. 压疮评估　压疮危险因素评估表（Barden）10分（高度危险）。

13. 家庭与社会支持评估　家庭功能问卷（APGAR量表）10分。

（五）入院诊断

1. 肺炎

2. 肠道难辨梭菌感染

3. 脓毒性休克

4. 胆囊炎

5. 肝恶性肿瘤：肝细胞癌BCLC C期，骨转移可能，经肝动脉化疗栓塞术后，免疫治疗1疗程后，靶向治疗中

6. 自身免疫相关性脑炎：免疫检查点抑制剂治疗相关

7. 冠状动脉粥样硬化性心脏病：陈旧性ST段抬高型心肌梗死（下、后壁），PCI术后，窦性心律，阵发性心房颤动，心界左大，心功能Ⅲ级（NYHA分级）

8. 高血压3级（很高危）

9. 2型糖尿病

10. 腹主动脉瘤支架植入术后

11. 肾功能不全

12. 血小板减少

13. 老年综合征：营养不良，衰弱状态，肌少症可能，压疮，尿失禁，睡眠障碍

（六）治疗经过

1. 感染方面　患者肠道难辨梭菌感染，入院后继续口服万古霉素0.125g、1次/6小时，调节肠道菌群药物，腹泻逐渐好转。入院1周后复查便难辨梭菌毒素测定阴性。胸部CT及腹部B超提示肺炎、胆囊结石伴急性胆囊炎，合并脓毒性休克。入院时禁食水，先后予美罗培南1g、1次/12小时（04-24至05-02）、拉氧头孢2g、1次/12小时（05-02至05-09）抗感染、去甲肾上腺素0.2μg/（kg·min）微量泵入维持血压（05-01停用），辅以雾化、化痰、间断吸痰、拍背等药物及物理排痰治疗。入院时储氧面罩吸氧，口中持续放置口咽通气道，监测外周血氧饱和度96%～100%，后调整为文丘里面罩吸氧（氧浓度50%），监测外周血氧饱和度在96%以上。第一次拔出口咽通气道时，患者有明显舌根后缀、通气不畅表现，第二次尝试拔出口咽通气道顺利，并逐步下调呼吸支持条件，将文丘里面罩更换为鼻导管吸氧。复查床旁胸片及腹部B超提示肺炎及胆囊炎好转，逐步恢复进食。后患者再次出现腹泻（05-20日），水样便，每日大便3～6次，无发热，无咳嗽、咳痰，考虑肠道难辨梭菌感染复发可能，再次予口服万古霉素0.125g、1次/6小时治疗，后复查便难辨梭菌毒素为阳性。同时，考虑患者免疫功能低下，当时新冠病毒流行，完善新冠病毒核酸检测为阳性，评估肝功能A级（Child分级），肾功能正常，征得家属同意，予奈玛特韦/利托那韦3片、1次/12小时口服共5天，复查咽拭子新冠病毒核酸阴性。感染控制，腹泻好转。

2. 神志状态及自身免疫性脑炎方面　入院时患者意识为昏睡状态，呼之有反应，但不能交流及遵指令活动，Glasgow昏迷评分为E3V1M3，考虑有肝恶性肿瘤病史，进行1次免疫检查点抑制剂治疗后（替雷利珠单抗200mg），出现发热伴意识障碍，结合神经

内科住院期间查血及脑脊液均为抗Yo抗体阳性，对激素及丙种球蛋白治疗有反应，延续神经内科诊断自身免疫性脑炎，且患者反复出现感染、存在低丙种球蛋白血症，于4月26日开始予静脉滴注人免疫球蛋白10g、1次/日×10天，5月8日加用醋酸泼尼松片10mg、1次/日口服，4月28日意识状态逐渐好转，可自主睁眼或呼之睁眼，目光可随目标活动而移动，并逐渐可开始交流、遵指令活动，遂请康复科进行床旁康复锻炼，从床旁靠坐→辅助床边坐位→促进站立平衡→日常生活活动训练→辅助站立起坐过程，直至出院时可非辅助站立2分钟。

3. 老年综合征管理

（1）营养管理：NRS-2002 5分，存在营养风险，根据全球领导人营养不良倡议（GLIM）标准，患者符合一条低BMI（亚洲标准，年龄≥70岁，BMI<20kg/m²）表型标准，符合一条急性疾病/食物收入减少超过2周病因标准，诊断营养不良，根据GLIM诊断分级标准，根据低BMI分级分为重度营养不良。营养干预方面，因入院时存在急性胆囊炎，予禁食水，静脉补液治疗，为避免发生再喂养综合征，予维生素B₁肌内注射，复合维生素B口服，并根据电解质情况，予补磷、补钾治疗。在急性胆囊炎好转后，无腹痛、恶心、呕吐症状，开始经鼻胃管管饲水及米汤，4月30日开始经鼻胃管管饲肠内营养混悬液（SP），鼻饲泵入，50ml/h起，逐步增加至100ml/h，总量由200ml/d逐步增加至750ml/d，5月16日起额外加用肠内营养粉剂（TP）12勺/日，提供能量1250kcal/d，蛋白质48g/d。5月23日开始尝试经口饮水，进食糊状食物、蛋羹等，无明显呛咳，经口进食量逐渐增多，逐渐停用SP，出院时营养方案为三餐经口进食＋TP 12～18勺/日。

（2）衰弱、日常生活能力、躯体功能干预：在营养管理的基础上，早期患者处于神志不清、完全失能状态，注意以照护为主，定时翻身、拍背，应用下肢驱动泵物理性预防血栓等，避免发生卧床相关并发症。在患者神志状态好转后，请康复科会诊进行床旁康复锻炼，从床旁靠坐→辅助床边坐位→促进站立平衡→日常生活活动训练、吞咽刺激训练→辅助站立起坐过程，直至出院时可非辅助站立2分钟。

（3）尿失禁干预：入院时留置尿管，感染控制，一般状态好转后拔除尿管，患者可自行排尿。

4. 共病方面　患者肝癌诊断明确，伴肝功能异常，入院时予谷胱甘肽1.2g、1次/日及异甘草酸镁20ml、1次/日静脉滴注，监测肝功能逐渐好转，逐渐过渡至口服甘草酸二铵胶囊50mg、1次/日。患者有冠心病、PCI术后病史，入院时口服瑞舒伐他汀钙片调脂，因血小板减少，已停用抗血小板聚集药物，住院期间复查血小板逐渐升高至正常范围，予恢复口服吲哚布芬0.1g、2次/日。

（七）出院诊断

1. 肠道难辨梭菌感染

2. 肺炎

3. 胆囊结石伴急性胆囊炎

4. 脓毒性休克

5. 新型冠状病毒感染

6. 肝恶性肿瘤：肝细胞癌BCLC C期，肝功能异常，骨转移，经肝动脉化疗栓塞术后，免疫治疗1疗程后，靶向治疗中

7. 自身免疫相关性脑炎：免疫检查点抑制剂治疗相关

8. 老年综合征：重度营养不良，衰弱状态，肌少症可能，压疮，尿失禁

9. 冠状动脉粥样硬化性心脏病：陈旧性ST段抬高型心肌梗死（下、后壁），PCI术后，窦性心律，阵发性心房颤动，阵发性心房扑动，心界扩大，心功能Ⅱ～Ⅲ级（NYHA分级）

10. 高血压3级（很高危组）

11. 2型糖尿病

12. 腹主动脉瘤支架植入术后

13. 肾功能不全

14. 血小板减少

15. 血尿

16. 低蛋白血症（白蛋白25g/L）

17. 轻度贫血（血红蛋白101g/L）

18. 电解质紊乱：低钠血症，低镁血症，低磷血症，低钙血症，低钾血症

19. 胸腔积液

20. 肠道菌群紊乱

21. 重度骨质疏松

（八）随访

患者出院后至康复科进一步行体能训练：肢体功能训练，神经肌肉电刺激，维持肌肉容量，刺激肌肉功能发挥，提高体能状态，改善日常生活自理能力；吞咽障碍锻炼：咽周肌群电刺激＋吞咽训练；构音障碍训练：言语训练。患者可床旁监视下站立5分钟，助步器辅助下行走3～5m，躯体功能逐渐提高，一般情况良好，拔除胃管，自主经口进食。

二、疾病介绍

原发性肝癌是我国常见恶性肿瘤之一，近年来，免疫检查点抑制剂（ICI）是一种针对包括程序性死亡受体1（PD-1），程序性死亡受体配体（PD-L1）、细胞毒性T淋巴细胞相关抗原4（CTLA-4）等相应免疫检查点分子为靶点而研发设计的药物，ICI对T细胞功能的去抑制可能导致免疫治疗相关不良反应（irAE）。已有的研究结果显示肝癌与其他恶性肿瘤比较，行ICIs治疗后irAE发生率相似，但肝脏irAE的发生率有升高趋势。发生irAE常见的器官或系统包括肝脏、皮肤、胃肠道、胰腺、内分泌系统、心脏、肾脏和肺。目前仅有少数小样本量单中心临床研究结果提示ICIs联合TACE、肝动脉灌注化疗、经动脉放射性栓塞致免疫介导的肝炎（IMH）的发生率升高10%～20%。在《肝癌免疫检查点抑制剂相关不良反应管理中国专家共识》中，未对irAE中神经系统不良反应进行阐述。

随着ICI适应证的不断增加和临床应用日益广泛，ICI治疗诱导神经免疫相关不良事件（NAES）的发生率逐步增加，并可导致更高的死亡率，严重的功能障碍或症状持续等诸多问题，需早期诊断和规范治疗。发病机制大致为：①恢复和增强T细胞识别和杀伤与肿瘤细胞表达共同抗原的正常神经系统组织；②免疫检查点抑制导致预先存在的自身抗体滴度升高，识别和影响正常神经系统组织；③促炎细胞因子水平升高；④补体系统激活导致免疫性炎症；⑤肠-脑轴相互关系等。NAEs分为中枢神经系统不良反应和周围神经系统不良反应，发生率分别为5.5%和0.5%。PD-1/PD-L1抗体单药的NAEs发生率为6%。NAEs发生的时间范围不同，从用药几天到几个月不等（3～4个月最常见）。接受PD-1/PD-L1抗体治疗者的重症肌无力、非感染性脑炎和脊髓炎的发生率更高。NAEs发生风险包括既往有神经系统疾病及其合并症、高肿瘤负荷、既往或同时接受其他抗肿瘤治疗、ICI治疗前基线血小板数目偏低、C反应蛋白和铁蛋白及细胞因子等炎症标志物升高。ICI诱导的中枢神经系统不良反应发生风险与治疗前脑磁共振成像（MRI）异常、脑脊液成分变化、星形胶质细胞标志物升高等相关。NAEs诊断较为困难，诊断流程通常为：①应明确是否累及中枢神经系统，是否合并颅神经病变和（或）周围神经病变，是否存在肌炎或肌无力，并完善鉴别诊断，包括排除机会性感染、代谢性疾病、副瘤综合征和肿瘤进展等。②完善脑和脊髓MRI、神经传导检查、脑脊液分析、肌电图、肌肉和神经活检、血清免疫学实验、血沉、C反应蛋白、肌酸磷酸激酶等检查，同时排除其他疾病和可能原因。③必须警惕NAEs同时可能并存的其他irAEs。NAE的治疗原则是防止症状恶化并避免出现不可逆的神经功能损害，一旦诊断，应尽早给予糖皮质激素或其他免疫抑制治疗。

三、病例分析及点评

患者老年男性，2022年3月15日因STEMI行急诊PCI治疗，置入5枚支架。同年12月底因出现腹泻症状，行腹部B超检查发现肝脏占位性病变，后确诊为肝细胞癌。确诊后即开始微创介入治疗，2程TACE（2023-01-29、02-24）及1次免疫检查点抑制剂治疗（02-24）。2023年3月8日出现发热伴意识障碍，随后一直住院治疗。在本次入院1年前开始，患者一直因各种疾病接受治疗。STEMI—PCI—确诊肝癌—TACE—免疫检查点抑制剂治疗—发热伴意识障碍—自身免疫性脑炎、感染（肺炎、肠道难辨梭菌感染、胆系感染、新冠病毒感染）、休克、卧床、失能状态。治疗过程中，需要血管活性药物维持血压、呼吸支持由储氧面罩—文丘里面罩→鼻导管逐步过渡，加以存在多种老年综合征、多种疾病共存，致患者病情危重。

该患者体现出衰弱、重度营养不良老年人易导致多种不良临床结局，包括功能状态依赖、生活质量下降、免疫功能下降、感染发生率增高、住院时间延长、再住院率增加、死亡率增加、医疗费用明显增加等。患者因合并恶性肿瘤，在接受免疫调节治疗后，出现免疫检查点抑制剂相关自身免疫性脑炎，在神经内科住院期间应用激素、丙种球蛋白治疗后，患者意识状态有好转，但随后经历了肠道难辨梭菌感染、肺炎、胆系感染、激素治疗不连续等问题，转入老年科时处于意识不清、昏睡状态，不能配合各种检查及完成老年综合评估，仅能对营养、衰弱、压疮方面进行评估，评估后即启动相关干预措施，包括营养管理、护理指导等。在充分分析患者病情，结合患者此次发病前状态、综合评估情况、患者的预期寿命、家属意愿等，制订医疗决策，包括疾病的治疗及老年综合征的管理，再次应用丙种球蛋白、激素治疗后，患者神志状态逐渐好转，早期即加入床旁康复锻炼。在针对老年综合征的全方位干预措施中，营养治疗是基石，通过营养治疗，可以改善患者的全身状态、提高生活质量、促进疾病恢复，降低并发症风险和死亡风险。最终，在以老年科医师为主导的多学科整合团队的综合管理下，患者病情有所好转，躯体功能有所改善，生活质量提高，达到了超出预期的治疗目标，改善了预后。

（病例提供者：袁　莹　北京医院；梁　微　内蒙古兴安盟人民医院）

（点评专家：施　红　北京医院）

参考文献

[1]中华医学会老年医学分会.老年医学（病）科临床营养管理指导意见[J].中华老年医学杂志，2015，34（12）：1388-1395.

[2]施国明，黄晓勇，任正刚，等.肝癌免疫检查点抑制剂相关不良反应管理中国专家共识（2021版）[J].中华消化外科杂志，2021，20（12）：1241-1258.

[3]中国抗癌协会肿瘤支持治疗专业委员会，中国抗癌协会肿瘤临床化疗专业委员会.免疫检查点抑制剂相关神经不良反应诊治中国专家共识（2022版）[J].中华肿瘤杂志，2022，44（9）：935-941.

病例
2

合并多重用药老年患者的共病管理

一、病历摘要

（一）基本信息

主诉：患者女性，75岁，因"糖尿病酮症酸中毒1个月余，尿频、尿痛伴发热10余天，跌倒1天"于2022-03-08入住我院老年医学科。

现病史：患者于1个月余前（2022-01-31）未控制饮食后出现口渴、多饮、多尿，伴有头晕、呕吐，呕吐物为胃内容物，无呕血、黑便等，后出现嗜睡伴定向力障碍，家属送至急诊查血糖明显升高至测不出，尿酮体（＋），查血气分析示酸碱度7.092，二氧化碳分压23.4mmHg，氧分压88.1mmHg，实际碱剩余−21.2mmol/L，血乳酸2.63mmol/L，考虑为"糖尿病酮症酸中毒"，予降糖、纠酸、补液等治疗后好转，后于内分泌科住院调糖治疗。10余天前（2022-02-25）患者住院期间出现尿频、尿痛，伴有发热，体温最高至38.1℃，伴有腰骶部疼痛及排尿困难，无咳嗽咳痰，无腹痛腹泻等，导尿后可见大量脓尿排出，查血常规示白细胞8.09×10^9/L，中性粒细胞百分比75%，C反应蛋白64.14mg/L；尿常规示尿白细胞满视野/HP，OB中量/HP，尿蛋白3g/L，考虑"尿路感染"，先后予左氧氟沙星、哌拉西林舒巴坦静脉滴注经验性抗感染治疗，体温高峰较前降低，但每日仍间断有低热。5天前（2022-03-03）患者再次出现体温升高，最高至38.3℃，后尿培养回报示革兰阳性杆菌（3＋），真菌孢子（2＋），菌丝（2＋），予抗生素升级为厄他培南0.5g、1次/日抗感染治疗，后尿频、尿痛症状较前改善，体温高峰较前明显降低，以间断低热为主，体温波动在37.0～37.5℃。1天前（2022-03-07）患者如厕起身时突发跌倒，跌倒后呈左侧卧位被动体位，左侧肢体活动受限，右侧肢体活动自如，无明显颅脑外伤，跌倒前后意识清晰，言语流利，可正常对答，无明显头痛、头晕，无恶心、呕吐，无胸痛、胸闷等不适，立即予完善髋关节及肘关节CT示左侧股骨颈头下型骨折、左肱骨远端骨折、内上髁撕脱骨折。为求进一步治疗于2022-03-08收入我院老年医学科。患者自起病来，神清，精神差，嗜睡，小便如前所述，近两日出现腹泻，每日3~4次，为黄色稀便，无便血、黑便等，食欲差，进食不规律，近1个月进食量减少20%~30%，体重近1个月内减轻10kg。

既往史及药物使用史：既往合并慢性疾病共19种，累及呼吸、循环、内分泌、免疫、骨骼、神经精神、泌尿等多系统，目前应用28种药物治疗，具体共病情况及应用药物按照时间顺序列表所示，详见病例2图1。

患病时间	疾病名称	疾病情况	相关用药
32年前	糖尿病	未监测血糖	-
30年前	高血压	收缩压最高达180mmHg	硝苯地平控释片: 30mg Bid 降压0号: 1片 Qd 替米沙坦氢氯噻嗪: 0.5片 Qd 卡维地洛: 6.25mg Qd+QdN 盐酸特拉唑嗪: 2mg Qn
30年前	抑郁症	药物治疗	米氮平: 30mg Qn 劳拉西泮: 1mg Qn 来士普: 20mg Qd
20年前	类风湿关节炎	未治疗	-
10年前	左侧丘脑陈旧性腔梗	未治疗	-
10年前	肺间质纤维化	药物治疗	巴瑞替尼: 2mg Qd 来氟米特: 20mg Qd 乙磺酸尼达尼布: 150mg Bid 乙酰半胱氨酸片: 0.6g Bid
1年前	关节痛	双手、双足趾关节变形伴疼痛	洛索洛芬钠: 60mg Qd
1年前	糖尿病肾病	CKD 4期	复方α-酮酸片: 4片 Tid
1年前	肾性贫血	中度	甲钴胺片: 0.5mg Tid 琥珀酸亚铁: 0.2g Bid
9月前	糖尿病酮症酸中毒	不详	-
7月前	双眼非增殖性糖尿病性视网膜病变	未治疗	-
7月前	双眼白内障	未治疗	-
6月前	冠状动脉粥样硬化性心脏病	社区诊断	硫酸氢氯吡格雷: 75mg Qd 曲美他嗪缓释片: 35mg Bid
6月前	外周动脉粥样硬化	社区诊断	阿托伐他汀钙片: 20mg Qn
6月前	高脂血症	社区诊断	硝酸异山梨酯缓释片: 30mg Qd 艾司奥美拉唑: 20mg Bid
3月前	胸椎压缩骨折	骨水泥手术治疗	
3月前	腰骶椎突出伴椎管狭窄	术后仍诉腰痛，MRI示腰骶椎多发突出伴椎管狭窄	骨化三醇: 0.25ug Qd 碳酸钙片: 750mg Bid
3月前	重度骨质疏松	术后仍诉腰痛	
20天前	成人自发型免疫性糖尿病	因"酮症酸中毒"住院查GAD（+），血糖波动大	门冬胰岛素: 2-6-5U餐时 德谷胰岛素: 16U睡前
20天前	左侧基底节放射冠区亚急性脑出血	轻度头晕，监测血压	停用硫酸氢氯吡格雷
10天前	尿路感染	现病史	厄他培南: 0.5g Qd静点 碳酸氢钠片: 1g Qd
2天前	腹泻	黄色稀便，每日3-4次	氯化钾缓释片: 1g Bid 盐酸小檗碱: 3片 Tid

病例2图1　既往病史及用药情况列表（按时间顺序排序）

个人史：否认吸烟、饮酒史，无药物过敏史。

家族史：生于原籍，长于原籍，无兄弟姐妹，父母已故，适龄结婚，配偶体健，育有1子1女，否认家族遗传病史。

（二）体格检查

1. 系统查体　体温37.0℃，心率80次/分，呼吸18次/分，血压151/71mmHg。神清，精神弱，被动体位，查体合作，慢性病面容，皮肤完好，无压疮、破溃，结膜略苍白，双肺呼吸音粗，双下肺可闻及爆裂音；心率80次/分，律齐，各瓣膜听诊区未闻及杂音；腹部膨隆，无压痛、反跳痛，肝脾肋下未及，墨菲征（−），肾区无叩痛，肠鸣音4次/分；腰骶部及双下肢无水肿；左侧髋关节、肘关节肿胀拒按、疼痛明显、叩痛（+），活动受限明显，远端感觉无异常，肌张力未见异常，左上肢、下肢肌力Ⅰ级，右上肢肌力Ⅴ级，右下肢肌力Ⅳ级，双侧病理征（−）。

2. 老年专科查体　身高163cm，体重66.0kg，BMI 24.5kg/m^2，左侧握力12kg，右侧握力14kg，肱三头肌皮褶厚度0.6cm，小腿腿围31cm，无视力及听力障碍，近1年跌倒1次，有头晕，认知功能有减退，有焦虑抑郁倾向，有睡眠障碍，食量减少20%~30%，近1个月体重下降10kg，平日有慢性疼痛，VAS 4分，骨折后疼痛明显，目前VAS 7分，间断有尿失禁，长期服用药物＞5种。

（三）辅助检查

1. 血常规　白细胞5.51×10^9/L，中性粒细胞百分比65.5%，血红蛋白84g/L↓（最低至66g/L，内分泌科曾予输血2U治疗），血小板239×10^9/L，C反应蛋白17.1mg/dl↑，血沉95mm/h↑，降钙素原（−）。

2. 血生化　总蛋白51g/L，白蛋白26g/L↓，前白蛋白18mg/dl，肌酐193μmol/L↑，钾3.8mmol/L，钠136.1mmol/L，总胆固醇4.28mmol/L，甘油三酯2.45mmol/L↑，低密度脂蛋白胆固醇2.09mmol/L，高密度脂蛋白胆固醇1.13mmol/L。

3. 心肌标志物　脑钠肽367.97pg/ml↑，肌红蛋白46.3ng/ml，肌酸激酶同工酶1.9ng/ml，高敏肌钙蛋白I 46.3pg/ml↑。

4. 凝血功能　活化部分凝血活酶时间31秒，凝血酶原时间11秒，D二聚体0.827mg/L，纤维蛋白原2.5g/L。

5. 贫血相关指标　叶酸11.1ng/ml，维生素B$_{12}$ 1368pg/ml。

6. 血气分析　酸碱度7.43，二氧化碳分压30.5mmHg，氧分压66.4mmHg，实际碱剩余−3.5mmol/L，实际碳酸氢根21mmol/L。

7. 血糖　空腹7~13mmol/L，餐后2小时14~18mmol/L，偶有低血糖。糖化血红蛋白9%。

8. 尿常规　PH 5.0，尿比重1.03，尿蛋白（＋），尿潜血（－），酮体（－），亚硝酸盐（－）。

9. 便常规　潜血（－），白细胞（－）。

10. 便难辨梭菌毒素（－）。

11. 尿细菌、真菌培养（－）。

12. 心电图　窦性心律，未见明确ST-T段改变。

13. 胸部CT　双侧中下肺可见纤维化改变，局部可见蜂窝状改变。

14. 腹部超声　脂肪肝。

15. 双下肢深静脉超声　未见明确血栓形成。

16. 肾动脉超声　未见明显狭窄。

17. 肾上腺CT　未见明显异常。

（四）老年综合评估

入院后对患者从日常生活活动能力、躯体功能、营养状态、认知精神、感官能力、老年综合征、家庭社会支持及共病负担等维度进行老年综合评估，具体评估结果如下：

1. 日常生活能力　BADL-Barthel 25分；BADL-Katz 0分；IADL-Lawton 2分。

2. 躯体功能　简易躯体能力测试（SPPB）；起立-行走试验（TUGT）不能完成。

3. 营养评估　营养风险筛查（NRS-2002）5分；微型营养评定法简表（MNA-SF）5分，吞咽功能正常，无口腔问题。

4. 认知与精神评估　简易精神状态量表（MMSE）23分；老年抑郁量表（GDS-15）13分。

5. 视力、听力评估　视力下降（佩镜）、听力正常。

6. 家庭与社会支持评估　家庭功能问卷（APGAR量表）10分。

7. 共病负担评估　疾病数Ⅳ级、疾病负担Ⅳ级、老年共病指数Ⅳ级、查尔森合并症指数（CCI）10分。

8. 衰弱评估　FRAIL量表4条（衰弱）；临床衰弱评估量表（CFS-09）7级（重度衰弱）。

9. 疼痛评估　VAS 7分。

10. 尿失禁评估　国际尿失禁问卷简表（ICI-Q-SF）9分。

11. 睡眠评估　阿迪森失眠量表19分（中度失眠）。

12. 肌少症评估　握力14kg，四肢骨骼肌肌肉质量指数（SMI）5.7。

13. 压疮评估　压疮危险因素评估表（Barden）13分（高度危险）。

14. 跌倒风险评估　Morse 65分。

15. 多重用药评估＞5种。

（五）入院诊断

1. 股骨颈头下型骨折（左侧），肱骨远端骨折伴内上髁撕脱骨折（左侧）

2. 泌尿系感染

3. 成人自发型免疫性糖尿病：双眼糖尿病性视网膜病变，糖尿病肾病（CKD 4 期），肾性贫血（中度）

4. 亚急性期脑出血（左侧基底节–放射冠区）

5. 丘脑陈旧性脑梗死（左侧）

6. 高血压3级（很高危）

7. 冠状动脉粥样硬化性心脏病

8. 外周动脉粥样硬化

9. 高脂血症

10. 类风湿关节炎

11. 继发性肺间质纤维化

12. 双眼白内障

13. 胸椎压缩性骨折固定术后

14. 腰骶椎多发椎间盘突出伴椎管狭窄

15. 腹泻：肠道菌群失调？

16. 老年综合征：多病共存，多重用药，跌倒风险，抑郁状态，轻度认知功能减退，营养不良，营养风险，疼痛，衰弱状态，尿失禁，压疮风险，重度骨质疏松，睡眠障碍

（六）治疗经过

1. 病情分析与难点总结

（1）既往生活状态调查及发展过程：3个月前患者为生活完全自理状态，后因椎体骨折导致疼痛加剧、活动受限，躯体功能降低，卧床时间增多，但仍可维持基本生活自理，后经历酮症酸中毒、泌尿系感染、发热等一系列打击后，躯体功能进一步下降，大部分时间处于卧床状态，需人照顾，1人辅助下可简单行走数米，后出现意外跌倒，跌倒后躯体功能及生活质量进一步下降，处于完全失能状态，失去生活自理能力，躯体功能变化过程详见病例2图2。

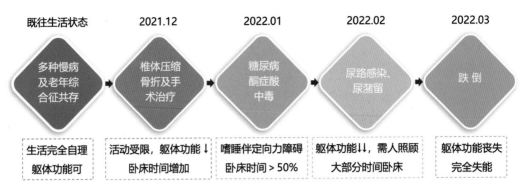

既往生活状态	2021.12	2022.01	2022.02	2022.03
多种慢病及老年综合征共存	椎体压缩骨折及手术治疗	糖尿病酮症酸中毒	尿路感染、尿潴留	跌 倒
生活完全自理躯体功能可	活动受限，躯体功能↓卧床时间增加	嗜睡伴定向力障碍卧床时间>50%	躯体功能↓↓，需人照顾大部分时间卧床	躯体功能丧失完全失能

病例2图2　生活状态及躯体功能变化时间轴

（2）病例特点分析与总结：此病例为一例典型的多病共存老年患者，在多种慢性病共存的基础状态下，先后经历椎体骨折、糖尿病酮症酸中毒、尿路感染等导致患者躯体功能逐步下降，卧床时间明显增加，衰弱状态进行性加重，进而导致跌倒事件的发生，跌倒后躯体功能丧失，呈完全失能状态，反过来又进一步加重其衰弱状态，导致感染迁延不愈，彼此之间形成恶性循环。此外，在老人从生活完全自理发展至失能的过程中，除慢性疾病与急性事件的打击外，衰弱、多重用药、跌倒风险、骨质疏松、疼痛、睡眠障碍、营养不良、抑郁状态等诸多老年综合征的存在，也加速和促使了不良临床结局的发生。

（3）病例难点及问题剖析：该患者合并症多，亟需解决的临床问题较多且错综复杂，针对此患者当前所面临的医疗难题，我们总结为以下两方面：

1）急性医疗问题：该患者髋关节与肱骨的多发骨折是当前失能问题的关键所在，首先需针对骨折事件予以相应治疗，在治疗决策上面临诸多治疗矛盾与选择，例如"选择保守治疗还是外科手术治疗？""每一项选择的风险和获益如何？""躯体功能能否得到改善？""预期目标与远期预后如何？""患者及家属意愿如何？"等。

2）长期慢性医疗难题：该患者长期多种慢性病及老年综合征并存，长程干预与管理是否得当不仅影响其急性医疗事件的决策，还与老年远期预后与转归密切相关，其中包括"如何进行多重用药管理？""如何改善衰弱状态？""如何降低跌倒风险？""如何改善营养不良/风险？""疼痛问题如何评估与管理？""如何改善其认知及抑郁状态？""如何提高患者长程管理的依从性？"等都需要进行综合管理与长程规划。

2. 多学科联合评估　因患者合并症多，病情复杂，在骨折问题上，由多学科诊疗团队共同协作对患者的多系统脏器功能、老年综合征情况进行评估以全面了解其手术风险进而决策治疗方向。

（1）各脏器功能围术期风险评估：①心脏功能：患者当前无明显心绞痛症状，完善心电图、心脏彩超未见明显异常，无心律失常，围术期心脏风险为中低风险；②呼吸系统：患者合并肺间质纤维化，肺功能差，围术期呼吸风险评估为中等风险，麻醉期间气管插管脱机困难及术后肺部感染风险高；③血液系统：患者血小板及凝血功能正常，但常年存在中度贫血，耐受手术相对较差，近期血红蛋白水平基本可稳定至80g/L，需密切监测血红蛋白水平，至少维持在80g/L以上才可基本满足围术期应激需求；④内分泌系统：患者为自发型免疫性糖尿病，血糖波动大，有酮症倾向，经治疗后目前尿酮体已转阴，血糖整体控制较前改善，但仍需密切监测血糖水平，存在围术期应激酮症再发可能；⑤肾脏系统：患者慢性肾功能不全多年，CKD已处于4期，围术期急性肾功能恶化风险较高，近期肌酐水平稳定在160～109μmol/L，每日尿量可，密切监测肾功能情况，需及时排查潜在导致肾损伤相关药物以保护肾功能；⑥神经系统：患者脑出血已超过3周，目前无明显头晕、头痛等症状，复查头颅MRI可见出血灶较前陈旧，范围明显缩小，周围水肿明显减轻，无外科手术绝对禁忌证，但围术期脑出血加重或再发脑出血风险相对较高；⑦精神系统：患者存在高龄、抑郁、疼痛、贫血、低氧、制动、衰弱等危险因素，围术期谵妄发生风险高。经过以上综合评估后，该患者目前多系统慢病整体处于相对稳定状态，无绝对手术禁忌证，但围术期各脏器功能恶化风险高，术前积极纠正可控危险因素及术后管理尤为关键。

（2）老年综合征评估：通过详细的老年综合评估，在老年综合征方面，患者当前存在重度躯体功能障碍、轻度认知功能降低、抑郁状态、营养风险、多重用药、衰弱状态、疼痛程度较重、高跌倒风险、中度压疮风险、中度睡眠障碍、中度尿失禁、极高危血栓及出血风险、共病负担重等老年综合征，具体评估结果如病例2图3所示。评估结果提示此患者围术期出现谵妄、认知功能下降、情绪不稳定、营养不良加重、压疮、出血及血栓事件的风险均相对较高，需积极进行多维度综合管理，改善患者整体功能状态，减少围术期老年综合征相关不良事件发生。

3. 家庭会议与共同决策 通过多学科团队的联合会诊与详细的围术期风险评估后，进一步召开了医生-患者-家属三方的家庭会议，以充分沟通患者病情、风险及获益，了解患者及其家属治疗意愿，共同决策治疗方向。

（1）患者意愿：患者意识清楚，可正常表达自身治疗意愿，手术意愿非常强烈，要求尽早尽快手术，无法接受目前失能卧床状态，希望医生能帮助其减轻当前痛苦，未来能重新恢复正常生活。

项 目	评估工具	评估结果	结论
生活能力	Barthel	25	重度功能障碍
认知功能	MMSE	23	轻度认知下降
抑郁状态	GDS-15	13	存在抑郁情绪
营养状态	NRS2002	5	营养风险
多重用药	药物种类	28	多重用药
衰弱状态	Fried	5项	衰弱
疼痛程度	VAS	7分	疼痛强烈
跌倒风险	Morse	65	高跌倒风险
压疮风险	Braden	13	中度压疮风险
睡眠情况	AIS	19	中度睡眠障碍
尿失禁	ICI-Q-SF	9	中度尿失禁
血栓及出血	Caprini	22	极高危
社会支持	SSRS	35	社会支持满意
共病负担	GIC	IV级	共病负担严重

病例2图3　老年综合征评估

（2）家属意愿：患者爱人和儿子作为家庭代表参加家庭会议，表示绝对尊重患者本人的治疗意愿，理解手术及麻醉相关风险并积极要求手术，希望能够帮助患者最大限度地减轻痛苦，提高生活质量。

（3）医生决策：结合患者的围术期风险及老年综合评估结果，多学科医疗团队对其选择外科手术或保守治疗的相关风险及获益分别进行了分析与总结，具体如病例2图4所示。

选择外科手术的利弊分析		选择保守治疗的利弊分析	
■ 指征	骨折手术指征明确	■ 指征	多处骨折，手术风险高
■ 获益	减轻疼痛		高龄、衰弱，全麻醉风险高，耐受差
	减少卧床时间及相关并发症风险		手术能否改善躯体功能(仍有椎体突出伴狭窄)
	改善躯体功能，提高生活质量		共病及老年综合征多，远期预后差
■ 风险	麻醉后气管插管脱机困难(肺间质纤维化)	■ 获益	可规避手术风险
	麻醉后谵妄风险高(抑郁、衰弱)		减少有创性操作及治疗
	再发脑出血(自发脑出血史)	■ 风险	完全卧床失能
	肾功能恶化(慢性肾功能不全4期)		生活质量完全丧失
	血糖控制难度大(糖尿病，酮症倾向)		失能相关并发症如肺部感染、压疮等
	心脏风险(冠心病病史)		家庭照护负担加重

病例2图4　多学科医疗团队结合评估结果对骨折治疗的风险/获益分析

此患者虽慢病多且复杂，但是整体稳定且可控，无绝对手术禁忌证。此外，该患者仍存在较多潜在可纠正的危险因素，围术期管理至关重要，可通过术前积极纠正可控危险因素，调整患者术前状态，并选择合适的手术策略、麻醉方式等来最大限度地降低手术风险，同时考虑该患者本人及家属强烈的治疗意愿，最终选择"外科手术治疗＋个体化围术期综合管理"的治疗策略作为解决骨折问题的最终临床决策。为此多学科诊疗团队为其制订了个体化围术期风险管控计划，以最大限度地降低围术期不良事件发生风险，具体策略如下。

1）术前管理：共病管理，充分纠正可控危险因素将术前状态调整至最佳。

2）术中策略：同期行全麻下股骨头置换＋肱骨外科手术治疗，手术风险与全麻风险均极高，且考虑该患者既往类风湿关节炎＋重度骨质疏松病史多年，肱骨手术固定治疗效果较差，且手术创面大，遂调整为仅行股骨头置换、肱骨骨折保守治疗的个体化手术策略以降低手术风险，同时调整麻醉方式为腰麻以降低麻醉风险，规避气管插管脱机困难、肺部感染等风险。

3）术后管理：ICU、外科、老年、护理、康复多学科团队，预防相关并发症，促进康复。

4. 围术期个体化综合管理

（1）术前管理

1）术前宣教：术前积极向患者科普围术期相关知识，确保患者充分理解并积极配合治疗。

2）循环系统：予患者调整降压方案，积极控制血压、心率稳定，血压可控制在120～140/60～80mmHg，心率稳定在60～70次/分。

3）呼吸系统：予患者氧疗，指导其呼吸控制和咳嗽技巧，勤拍背及穿排痰背心，雾化吸入，鼓励咳痰，预防肺部感染。

4）血液系统：予患者补充叶酸、维生素B_{12}等造血原料，予人促红细胞生成素促造血，监测血红蛋白稳定在90g/L左右。

5）内分泌系统：予患者配置"瞬时感应"血糖监测仪，根据进食情况调整3＋1针胰岛素剂量，空腹血糖＜8mmol/L，餐后2小时血糖＜12mmol/L，整体血糖较前明显改善，无低血糖发生。

6）肾脏系统：排查肾损伤药物（详见下文第5部分），根据肌酐清除率指导给药剂量，患者每日尿量＞2000ml，出入量基本平衡，监测电解质稳定。

7）凝血系统：应用下肢驱动泵及小剂量低分子肝素抗凝预防深静脉血栓，同时监测神经系统体征，警惕脑出血再发。

8）疼痛管理：动态疼痛评估，先后予吲哚美辛栓、芬太尼、吗啡等对症止痛治疗，患者VAS评分由7分降至2~3分。

9）营养支持：予益力佳口服营养补充＋短期适当肠外营养支持，警惕误吸。

10）心理干预：予患者及时心理疏导，消除其对手术恐惧及焦虑抑郁情绪。

11）舒适护理：予摆放舒适体位，勤翻身，防止压疮。

（2）手术治疗：患者于2022-03-20行左侧人工股骨头置换术，麻醉方式为腰麻，手术过程顺利，麻醉满意，术中生命体征平稳，术中共出血约300ml，输血2U，术后安返ICU，次日恢复抗凝治疗并拔出引流管，转至老年医学科继续治疗。

（3）术后管理

1）伤口管理：术后予伤口定期换药，关注切口清洁情况，愈合良好。

2）疼痛管理：术后仍予对症止痛治疗，患者疼痛情况逐渐好转，动态疼痛评估，止痛药物逐步降阶梯治疗至停用。

3）肾功能保护：术后肌红蛋白升至519.8μg/L，肌酐升至198μmol/L，适当予补液水化及利尿治疗，关注出入量情况，后肌红蛋白逐步降至正常，肌酐降至134μmol/L。

4）血栓防治：术后第35天予低分子肝素抗凝预防下肢静脉血栓，早期启动床上康复训练。

5）营养支持：鼓励早期经口进食，餐间口服营养补充，益力佳12勺/日。

6）感染控制：术后患者出现发热，炎性指标升高明显，考虑"肺部细菌感染、尿路真菌感染"，先后应用厄他培南、替考拉宁、氟康唑抗感染治疗，雾化拍背加强排痰，后体温逐步下降，炎性指标恢复正常。

7）护理优化：协助患者摆放舒适体位，预防压疮及术后髋关节脱位；加强尿管护理，尽早启动膀胱功能锻炼，早期拔除尿管。

8）预防谵妄：谵妄高危，予积极控制感染、疼痛管理、早期拔除管路、改善睡眠、家人陪伴、心理疏导等，患者术后未出现谵妄等不良神经精神事件。

9）血糖管理：瞬感监测血糖，调整胰岛素用量，血糖控制可，利于伤口愈合。

10）多重用药管理：详见下文第5部分。

11）康复训练：术后尽早启动康复训练治疗，早期床上被动下肢训练，逐步过渡至主动踏车康复训练，最后恢复至床旁站立康复，患者配合良好，躯体功能日渐改善。

5. 多重用药管理　在整个围术期共病管理过程中，多重用药评估和处方精简作为此患者共病管理的关键一环，始终贯穿于各个阶段的治疗过程中。该患者因合并多系统疾病共19种，因此常年每日应用大量药物治疗，入院时共应用28种治疗药物。不恰当的多重用药同样极大地影响着患者的预后和转归，由此多学科诊疗团队以老年科医生和药师为主导在各治疗阶段对患者进行动态的多重用药评估与处方精简工作，依次对患者用药情况进行单药评估、综合评估、动态调整、依从性评价等，最终形成出院前最后的用药方案。

（1）第一步：单药评估。首先对患者当前应用的每一个药物进行单药评估，分别从是否有使用适应证、药物是否有效、是否出现不良反应、花费是否可承受四个方面对每个药物进行评估，评估后决定每个药物是否继续使用或停药再评价、调整剂量、更换药物等。单药评估结果详见病例2图5所示。

疾病类别	药物名称	使用剂量		适应症	是否有效	不良反应	花费	评估结果
高血压	硝苯地平控释片	30mg	Bid	✓	✓		✓	继续应用
	降压0号	1片	Qd	✓	✓	×抑郁症、严重肾功能障碍者禁用	✓	停药
	替米沙坦氢氯噻嗪	0.5片	Qd	✓	✓	×严重肾功能不全禁用	✓	停药
	卡维地洛	6.25mg	Bid	✓	✓		✓	继续应用
	盐酸特拉唑嗪	2mg	Qn	✓	✓	✓	✓	加量至4mg Qn
抑郁症	米氮平	30mg	Qn	✓	情绪稳定，但睡眠障碍	✓		暂时继续应用
	劳拉西泮	1mg	Qn	✓	情绪稳定，但睡眠障碍	✓		暂时继续应用
睡眠障碍	来士普	20mg	Qd	✓	✓	×剂量过大，老年患者>65岁每日最大剂量不应超过10mg		缓慢减量至10mg Qd
类风湿关节炎	巴瑞替尼	2mg	Qd			×严重肾功能不全禁用		换用托法替布
	来氟米特	20mg	Qd			×严重肾功能不全禁用		停药
继发性肺间质纤维化	乙磺酸尼达尼布	150mg	Bid	×非特发性肺纤维化	?肺间质纤维化进展	×严重肾功能损伤无循证证据	✓	停药
	乙酰半胱氨酸片	0.6g	Bid	✓	✓		✓	继续应用
腰椎疼痛	洛索洛芬钠	60mg	Qd	✓	✓	×长期应用消化道出血风险高		换为普瑞巴林75mg Qn
肾功能不全	复方α-酮酸片	4片	Tid	✓	?		✓	停药
贫血	甲钴胺片	0.5mg	Tid	✓	✓		✓	继续应用
	琥珀酸亚铁	0.2g	Bid	✓	✓	×间断有轻度恶心、胃部不适		换用多糖铁复合物
消化道不适	艾司奥美拉唑	20mg	Bid	×铁剂所致消化道不适可能	✓	✓	✓	减量至20mg Qd
冠心病	曲美他嗪缓释片	35mg	Bid	✓	?	-		停药
	硝酸异山梨酯缓释片	30mg	Qd	×无症状	-	-		停药
外周动脉粥样硬化	阿托伐他汀钙片	20mg	Qn	✓	✓	✓	✓	继续应用
骨质疏松	骨化三醇	0.25ug	Qd	✓	✓		✓	继续应用
	碳酸钙	750mg	Bid	✓	✓		✓	继续应用
糖尿病	门冬胰岛素	2-6-5U	餐时	✓	✓		✓	继续应用
	德谷胰岛素	16U	睡前	✓	✓		✓	继续应用
尿路感染	厄他培南	0.5g	Qd	×感染已控制	-	-	-	停药
	碳酸氢钠片	1g	Qd	×感染已控制	-	-	-	停药
腹泻	氯化钾缓释片	1g	Bid	×腹泻已好转	-	-	-	停药
	盐酸小檗碱	3片	Tid	×腹泻已好转	-	-	-	停药

病例2图5　单药评估结果

注：Qd：每日1次；Bid：每日2次；Tid：每日3次；Qn：每晚一次

（2）第二步：综合用药评估。在单药评估后，进行第二步综合用药评估，目的在于排查是否存在药理作用重复的药物、是否存在潜在药物之间的相互作用、是否存在处方级联瀑布等。对此患者进行综合用药评估后，存在药理作用重复或潜在药物相互作用的药物主要涉及抗精神类药物、降压药物与质子泵抑制剂等，详见病例2图6所示；此外还考虑存在琥珀酸亚铁—消化道不适—加用艾司奥美拉唑的级联瀑布处方，患者因口服琥珀酸亚铁出现消化道不适，医生未能识别此可能为药物不良反应，而再加用艾司奥美拉唑治疗此不良反应，由此形成级联处方，对此予以相应精简用药，打破处方级联，具体调整思路及方案如病例2图6所示。

（3）第三步：用药方案的动态调整与依从性评估。多重用药的处方精简并非一成不变，也绝非是只减不增，而是需根据患者的病情变化随时动态调整，在该患者的诊疗过程中，也及时增加了一些必要的药物治疗。例如在骨折围术期，短期加用低分子肝素皮下注射抗凝预防深静脉血栓形成，术后第35天停用；针对术后肌肉损伤（肌红蛋白升高）、肾功能不全恶化，短期加用呋塞米口服利尿；针对术后感染，短期加用抗细菌、抗真菌类抗生素，考虑到氟康唑与艾司西酞普兰的药物相互作用，逐渐减停艾司西酞普兰；针对肾性贫血，加用人促红细胞生成素改善肾性贫血；针对重度骨质疏松，加用地舒单抗改善骨质疏松；与此同时，在出院前因考虑患者出院后长期用药的依从性，再次对用药方案进行了调整，例如琥珀酸亚铁每天2次服药换成了多糖铁复合物每日1次服药；人促红细胞生成素皮下注射换为罗沙司他口服促造血治疗；地舒单抗半年1次给药，在改善骨质疏松的同时未明显增加用药负担等，以上调整均有助于增强患者长期用药的依从性。除此之外，我们也对患者及家属进行多次用药安全教育，提高用药安全意识，避免自我药疗等。

（4）第四步：最终用药方案。经过处方精简后形成最终的用药方案，如病例2图7所示，患者转至老年医学科时每日应用28种药物（共计52片/日）减至每天16种药物（共计20片/日）。通过多重用药管理后极大地减轻了患者的用药负担，减少了老人未来药物不良反应及潜在相互作用的发生风险，提高了用药依从性。

（七）随访与转归

出院时患者已恢复至坐轮椅、床旁站立的状态，后转至康复医院进一步行肢体康复训练。半年后随访患者，患者躯体功能明显改善，可独立行走，情绪稳定，复查肾功能、贫血等指标较前均有明显改善，整体生活质量得到了显著提升。

抗精神类药物综合评估	
涉及药物	米氮平、劳拉西泮、来士普
管理目标	抑郁症情绪稳定、改善睡眠障碍
调整思路	抑郁多为间歇性发作类疾病，患者目前抑郁情绪相对稳定，主要为睡眠障碍，且与患者当前应用抗真菌药物、阿片类药物存在相互作用，因此可考虑减少部分抗抑郁药的使用 ✓　来士普的相关相互作用： 　✓　来士普-氟康唑：氟康唑为CYP2C19抑制剂，可导致西酞普兰(CYP2C19底物)血药浓度升高，增加5-HT综合征发生风险 　✓　来士普-阿片类药物：阿片类可通过抑制5-HT再摄取、激动5-HT受体等引起5-HT浓度升高，增加5-HT综合征发生风险 ✓　改善睡眠障碍 　✓　米氮平：改善睡眠效果强，还可增加食欲、改善躯体不适 　✓　劳拉西泮：改善睡眠效果相对弱，且易耐药
调整方法	逐渐减停来士普、劳拉西泮；保留米氮平，加用艾司唑仑
随访观察	患者情绪稳定，睡眠障碍得到改善
降压类药物综合评估	
涉及药物	硝苯地平控释片、卡维地洛、盐酸特拉唑嗪、降压0号、替米沙坦氢氯噻嗪
管理目标	排查继发性高血压，脑出血后收缩压控制在 < 140mmHg
调整思路	受严重肾功能不全限制，选择α受体拮抗剂类降压药
调整方法	将盐酸特拉唑嗪缓慢加量至4mg Qn
随访观察	无明显头晕加重，无体位性低血压，血压 < 140mmHg
处方级联瀑布	
涉及药物	琥珀酸亚铁 → 胃部不适 → 艾司奥美拉唑
管理目标	精简用药，打破处方级联
调整思路	目前补铁制剂主要分为3代 ✓　第1代：如碳酸亚铁、硫酸亚铁等，成本低，但稳定性较差，胃肠道反应重 ✓　第2代：琥珀酸亚铁、富马酸亚铁等，吸收效果好，但仍易引起胃肠道反应 ✓　第3代：有机铁络合物，如多糖铁复合物，含铁量高，耐受性更好，生物利用度高
调整方法	琥珀酸亚铁改为多糖铁复合物，逐渐停用PPI
随访观察	患者未再次出现恶心、胃部不适等
其他药物潜在相互作用评估	
琥珀酸亚铁与碳酸钙、碳酸氢钠	合用可降低铁剂吸收，因此需间隔2小时先后服用
艾司奥美拉唑与西酞普兰	艾司奥美拉唑(CYP2C19诱导剂)可抑制西酞普兰(CYP2C19底物)的代谢，增加其血药浓度，导致5-HT综合征发生风险增加
硝苯地平与碳酸钙	硝苯地平可升高血钙浓度，因此补钙时需密切监测血钙水平

病例2图6　综合药物评估

病例2图7　出院前用药方案

二、疾病介绍

1. 老年共病及其管理原则　随着全球人口老龄化的加速，共病问题已经成为全球卫生领域的一个重大挑战。共病现象可导致老年慢性病的诊断和治疗复杂化、治疗效果差，还可引起住院时间延长、医疗费用增加、多重用药发生率增加、临床预后恶化等诸多问题，根据最新国际疾病分类（ICD-11）标准，老年人共病范畴不仅包括高血压、糖尿病、心脏病等常见慢性疾病及其组合形式，还涵盖一系列老年综合征，主要包括认知障碍、衰弱、跌倒、营养不良、体重减轻、日常生活活动能力下降、疼痛、多重用药、尿失禁等，均与老年人的临床预后及生活质量密切相关。因此，突破以单病为导向的临床诊疗模式，积极探索老年共病管理策略对促进健康老龄化具有重要意义。

老年共病管理并不是多个专科疾病治疗的简单叠加，而是以改善老年人的功能状态和生活质量为管理目标，根据老年人的具体情况来进行个体化的全人全程管理，强调对老年患者诊治的整体性和个体化，需充分考虑不同共病状态、共病多样性、个体差异性等特点，分析疾病之间、疾病与治疗之间、药物与药物之间的相互关系，还需结合年龄、教育水平、经济状况、家庭情况等诸多方面。此外，共病面前也应注意评估疾病的轻重缓急，权衡利弊，做出合理取舍，优先解决对患者生活质量有较大影响的问题。2012年美国老年医学会（AGS）提出了处理老年人共病管理的以下5条指导原则：①了解患者意愿；②考虑循证医学证据的适用性与局限性；③充分考虑风险、负担、获益及预后；④充分考虑治疗方案的复杂性和可行性；⑤充分考虑治疗效果，选择获益最大、损害最小的治疗方案。该原则为我国共病管理与预防提供了参考思路和理论框架。近些年国内学者围绕共病的管理也进行了大量探索，目前认为建立以老年科医师、临床药师、康复治疗师等为核心的多学科管理团队是老年共病管理的重要前提，可按照以下步骤逐步制订老年共病的管理方案，从而为老年共病患者提供整体性、系统性、连续性的疾病管理及预防服务，以改善老年患者的功能状态、提高生活质量。

（1）第一步：询问患者（以及家属）的主要医疗意愿及其他医疗目标。

（2）第二步：全面审查共病患者的治疗方案，或侧重于某个特殊医疗问题。

（3）第三步：明确目前的医疗问题和干预措施、患者依从性、耐受性及意愿，对重要结局有无相关证据。

（4）第四步：考虑不同疾病之间、不同干预之间、不同疾病—干预之间的相互影响，权衡治疗各部分的利弊。

（5）第五步：与患者进行充分沟通，决定支持或反对开始实行干预措施。

（6）第六步：定期再评估干预方案的获益性、可行性、依从性及与患者意愿的一致性。

2. 多重用药评估与处方精简流程　多重用药通常指同时使用5种及以上药物，其中包括非处方药、处方药、中草药及保健品。随着人口老龄化进程的加速和各种慢性病不断高发，老年慢性共病患者的多重用药发生率逐年升高，相关数据显示，我国部分地区≥80岁人均服药数量为7.5种，多重用药比例达64.8%，个别地区甚至超过80%，且合用风险未知的中成药现象尤为突出。多重用药易导致患者药物不良反应增加、用药依从性下降及以衰弱、跌倒为主要表现的老年综合征发生率增高，进而可影响患者躯体功能状态、生活质量和疾病转归。调查数据显示，在≥75岁的人群中大约30%的计划外住院与药物使用引起的直接和间接伤害有关，其中多达3/4的住院是可预防的。因此，老年共病患者的多重用药管理是当前亟需解决的重要挑战与主要医疗难题。

近些年国内外不断积极探索了应对多重用药问题的相关有效手段与管理策略。随着多学科团队协作模式的日益成熟、合理用药相关评估工具的日趋完善、信息化技术的日新月异及以处方精简等为代表的药学服务新模式的层出不穷，共病老年人的多重用药管理也在逐步推广与规范。在多重用药评估上，以"美国老年人潜在不适当用药Beers标准""欧洲STOPP/START准则""中国老年人潜在不适当用药判断标准"等为代表的基于客观标准评估方法与以"药物合理性指数（MAI）"和"Morisky用药依从性问卷"等为代表的基于主观判断评估方法，均已作为老年合理用药的重要辅助工具，广泛应用于临床各类应用场景中，为多重用药的适当性评估提供了更多便利和选择。对于老年人的用药原则，鉴于其机体功能及代谢的特殊性，强调在以患者为中心的背景下考虑药物方案的合理性，以安全、合理、有效、经济为用药目标，通过精简用药以提高老年人的用药依从性，减少药源性相关不良事件的发生。多重用药评价和处方精简可按照以下流程依次进行，如病例2图8所示。首先进行单药评估，分别从是否有适应证、是否有效、是否出现不良反应、花费是否可承受四个方面对每个药物进行评估，以此决定能否继续使用此药物或停药换药、调整剂量等；单药评估后需进行综合用药评估，重点排查药物之间是否存在药理作用重复、潜在药物间相互作用、是否存在处方级联瀑布等问题，由此停用不必要的药物或对药物类型、剂量、服药时间等进行再次调整；综合评估后还需充分与患者及其照护人员进行沟通，了解患者的服药依从性，识别患者依从性不佳的潜在风险因素，确保药物治疗符合患者意愿及个体化要求，在此基础上尽量简化用药方案，实现处方优化。除此之外，需要强调的是，处方精简的管理理念并非是只减少不增加，治疗方案也绝不是一成不变的，而是要根据患者的具体病情变化进行动态评估与调整，保留最精简、有效且安全的药物治疗。

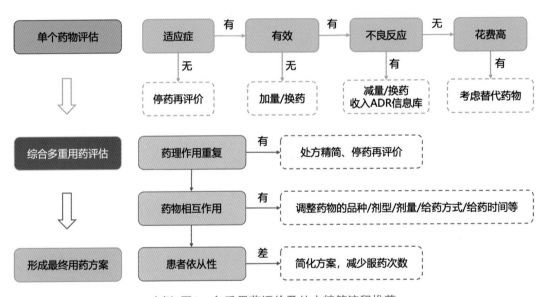

病例2图8　多重用药评价及处方精简流程推荐

ADR：药物不良反应

三、病例分析

老年人随着年龄的增长，机体各项生理功能会出现不同程度的减退，而患有多重慢性疾病的风险会随之增加，因此多病共病（Multi-morbidity）是老年患者常见的疾病状态，不仅包括同时存在≥2种常见的慢性疾病，还包括老年人所特有的老年综合征。据流行病学数据调查显示，在全球≥60岁的人群中，慢性病共病患病率为55%～98%。伴随老年共病现象的加剧，老年人常需要长期服用多种药物以控制慢病，进而导致多重用药问题日益突出。而多病共存与多重用药为老年人带来了诸多危害，可导致临床诊疗决策的复杂化和治疗效果的不确定性，增加药物不良反应与不良药物相互作用的发生风险，增加其住院率与死亡率，加重医疗负担，影响治疗的依从性等，严重影响老年人的功能状态与疾病转归。由此可见，积极探索以老年慢性病患者为中心的共病管理策略，优化多重用药评估与处方精简流程，将对提高老年人用药安全性、减少不良反应的发生、提高疾病临床诊疗效果、实现精细合理的全人个体化管理具有重要意义。

本病例即为一例典型的合并多重用药的高龄共病患者。该患者既往多种慢性疾病共存，累及呼吸、循环、内分泌、免疫、骨骼、神经精神、泌尿等各个系统，且同时合并多重用药、跌倒风险、抑郁状态、认知功能减退、营养不良、疼痛、衰弱状态、尿失禁、压疮风险、重度骨质疏松、睡眠障碍等一系列老年综合征。因多种慢性疾病治疗需要，此患者常年辗转就诊于各个专科治疗各系统疾病，多重用药难以避免，长期应用28种药物，入院时每日需口服52片药物治疗。在此基础状态下，又接连经历椎体骨折及外科治疗、糖尿病酮症酸中毒、反复尿路感染等一系列急性临床事件的多重打击，导致老人躯体功能急速下滑，衰弱状态进行性加重，进而出现意外跌倒与多处骨折事件的发生，失能、衰弱、感染三者之间形成难以打破的恶性循环。由此可见，此病例所累及系统繁多，病情复杂，治疗矛盾重重，且急症救治与慢病管理并存，为临床决策与诊疗带来了极大的困难与挑战。

本团队充分利用多学科合作模式（MDT）的诊疗优势，以患者本人为核心，以家庭会议共同决策为主导，从处理急症医疗问题、优化慢病管理、关注远期防控三个层次实现个体化全人全程管理。首先面对多处骨折的急性医疗问题，因患者多病共存，决策困难，各个治疗选择均有其风险与利弊，那么如何选择与决策才能获得最佳获益风险比呢？为解决这一难题，老年多学科团队相互协作，在充分考虑患者及家属治疗意愿的前提下，从多脏器功能、老年综合征等全方位评估患者的手术风险，详细分析治疗各部分的获益性、可行性、依从性及与患者意愿的一致性，权衡利弊，制订个体化手术策略与围术期风险管控方案，最终共同制订有望改善患者功能状态且风险相对最低的诊疗策略。骨科手术的技术成功仅仅是治疗成功的第一步，对此患者的功能和预后而言，围术期共病管理乃至长程慢病防控更是尤为重要。多学科团队突破单病专科管理的局限性，结合患者的个体化情况，充分考虑不同疾病之间、不同干预之间、不同疾病-干预之间的相互影响，从积极纠正潜在危险因素、保护各脏器器官功能、处方精简、营养干预、疼痛管理、舒适护理、情绪心理疏导、预防相关并发症、康复训练等多角度全方位对患者进行共病管理，以提高患者治疗依从性、改善功能状态作为最终治疗目的。在此患者的老年共病管理过程中，多重用药的评估与处方精简更是其中尤为突出且关键的一环。不恰当的多重用药是此患者发生衰弱、跌倒、骨折、认知障碍及再入院等不良结局的重大隐患，与患者的治疗依从性、医疗投入与远期预后密切相关。在共病管理过程中，本团队以老年科医生和药师为主导进行动态多重用药评估与处方精简，停用不必要的药物，调整最佳用药剂量，提高患者的用药安全性和依从性，实现了处方优化。最终在多学科团队相互协作的不断努力下，患者的种种医疗难题一同得到了圆满解决，功能状态得以改善，生活质量得到了显著提升。

四、病例点评

本病例为一例典型的高龄共病女性患者，不仅既往多种慢性疾病共存、多脏器功能不全，且同时合并多重用药、跌倒风险、抑郁状态、营养不良、疼痛、衰弱状态等多种老年综合征，"一体多病"的状态导致患者功能状态脆弱，抗应激能力差，在急性不良事件的多重打击下，功能状态和生活质量出现断崖式下滑。本病例面临的医疗难题繁多，病情复杂，治疗矛盾突出，给临床诊疗和决策带来了巨大困难和挑战。治疗团队采用MDT的协作管理模式，一方面在充分尊重患者意愿的前提下，权衡各决策风险和获益，在家庭会议共同决策的主导下达成治疗目标与共识；另一方面在管理过程中，移缓就急，层次分明，能够把握各阶段的关键问题，有重点有主次的稳步推进各项治疗，层层递进，有条不紊，从处理急症医疗问题、优化慢病管理、关注远期防控等多方面实现了患者的多阶段全人全程个体化管理，值得参考与借鉴。

（病例提供者：赵烨婧　武文斌　北京医院）

（点评专家：施　红　北京医院）

参考文献

[1]L Su，JE Liu，MH Ji，et al.Coping with multiple chronic conditions among Chinese older couples：a community of shared destiny[J].Geriatric Nursing，2022，11（48）：214-223.

[2]Bähler C，Huber CA，Brüngger B，et al.Multimorbidity，health care utilization and costs in an elderly community dwelling population：a claims data based observational study[J].BMC Health Serv Res，2015，15（1）：23.

[3]中国老年医学学会医养结合促进委员会.高龄老年共病患者多重用药安全性管理专家共识[J].中华保健医学杂志，2021，23（5）：548-554.

[4]Harrison JE，Weber S，Jakob R，et al.ICD-11：an international classification of diseases for the twenty-first century[J].BMC Medical Informatics and Decision Making，2021，21（S6）：206.

[5]Kuipers SJ，Nieboer AP，Cramm JM.The need for co-creation of care with multi-morbidity patients-a longitudinal perspective[J].Int J Environ Res Public Health，2020，17（9）：3201.

[6]刘淼，李嘉琦，吕宪玉.≥80岁老年人多重用药现况及影响因素分析[J].中国公共卫生，2017，33（3）：412-414.

[7]唐杨琛，顾朋颖，靳松，等.80岁以上老年人多重用药的临床观察[J].中国临床保健杂志，2018，21（2）：156-159.

[8]Tan ECK，Sluggett JK，Johnell K，et al.Research priorities for optimizing geriatric pharmacotherapy：an international consensus[J].J Am Med Dir Assoc，2018，19（3）：193-199.

一"孔"之惊——丹毒引发的故事

一、病历摘要

（一）基本信息

主诉：患者男性，91岁，因"右下肢红肿、疼痛伴发热1天"于2021-06-27入院。

现病史：患者入院前1天无明显诱因出现右脚踝处红肿、疼痛、皮温升高，按压时疼痛加重，不伴皮肤破溃、出血点、瘙痒、脱屑，病变范围逐渐扩散在整个右足部及右小腿中部，同时出现发热，体温最高38.1℃，不伴咳嗽咳痰、腹痛腹泻、尿频尿急尿痛，急查血常规示白细胞$13.72 \times 10^9/L\uparrow$，中性粒细胞百分比88.8%↑，在外院急诊就诊，考虑丹毒，予头孢曲松2.0g静脉注射1次后，病变范围稍有减小，肿痛稍有减轻，为进一步诊治收入我院。患者自发病来，饮食可，睡眠欠佳，大小便正常，体重较前无明显变化。

既往史：房间隔缺损（继发孔型）70年，曾在外院就诊，认为无需手术。高脂血症多年，目前睡前口服阿托伐他汀10mg。否认高血压、糖尿病病史，否认脑血管疾病，否认神经精神疾病史，否认肝炎、结核、疟疾等传染病病史，预防接种史不详，否认手术史、外伤史、输血史，无食物或药物过敏史。

（二）体格检查

体温37.9℃，脉搏75次/分，呼吸20次/分，血压115/58mmHg，BMI 20.9kg/m^2。神清，精神可，双肺呼吸音清，未闻及干湿性啰音及胸膜摩擦音。心律齐，肺动脉瓣听诊区、二尖瓣、三尖瓣听诊区均可闻及收缩期杂音。腹软，无压痛、反跳痛，肝脾肋下未触及。右足部、右脚踝、脚踝以上约10cm皮肤片状红肿、压痛、皮温升高。双侧Babinski征（-）。

（三）老年综合评估

1. 日常生活能力评估 ADL评分85分（轻度依赖）。

2. 疼痛评分 8分。

3. 体力情况 平素可上3层楼，步行200m，不需要辅助工具及人辅助。

4. 家庭支持 与老伴同住，老伴体健。

5. 跌倒风险 过去1年无跌倒史，约翰霍普金斯跌倒风险评估量8分，中危跌倒风险。

6. 认知能力 MMSE 30分。

7. 功能状态 CC=35cm；握力29kg；BIA 7.1Kg/m^2。

8. 衰弱评估 Frail量表2分，衰弱前期。

9. 谵妄 无。

10. 尿、便情况 尿失禁：无，便失禁：无。

11. 口腔 牙齿19颗，义齿0颗，蛙田饮水试验1级。

12. 营养 NRS-2002 1分（年龄≥70岁）。

13. VTE风险与预防评估 2分（低危）。

14. Wexner便秘评分 11分。

（四）辅助检查

1. 实验室检查 ①血常规＋CRP＋PCT：白细胞18.4×10^9/L↑，中性粒细胞15.63×10^9/L↑，中性粒细胞百分比84.9%↑，血红蛋白144g/L，血小板139×10^9/L，降钙素原0.83ng/ml↑，快速C-反应蛋白114.86mg/L↑。②血生化：总胆红素24.09μmol/L，低密度脂蛋白胆固醇1.30mmol/L，肌酐83.7μmol/L，前白蛋白195mg/L，尿酸432μmol/L，血糖7.24mmol/L。③凝血六项：凝血酶原时间15.4秒，凝血酶原活动度72%，活化部分凝血活酶时间45.4秒，纤维蛋白原4.43g/L，D-二聚体2.17mg/L，纤维蛋白降解产物6.28μg/ml。④心梗四项：高敏肌钙蛋白-I 0.0211ng/ml，肌红蛋白143.20ng/ml、B型钠尿肽356pg/ml↑。⑤肿瘤标志物：大致正常。⑥甲状腺功能：FT$_3$ 1.98pg/ml↓，T$_3$ 0.640ng/ml↓，T$_4$ 5.72μg/ml↓。⑦便潜血：间断阳性。

2. 超声心动图（病例3图1） 先天性心脏病，房间隔回声连续性中断约15mm，提示房间隔缺损（继发孔型），CDFI示房间隔水平可见左向右分流信号，右心、左房扩大，三尖瓣反流（少量），主肺动脉增宽。

3. 动态血压监测 24小时平均血压156/78mmHg，清醒时平均血压162/70mmHg，睡眠期平均血压140/55mmHg。

4. 24小时Holter 窦性心律，平均心搏80次/分，右束支传导阻滞，偶有房性期前收缩，偶有室性期前收缩，ST-T未见动态改变。

5．影像学检查　颅脑CT（病例3图2）：右侧小脑幕可疑结节伴钙化，建议MRI检查，基底节、放射冠梗死缺血灶可能，脑萎缩，右侧上颌窦炎。颅脑MRI（病例3图3）：右侧枕叶近小脑幕结节，考虑脑膜瘤可能；脑萎缩。胸部CT：双肺散在索条。肺动脉增宽，右心增大，请结合临床必要时CTPA进一步检查。肝、双肾多发囊性病变。下肢血管超声：双下肢动脉粥样硬化伴多发斑块形成；双下肢深静脉血流通畅。甲状腺超声：甲状腺囊肿结节。腹部超声：肝多发囊肿，胆囊壁不光滑，双肾囊肿（左肾多发）。心电图：大致正常。

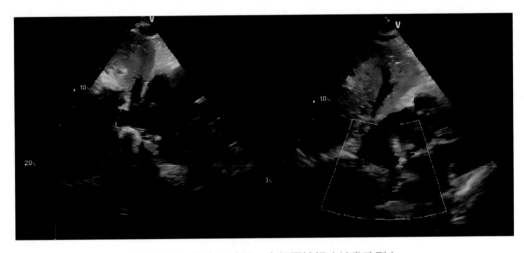

病例3图1　超声心动图：房间隔缺损（继发孔型）

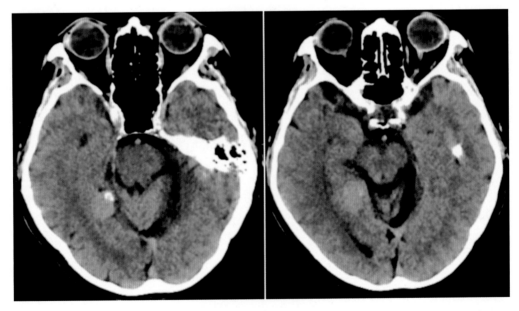

病例3图2　颅脑CT：右侧小脑幕可疑结节伴钙化

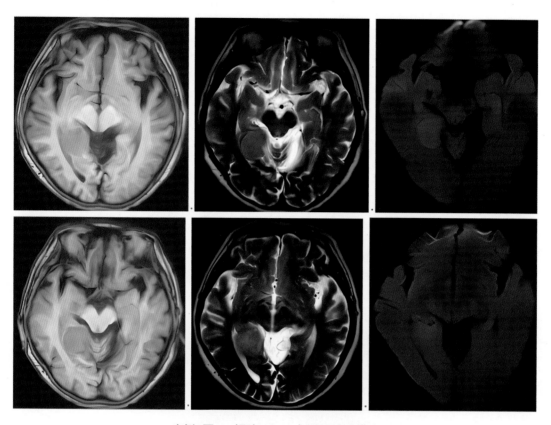

病例3图3　颅脑MRI：右侧枕叶脑膜瘤

（五）入院诊断

1. 丹毒

2. 房间隔缺损（继发孔型）

3. 肺动脉高压

4. 右侧枕叶脑膜瘤

5. 高血压2级

6. 高脂血症

7. 大便潜血

8. 动脉粥样硬化

9. 右束支传导阻滞

10. 甲状腺囊性结节

11. 肝囊肿，肾囊肿

12. 老年综合征：衰弱前期，疼痛，便秘

（六）诊治经过

患者为超高龄男性，急性起病，因右下肢丹毒就诊，入院后联合皮肤科、普外科多学科多次联合会诊。入院初期因外院予头孢曲松治疗后丹毒症状稍有好转，故入院后（06-27至07-01）继续沿用头孢曲松2g、1次/日抗感染。患者丹毒症状呈加重趋势，红肿痛向上逐渐蔓延至右侧膝关节以下，下地活动后可见右下肢丹毒皮肤呈黑紫色，皮肤科及普外科认为感染控制不佳，局部静脉回流差，局部血运差，故（07-02至07-20）调整为哌拉西林钠他唑巴坦4.5g、1次/8小时（病例3图4）。丹毒逐渐好转，红肿痛范围逐渐缩小，但仍未完全消退，再次多学科联合会诊，建议降级抗感染方案及延长抗感染周期，故7月20日调整为头孢西丁钠2g、1次/12小时。与此同时，入院后即开始丹毒局部皮肤处理：局部碘伏消毒，乳酸依沙吖啶湿敷，规范外用莫匹罗星和盐酸特比萘芬乳膏。截止到7月28日患者右侧下肢丹毒明显好转，皮肤温度正常，局部无疼痛，停用头孢西丁钠。随访1年，丹毒无复发。

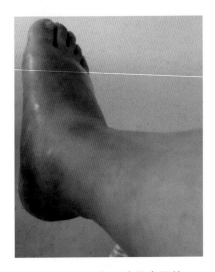

病例3图4　右下肢丹毒图片

其他方面治疗：①患者因右下肢丹毒严重，下床站立后发现右下肢丹毒处皮肤颜色转变为黑紫色，普外科建议卧床，多次下肢深静脉超声未见血栓，因患者高龄及便潜血多次阳性，入院初期未予抗凝治疗。入院后D-二聚体呈逐步升高趋势，7月14日查D-二聚体5.17mg/L↑，VTE风险与预防评估表5分（高危），存在高凝状态及血栓高风险，予那曲肝素钙0.3ml、1次/日皮下注射预防性抗凝治疗。②右侧小脑幕脑膜瘤，神经外科评估暂无手术指征，定期复查头颅影像学。③7月中旬患者诉间断心悸，多于清晨及午餐后出现，24小时Holter回报窦性心律，完全性右束支传导阻滞，偶发室性期前收缩。心悸时床旁心电图与Holter结果大致一致，考虑心悸与期前收缩相关，予倍他乐克（酒石酸美托洛尔片）12.5mg、1次/日口服。24小时血压监测提示高血压，予厄贝沙坦1片、1次/日降压。④予降脂稳定斑块、润肠通便治疗。

7月26日15：30分患者用力排便时突发意识丧失，歪倒在地，右侧口角流涎，测血压192/92mmHg，心率82次/分，心律齐，呼吸20次/分，指尖氧饱和度96%。1~2分钟恢复意识，患者可自主睁眼，不能配合指令动作。查体：嗜睡，完全性混合性失语，双眼向左侧凝视，右侧鼻唇沟浅，右侧肢体偏瘫，上下肢肌力0级，右侧病理征阳性。NHISS评分14分。急查颅脑CT未见大面积出血，神经内科会诊考虑急性脑血管事件、大面积脑梗死，左大脑中动脉栓塞，心源性栓塞可能。考虑患者为91岁超高龄，溶栓后颅内及其他脏器出血风险高，故rt-PA静脉溶栓药物剂量选择0.6mg/kg，17：15分开始静脉溶栓。17：50分完善头颈部CTA（病例3图5）可见颅内多发动脉粥样硬化，左侧大脑中动脉未见明显狭窄，远端血供消失。神经科介入组评估，通过影像学判断栓子位于左侧大脑中动脉远段，取栓困难，且血管狭窄不著，故未行介入取栓术。18：20分溶栓结束，患者神志转清，右侧肢体活动明显好转，配合部分指令动作，可部分对答，说话不成句、以单词为主，精神差。神经系统查体：神志清楚，不完全性混合性失语，右侧肢体肌力Ⅳ级。溶栓后NHISS评分6分。溶栓后24小时复查颅脑MRI（病例3图6）可见左侧顶颞叶皮层大面积脑梗死，未见出血转化。根据TOAST分型，本例患者为脑栓塞，栓子来源可能为静脉系统，患者无心房颤动、心房扑动病史，与前期丹毒引起的炎症、高凝状态、用力大便至右向左分流有关。因房间隔缺损无法纠正，因此后续予那曲肝素钙0.2ml、1次/12小时抗凝治疗。此外，予丁苯酞清除氧自由基、凯时改善微循环等治疗。因患者本人无法配合栓子监测，故未完善该检查。梗死后患者存在吞咽障碍，洼田饮水试验4级，予留置胃管、肠内营养。8月2日（梗死后1周）患者言语不利及右侧肢体无力较前改善，突出问题为梗死后认知功能下降，MMSE评分25分，存在血管性痴呆，予美金刚5mg睡前服用改善智能。同时积极予康复科评估患者肢体、认知、语言及吞咽等情况，积极开展康复锻炼。8月25日（梗死后1个月）患者遗留言语不利，可部分理解他人言语、可部分表达意图。查体：不完全性混合性失语，右侧鼻唇沟浅，四肢肌力Ⅴ级，右侧肢体痛温觉感觉异常，右侧病理征阳性。同时患者吞咽功能好转，予拔除胃管，开始经口进食。抗凝治疗方面：调整为新型口服抗凝剂，同时考虑到患者间断便潜血阳性，予艾多沙班小剂量15mg、1次/日口服抗凝。此外，患者焦虑情绪明显，多次提到自我感觉"意识混乱"，希望"尽快解决问题后回到工作岗位"，予度洛西汀30mg、1次/日抗焦虑治疗。

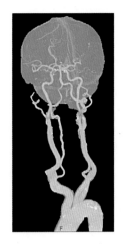

病例3图5　头颈部CTA

　　头颈部 CTA：头颈部血管动脉粥样硬化改变，双侧颈内动脉虹吸部轻度狭窄，左侧大脑中动脉远端血供消失

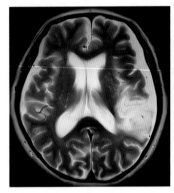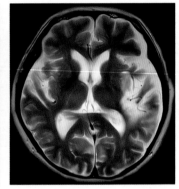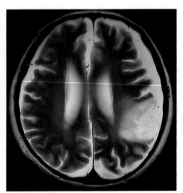

病例3图6　颅脑MRI：左侧顶叶及颞叶急性脑梗死，右侧枕叶脑膜瘤

（七）出院诊断

1. 急性脑栓塞（左侧顶叶及颞叶）

2. 丹毒

3. 房间隔缺损（继发孔型）

4. 肺动脉高压

5. 右侧枕叶脑膜瘤

6. 高血压2级

7. 高脂血症

8. 大便潜血

9. 动脉粥样硬化

10. 右束支传导阻滞

11. 甲状腺囊性结节

12. 肝囊肿 肾囊肿

13. 衰弱前期

14. 便秘

（八）随访

随诊1年，患者丹毒未复发，未再出现脑血管事件，失语已完全改善，行动自如，MMSE 30分，已回归工作。

二、疾病介绍

丹毒是一种累及真皮浅层和浅淋巴管的感染，主要致病菌为A组β溶血性链球菌，经皮肤屏障的裂口侵入机体所致。多发于儿童和老年人。其易感因素包括创伤引起皮肤屏障破坏、皮肤炎症（湿疹和银屑病）、淋巴回流障碍、静脉功能不全、肥胖、免疫抑制（如糖尿病或HIV感染）、趾间皮肤开裂（趾蹼褶烂）、局部皮肤感染（如足癣、脓疱疮和水痘）。丹毒患者通常具有急性发作的症状和全身性表现，包括发热、寒颤、严重不适及头痛；之后数分钟至数小时会出现局部炎性症状和体征。局部症状为皮肤发红、水肿和皮温升高，下肢是最常见的受累部位。丹毒皮损高出周围皮肤，受累组织与未受累组织界限分明。治疗方面首选青霉素，疗程10~14天。对青霉素过敏者可选用一二代头孢类、喹诺酮及红霉素等。皮损局部可外用各种抗菌药物，加压治疗可减轻淋巴水肿。

房间隔缺损（atrial septal defect，ASD）是成人中最常见的先天性心脏病，在成年之前多无症状。因左向右分流造成右心容量超负荷。分流的严重程度取决于缺损的大小、房室的顺应性和压力。左向右分流主要发生在心室收缩晚期和舒张早期，在心房收缩时有所增加。ASD引起的分流从左房出发，流经右房、右室、肺循环，之后回到左房，并通过缺损处再次进入右房。这会导致右心腔和肺动脉容量超负荷，当分流程度相当大时，晚期可能发生进行性肺血管阻塞性疾病和肺高压。此外，心室收缩开始时会出现短暂的右向左分流，特别是在心动过缓和（或）胸腔内压力降低的情况下。所以ASD患者有可能出现反常栓塞。如果出现严重肺高压或三尖瓣反流，日后会出现明显的右向左分流。反常栓子来源于体循环静脉，行Valsalva动作时，右心房压力显著增高；放松过程中，回到右心房的体循环静脉血突然增加，特别是在该动作释放期间，可诱发ASD患者出现一过性右向左分流，经过ASD进入体循环动脉。与Valsalva动作有关的生理过程包括用力排便、举起或推重物及剧烈反复咳嗽。

急性缺血性脑卒中短期目标是恢复缺血但尚未梗死的脑区的血流量，长期目标是减少脑卒中相关残疾和死亡，从而改善结局。急性期再灌注治疗有两种方案：静脉溶栓和机械取栓。①静脉用重组组织纤溶酶原激活剂（rt-PA）是急性缺血性脑卒中的主要疗法。国内指南指出对于发病3小时内适合静脉溶栓的患者，推荐给予rt-PA静脉溶栓（药物剂量0.9mg/kg，最大剂量90mg，在60分钟内持续泵入，其中首剂10%于1分钟内静脉推注）（Ⅰ类推荐，A级证据）。对于出血风险高的患者，可以选择静脉给予低剂量rt-PA。用法：rt-PA 0.6mg/kg（最大剂量为60mg），其中总量的15%在最初1分钟内静脉推注，剩余的85%以输液泵静脉滴注，持续1小时（Ⅱb类推荐，B级证据）。②机械取栓适用于前循环大动脉闭塞导致急性缺血性脑卒中且可在最后知晓状况良好（即神经系统基线）的24小时内接受治疗的患者，无论患者是否因同一缺血性脑卒中事件接受静脉溶栓。

三、病例分析

本例患者因丹毒就诊，早期予三代头孢抗感染治疗不佳，丹毒症状呈加重趋势，红肿痛向上逐渐蔓延至右侧膝关节，同时在患者下地活动后可见右下肢丹毒皮肤呈黑紫色，局部静脉回流差，局部血运差，将抗生素调整为青霉素类并延长抗生素使用时间。因患者丹毒感染严重，活动后右下肢血运差，故该患者丹毒治疗期间右下肢局部制动，VTE高风险兼顾出血风险，予小剂量肝素预防性抗凝治疗。虽住院期间多次筛查血栓均为阴性并持续小剂量肝素抗凝，但在丹毒治疗中因用力大便导致反常栓塞，栓子从房间隔缺损处右向左分流，导致急性脑栓塞。患者在神经科评估后，符合静脉溶栓适应证，排除静脉溶栓禁忌证，存在出血高风险，故选用小剂量rt-PA 0.6mg/kg静脉溶栓，溶栓后神经系统症状改善明显。经积极药物治疗和康复锻炼，1年后随诊患者完全恢复正常。

四、病例点评

高龄老年患者往往多病共存，病情突发多变，因此常为临床诊疗带来诸多棘手难题。高龄患者因免疫功能低下、皮肤屏障功能减弱、局部血液循环功能差，易出现下肢皮肤感染，卧床后血栓风险增加，在原有房间隔缺损的情况下，经用力排便后出现反常栓塞导致急性脑梗死。虽然脑卒中静脉溶栓的适应证已经放宽了年龄限制，但很多高龄脑梗死患者往往因各种因素无法行静脉溶栓或错过了静脉溶栓的时间窗，难以达到很好的治疗效果。该患者经积极有效的静脉溶栓前评估，从发病至静脉溶栓仅用了1小时45分钟，静脉溶栓后神经系统缺损症状已明显改善，溶栓后经改善循环、康复锻炼、长期小剂量抗凝等治疗，病情明显好转，预后良好。

（病例提供者：王云云　中日友好医院）

（点评专家：乔　薇　中日友好医院）

参考文献

[1]Cross ELA，Jordan H，Godfrey R，et al.Route and duration of antibiotic therapy in acute cellulitis：a systematic review and meta-analysis of the effectiveness and harms of antibiotic treatment[J].J Infect，2020，81（4）：521-531.

[2]全国肺栓塞和深静脉血栓形成防治能力建设项目专家委员会，《医院内静脉血栓栓塞症防治质量评价与管理指南（2022版）》编写专家组.医院内静脉血栓栓塞症防治质量评价与管理指南（2022版）[J].中华医学杂志，2022，102（42）：3338-3348.

[3]Brida M，Chessa M，Celermajer D，et al.Atrial septal defect in adulthood：a new paradigm for congenital heart disease[J].Eur Heart J，2022，43（28）：2660-2671.

[4]中国卒中学会，中国卒中学会神经介入分会，中华预防医学会卒中预防与控制专业委员会介入学组.急性缺血性卒中血管内治疗中国指南2023[J].中国卒中杂志，2023，18（6）：684-711.

反复头晕、跌倒高龄患者的诊治

一、病历摘要

（一）基本信息

主诉：患者男性，85岁，因"头晕、头痛3年，加重3个月"入院。

现病史：患者于3年前无明显诱因间断出现头晕、头痛，表现为头昏沉感，伴额顶部胀痛或牵拉痛，步态不稳，跌倒2次，无肢体麻木、言语不利，无视物旋转、黑矇、晕厥，自觉发作与体位变化、头部活动、血压波动均无明显相关，曾于外院行颅脑核磁示"腔隙性脑梗死"，未予特殊治疗。3个月前头晕、头痛症状较前加重，头晕症状为持续性，头痛多于咳嗽时加重。近1个月出现双眼视物模糊，伴有步态不稳，3天前于卧室跌倒，至我院急诊科就诊，行X线检查未见骨折，现为进一步诊治就诊于我科。患者自发病来神清、精神可，食欲饮食正常，长期睡眠障碍，平素服用佐匹克隆3.75mg睡前服用助眠，尿频、尿急，小便次数多，夜尿2~3次，大便1~2天1次，无黑便或便血，自年轻时即体重偏低，近年来体重逐渐减低。

既往史：高血压病史20余年，平素服用苯磺酸氨氯地平5mg、1次/日降压，晨起血压140~165/60~80mmHg，日间血压120~150/60~80mmHg。高脂血症病史20余年，现睡前服用瑞舒伐他汀10mg降脂。前列腺增生病史10余年，平素尿频、尿急，无排尿困难，既往曾服用非那雄胺片，现已停药。过敏性鼻炎、支气管哮喘10余年，间断吸入信必可都保、口服孟鲁司特、氯雷他定控制症状发作，多于夜间、卧位休息中发作喘息伴咳嗽、咳痰，约每周发作1次。心律失常、房性期前收缩病史3年，现服用酒石酸美托洛尔片（12.5mg、2次/日）、稳心颗粒改善症状。否认糖尿病、冠心病病史，否认神经精神疾病史，否认肝炎、结核、疟疾等传染病病史，预防接种史不详。双眼白内障术后3年余，双侧腹股沟疝术后5年余。否认输血史，酒精、花粉、蒿子秆过敏，否认其他药物过敏史。

个人史：生于原籍，久居原籍；无疫区、疫情、疫水接触史；无牧区、矿山、高氟区、低碘区居住史；无化学性物质、放射性物质、有毒物质接触史；无吸毒史；既往吸烟20余年，已戒烟25年；否认饮酒史；无冶游史。

婚育史：适龄婚育，育有1子1女，子女体健。

家族史：否认家族性遗传病史。

（二）体格检查

体温36.3℃，脉搏68次/分，呼吸20次/分，血压140/80mmHg，血氧饱和度98%，身高170cm，体重50kg，BMI 17.3kg/m²。发育正常，营养中等，表情自如，自主体位，神志清楚，查体合作。全身皮肤、黏膜无黄染，无皮疹、皮下出血、皮下结节、瘢痕、溃疡，毛发分布正常。全身浅表淋巴结无肿大。头颅无畸形、压痛、包块。无眼睑水肿、结膜正常、巩膜无黄染、瞳孔等大同圆、对光反射正常。外耳道无异常分泌物，乳突无压痛，无听力粗试障碍。嗅觉正常。口唇无发绀，牙龈及口腔黏膜正常。舌色正常，伸舌无偏斜、震颤，咽部黏膜正常，扁桃体无肿大。颈软无抵抗，颈动脉搏动正常，颈静脉无怒张，气管居中，甲状腺无肿大。胸廓无畸形，胸壁无静脉曲张，乳房正常对称。呼吸运动正常，肋间隙正常，语颤正常，胸骨无叩痛。双肺叩诊清音，呼吸音清晰，未闻及干湿性啰音，无胸膜摩擦音。心前区无隆起，心尖冲动位置正常，心界无扩大，心率68次/分，心音有力，律齐，各瓣膜听诊区未闻及杂音，无心包摩擦音。腹部平软，无腹壁静脉曲张，无压痛、反跳痛，未触及包块。肝脾未触及，墨菲征（－），无移动性浊音，肾区无叩击痛。肠鸣音正常，4次/分。肛门及外生殖器未查。脊柱正常生理弯曲。四肢无畸形，活动自如，无下肢静脉曲张、杵状指（趾），关节正常，双下肢无水肿。四肢肌力、肌张力未见异常，双侧肱二、三头肌腱反射正常，双侧膝、跟腱反射正常，双侧Babinski征（－）。

（三）老年综合评估

1. 日常生活能力评估　ADL 90分，IADL 18分。

2. 疼痛评分　无疼痛部位。

3. 体力情况　平素可上3层楼，步行200m，不需要辅助工具及人辅助。

4. 居住环境　和家人同住，卧室至卫生间有一定距离。

5. 睡眠　睡眠障碍 入睡困难。

6. 过去1年跌倒史　有，跌倒1次。

7. 认知能力　MMSE 24分。

8. 情绪评估　GDS-15 8分，SAS 53分。

9. 跌倒风险　步态不稳、下肢无力，有跌倒风险。

10. 功能状态　握力25.2kg，步速0.85m/s，5次坐起时间10s；BIA 5.5kg/m^2，提示严重肌少症。

11. 衰弱评估　Frail量表2分，衰弱前期。

12. 谵妄　无。

13. 尿、便情况　尿失禁：无，便失禁：无。

14. 口腔　牙齿19颗，义齿0颗，洼田饮水试验2级。

15. 营养　NRS-2002 4分（BMI 18.5kg/m^2，年龄≥70岁）。

16. 小腿围25cm。

17. 用药情况　存在多重用药。

（四）入院诊断

1. 头晕

2. 过敏性鼻炎

3. 高血压病2级

4. 高脂血症，动脉粥样硬化

5. 支气管哮喘

6. 慢性支气管炎，肺气肿

7. 前列腺增生

8. 心律失常：房性期前收缩，阵发性房性心动过速，阵发性房颤，右束支传导阻滞

9. 肌少症

10. 跌倒高风险

11. 营养不良

12. 睡眠障碍

13. 焦虑抑郁状态不除外

14. 多重用药

15. 腹股沟疝术后

16. 白内障术后

（五）入院后检查

1. 实验室检查

（1）血常规：白细胞6×10^9/L，中性粒细胞2.78×10^9/L，血红蛋白125g/L↓。

（2）生化：肝肾功、电解质、血脂、同型半胱氨酸水平均正常，总胆固醇

4.49mmol/L，甘油三酯0.55mmol/L，低密度脂蛋白胆固醇2.21mmol/L，血淀粉酶107U/L↑。

（3）心梗四项：B型利钠肽222pg/ml↑，余正常。

（4）凝血六项、糖化血红蛋白、尿便常规均正常。

（5）甲功八项：血清总T_4 4.88μg/dl↓，血清总T_3 0.672ng/ml↓，余正常。

（6）骨质疏松血清标记物三项：25羟基维生素D 39.4nmol/L；肿瘤标记物未见明显异常。

2．影像学检查

（1）胸腹盆腔CT：双肺支气管炎、肺气肿改变，双肺散在慢性炎性索条；肝脏多发囊性病变，胰管稍宽；左肾上极小高密度囊肿可能。前列腺稍大；阑尾稍饱满；腹主动脉瘤可能，血管壁钙化斑。骨密度：低骨量。

（2）腹部超声：肝多发囊肿（较大者2.1cm×1.4cm）。

（3）甲状腺超声：甲状腺囊性结节伴钙化，低风险。

（4）泌尿系超声：左肾多发囊肿，膀胱壁毛糙，前列腺增大；排尿后，残余尿量约4.3ml。

（5）颈动脉超声：双侧颈动脉粥样硬化合并多发斑块形成，右侧锁骨下动脉起始段斑块形成，左优势型椎动脉、右侧椎动脉阻力指数增高。

（6）下肢血管超声：双下肢动脉粥样硬化伴斑块形成，双下肢深静脉未见明显血栓。

（7）腹主动脉超声：腹主动脉粥样硬化伴多发斑块形成，腹主动脉瘤样扩张。

（8）颅脑MRI：脑内多发梗死缺血灶，脑萎缩，脑白质变性，鼻旁窦炎。

（9）颅脑MRA：脑动脉硬化，双侧大脑中动脉M1段轻度狭窄。

（10）超声心动图：主动脉硬化，主动脉瓣硬化合并关闭不全（轻度），三尖瓣关闭不全（轻度）。

3．24小时动态心电图　窦性心律＋异位心律-阵发性房颤（负荷0.02%），频发房早（2110个），阵发性房性心动过速，交界性期前收缩，偶发室性期前收缩，偶发交界性逸搏，完全性右束支传导阻滞，RR最长间期1.55秒，T波改变，平均心率64次/分。

4．动态血压监测　全天平均收缩/舒张压143/69mmHg，白天平均收缩/舒张压146/71mmHg，夜间平均收缩/舒张压133/64mmHg。

5．肺功能　FEV1正常，FEV1/FVC 69.53%，残气量、肺总量、弥散量正常，呼吸阻抗R35增高，提示阻塞性通气功能障碍，上气道阻力增高；气道可逆试验：FeNO 240；气道可逆试验：FEV1绝对值提高＞200ml，改善率12.9%。

（六）治疗经过

1. 头晕、头痛、乏力方面

（1）耳鼻喉科疾病：患者合并过敏性鼻炎、鼻旁窦炎，既往治疗不规范，症状控制不佳，上述疾病亦可导致头痛、头昏症状，请耳鼻喉科会诊后加用丙酸氟替卡松鼻喷雾剂控制过敏性鼻炎、氨溴索祛痰治疗。

（2）血压水平或节律异常：患者24小时血压监测示全天平均收缩/舒张压143/69mmHg，血压控制水平基本达标。完善卧-坐-立位血压监测，无体位性低血压；测量（早）餐前及餐后（20min、40min、60min、80min、100min、120min）血压，提示存在餐后低血压，调整降压方案，将晨起降压药提早服用（清晨4时左右，避免于早餐前服用），并嘱患者晨起餐前适量饮温水，早餐减少碳水化合物摄入、增加蛋白质和脂肪摄入。

（3）缺血性脑血管病：患者高血压、高脂血症病史多年，头MRI示脑内多发梗死缺血灶，颅脑MRA颅内动脉硬化伴轻度狭窄，支持缺血性脑血管病诊断，低密度脂蛋白胆固醇不达标，在他汀降脂的基础上加用依折麦布强化降脂。

（4）衰弱前期、肌少症：详见下文老年综合评估方面。

2. 其他基础疾病 针对支气管哮喘，注意避免接触过敏原，做好呼吸道防护，规律吸入布地奈德福莫特罗吸入粉雾剂1吸、2次/日控制支气管哮喘。

3. 老年综合评估

（1）衰弱前期、肌少症、跌倒高风险：患者近期自觉疲乏、体力下降、体重逐年下降，且近半年有跌倒史，Frail量表筛查提示衰弱前期，肌少症诊断明确（握力25.28g、BIA 5.55g/m^2），且6m步速<1m/s，提示存在严重肌少症。治疗上在三餐正常进食的基础上进行口服营养补充［乳清蛋白粉于餐间、运动后补充，建议每日蛋白摄入量1.2～1.5g/（kg·d）］。在营养支持的基础上进行抗阻训练及有氧训练。详细询问患者居住环境后建议家属进行防跌倒居住环境改造（卫生间及卧室行进路线沿墙加装扶手、安装小夜灯等），加强防跌倒宣教。

（2）营养不良：患者NRS-2002评分4分，存在营养风险，鼓励患者增加营养摄入，少食多餐，并进行口服营养制剂补充。

（3）焦虑抑郁状态：完善精神心理科会诊，考虑为与患者躯体疾病相关的情绪反应，加强患者情绪辅导，并继续睡前服用佐匹克隆3.75mg改善睡眠障碍。

（4）多重用药：与药师共同进行药物调整，如将患者长期口服的酒石酸美托洛尔片12.5mg、2次/日调整为琥珀酸美托洛尔缓释片23.75mg、1次日，减少患者服药次数；患者未明确诊断过冠心病，但既往自行长期口服硝酸酯类药物，嘱患者停用，住院期间监测患者症状无胸闷、胸痛等不适发作。停用乐松/布洛芬。

（七）出院诊断

1. 高血压2级，餐后低血压

2. 鼻旁窦炎

3. 过敏性鼻炎

4. 缺血性脑血管病：脑动脉硬化，大脑中动脉轻度狭窄

5. 高脂血症，动脉粥样硬化

6. 支气管哮喘

7. 慢性支气管炎，肺气肿

8. 前列腺增生

9. 心律失常：房性期前收缩，阵发性房性心动过速，阵发性房颤，右束支传导阻滞

10. 腹股沟疝术后

11. 白内障术后

12. 老年综合征：肌少症，跌倒高风险，营养不良，睡眠障碍，焦虑状态，多重用药

（八）随访

出院后观察患者症状变化及血压情况，患者诉头痛、头晕、乏力症状较前好转，监测餐后血压120～140/60～80mmHg，并继续进行营养支持、居家有氧、抗阻训练，家属诉患者焦虑情绪较前好转，近半年未再发生跌倒。

二、疾病介绍

餐后低血压（PPH）是一种老年人常见的疾病，指老年人进食后引起的低血压及相关症状（如头晕、晕厥、脑卒中、心绞痛等），符合以下3条标准之一即可诊断：①进餐后2小时内收缩压较餐前下降≥20mmHg；②餐前收缩压≥100mmHg，而餐后收缩压<90mmHg；③进餐后收缩压下降幅度虽未达到上述标准，但出现心脑缺血的症状，如头晕、晕厥、乏力、心绞痛等。餐后低血压多发生于高血压、糖尿病、帕金森病、自主神经功能障碍的患者，在健康老年人群中也经常发生。常见的临床表现为嗜睡、头晕、头痛、乏力、心绞痛、视物模糊、言语不清、晕厥、跌倒等心脑缺血症状，但临床中多数老年人可无临床表现，因此容易被忽视，而导致不良后果。有研究表明，餐后低血压在三餐均可发生，以早餐后发生率最高，且血压下降幅度较大。目前关于PPH的发病机制尚不明确，可能与餐后低血压的发生与自主神经功能障碍及压力感受器敏感度下降、

某些胃肠激素的异常分泌、进食高碳水化合物饮食、胃排空过快等有关。

关于PPH的治疗，首先需尽量改善基础疾病，纠正可能的诱因，主要包括非药物治疗和药物治疗：

1. 非药物治疗饮食 ①餐前饮水，减少碳水化合物的摄入，少量多餐，避免过烫食物。②体位及运动：餐后避免过量运动，特别是合并体位性低血压者，建议餐后平卧或半卧半小时；之后可根据患者情况，适当散步可增加心率和心输出量，有助于维持正常血压。

2. 药物治疗 包括减少内脏血流量、抑制葡萄糖吸收、增加外周血管阻力的药物。如阿卡波糖、维格列汀、古尔胶、咖啡因、奥曲肽、米多君等药物，均有治疗PPH的相关研究。但要特别注意药物的不良反应，应根据患者具体情况，在医生的指导下决定是否进行药物治疗。我科的临床经验是：应用阿卡波糖50mg，可减少PPH患者餐后内脏血流量的异常增多，缩小餐后血压的下降幅度，且无明显不良反应。同时对于正在服用降压药、抗帕金森病等药物治疗的老年患者，应该充分考虑上述药物的降压作用与PPH叠加对血压产生的影响，必要时需调整药物的服用时间，避免餐后血压降得过低导致不良后果。

肌少症指随年龄增长所致的骨骼肌质量减少及其功能减退，以肌肉质量、肌肉力量、肌肉功能三点为评价指标。我国社区老人中肌少症患病率为12%，且随年龄增长患病率逐渐升高，70～80岁老年人患病率为10%～20%，80岁以上可高达30%。肌少症发生和发展机制涉及多种因素，包括蛋白合成和分解代谢失衡、炎症与氧化应激、线粒体功能障碍、肌肉失用、血流灌注不足、营养不良等。研究表明肌少症与衰弱、失能、跌倒、骨质疏松及骨折风险显著相关，可显著增加心血管系统疾病、糖尿病等风险及死亡风险、增加住院费用及医疗成本。目前关于肌少症患者的干预措施主要有运动、营养、药物等，其中运动和营养是最核心的肌少症干预方式。研究表明，对于中-高强度的抗阻训练（40%～60% 1RM）可以有效提升老年人群的肌力、肌量及肌肉功能，但在运动方案设计中应当充分考虑获益与风险，如抗阻训练导致的运动不耐受及肌肉酸痛等风险。对于不能耐受中-高强度训练的患者，进行低强度的抗阻训练也可获益，相关研究显示，12周的低强度（30% 1RM）、动作缓慢进行的阻训练（膝关节伸展运动），可增加参与者的肌肉的大小和肌力。同时，联合营养支持的运动训练（每周2～3次的抗阻训练）可能产生更好的效果，并且获益的持续时间更长。一项对304名75岁以上的老年肌少症女性的研究发现，每天补充氨基酸联合30分钟中等强度的抗阻+20分钟的平衡训练可以减轻肌肉质量、肌肉力量和步行速度的下降，且在1年内的跌倒发生率显著低于对照组。营养补充方面，可根据中国老年人肌少症诊疗专家共识（2021）推荐：1.2～1.5g/

（kg·d），对合并严重营养不良的肌少症患者需要补充到1.5g/（kg·d）以上，对于有肾脏疾病的患者需根据肾脏疾病减量。此外需注意补充蛋白质的类型及与其他营养素的相互作用，如乳清蛋白相较于大豆蛋白的蛋白合成率更高、摄取全脂牛奶并运动后氨基酸的利用率高于摄取脱脂牛奶并运动后的利用率等。同时还可根据患者情况补充维生素D、亮氨酸、ω-3脂肪酸等。

三、病例分析

患者以头晕、头痛、乏力为主要表现，脑血管疾病、血压异常、恶性肿瘤、鼻窦炎、内分泌疾病等均有可能引起上述表现。该患者入院后完善相关检查发现缺血性脑血管病、过敏性鼻炎、鼻旁窦炎，予强化降脂药物、规范过敏性鼻炎治疗后患者住院期间仍有间断头晕。仔细询问患者病史，患者自觉上午头晕症状偏重，虽患者24小时血压监测基本达标，无体位性低血压，但完善早餐前及进餐后血压监测，进餐后2小时内收缩压较餐前下降≥20mmHg，可确诊餐后低血压。同时患者完善老年综合评估发现衰弱前期及严重肌少症（男性握力<28kg、BIA≤7.0kg/m^2，6m步速<1m/s）、营养不良风险，患者曾有跌倒病史，但未引起家属足够重视，居住环境存在一定危险。

针对患者上述情况，除继续规范应用脑血管病、过敏性鼻炎等药物外，针对餐后低血压调整患者降压方案，嘱患者提前晨起服用降压药物，并于餐前适量饮温水，早餐减少碳水化合物摄入、增加蛋白质和脂肪摄入。营养方面，鼓励患者增加营养摄入，少食多餐，并进行口服营养制剂补充。肌少症干预方面，进行营养支持联合抗阻训练及有氧训练。同时对患者进行心理疏导，缓解患者因头晕、乏力及跌倒产生的焦虑情绪，并进行防跌倒居住环境改造（卫生间及卧室行进路线沿墙加装扶手、安装小夜灯等）。

四、病例点评

该患者为高龄男性，以头痛、头晕、乏力、跌倒为主要临床表现。相关检查发现缺血性脑血管病、过敏性鼻炎、鼻旁窦炎，平素生活可自理，但仍反复出现头晕、乏力等症状，发生跌倒，产生焦虑情绪，严重影响患者的生活质量。住院期间通过监测患者血压变化规律发现餐后低血压。高龄老人由于反应不敏感，临床上应更加注重监测餐前、餐后血压的变化，警惕PPH。对于易发餐后低血压的老年人，特别是患有高血压、糖尿病、帕金森病等患者，应及早识别及干预餐后低血压，预防跌倒、晕厥等事件的发生。同时，该患者肌少症合并衰弱前期、营养不良、多重用药、焦虑状态等多种老年问题，通过老年综合评估，可以全面了解患者的疾病、功能状态及患者的家庭支持情况，对此有针对性地进行个体化干预，改善患者生活质量及预后。

（病例提供者：刘　爽　中日友好医院）

（点评专家：乔　薇　中日友好医院）

参考文献

[1]刘娟，丁清清，周白瑜，等.中国老年人肌少症诊疗专家共识（2021）[J].中华老年医学杂志，2021，40（8）：10.

[2]Zhang Y，Zhang J，Ni W，et al.Sarcopenia in heart failure：a systematic review and meta-analysis[J].ESC Heart Fail，2021，8（2）：1007-1017.

[3]Konishi M，Kagiyama N，Kamiya K，et al.Impact of sarcopenia on prognosis in patients with heart failure with reduced and preserved ejection fraction[J].Eur J Prev Cardiol，2021，28（9）：1022-1029.

[4]Yin J，Lu X，Qian Z，et al.New insights into the pathogenesis and treatment of sarcopenia in chronic heart failure[J].Theranostics，2019，9（14）：4019-4029.

[5]Okubo Y，Osuka Y，Jung S，et al.Walking can be more effective than balance training in fall prevention among community-dwelling older adults[J].Geriatrics & gerontology international，2016，16（1）：118-125.

[6]Prokopidis K，Isanejad M，Akpan A，et al.Exercise and nutritional interventions on sarcopenia and frailty in heart failure：a narrative review of systematic reviews and meta-analyses[J].ESC Heart Fail，2022，9（5）：2787-2799.

[7]Kamiya M，Ihira H，Taniguchi Y，et al.Low-intensity resistance training to improve knee extension strength in community-dwelling older adults：systematic review and meta-analysis of randomized controlled studies[J].Exp Gerontol，2023，172：112041.

[8]Go Lin CC，Shih MH，Chen CD，et al.Effects of adequate dietary protein with whey protein，leucine，and vitamin D supplementation on sarcopenia in older adults：An open-label，parallel-group study[J].Clinical nutrition（Edinburgh，Scotland），2021，40（3）：1323-1329.

[9]Nichols S，McGregor G，Al-Mohammad A，et al.The effect of protein and essential amino acid supplementation on muscle strength and performance in patients with chronic heart failure：a systematic review[J].Eur J Nutr，2020，59（5）：1785-1801.

[10]Gonzá lez-Rocha A，Mendez-Sanchez L，Ortí z-Rodrí guez MA，et al.Effect of exercise on muscle mass，fat mass，bone mass，muscular strength and physical performance in

community dwelling older adults：systematic review and meta-analysis[J].Aging Dis，2022，13（5）：1421-1435.

[11]卢水焕，黄心元，刘学员，等.老年餐后低血压对预后影响的前瞻性队列研究[J].中国老年学杂志，2021，41（16）：3393-3396.

[12]范晨阳，李刚.高龄患者餐后低血压合并体位性低血压1例[J].中华高血压杂志，2023，31（02）：193-199.

以守为攻：超高龄结肠肿瘤患者的综合诊治

一、病历摘要

（一）基本信息

主诉：患者女性，102岁，因"间断腹胀、反流、呕吐4个月余，加重伴发热、腹泻1周"入院。

现病史：患者于2022年12月中旬出现腹胀，发作时伴中上腹痛，伴反流、反酸、进食后呕吐。2个月余前（2023年2月初）因上述症状加重，伴心悸、胸闷、乏力，遂就诊于我科，入院查血生化、甲功大致正常，肿瘤标记物癌胚抗原（9.4ng/ml）、CA19-9（74.07U/ml）升高，腹盆腔CT提示十二指肠憩室，无其他阳性发现；因肿瘤标记物升高进一步完善PET-CT（2023年2月17日）示横结肠局部肠管代谢增高（SUVmax 5.2），延迟显像代谢明显增高（SUVmax 19.5），考虑恶性病变可能；外周血循环肿瘤细胞（CTC）=11（判读为阳性），诊断为"结肠恶性占位可能性大、反流性食管炎、食管裂孔疝、慢性胃炎、十二指肠憩室、慢性便秘"等，给予抑酸、保护胃黏膜、调节胃肠动力、补充消化酶、调节肠道菌群、通便及口服营养补充治疗；完善胃肠外科、消化科、肿瘤科会诊，考虑患者高龄，外科手术及放化疗风险均极高，在不考虑上述治疗的情况下行内镜检查获益风险比低，建议完善外周血肿瘤基因二代测序（NGS），如存在微卫星高度不稳定（MSI-H），可考虑行免疫治疗。患者家属商议后决定暂不行肠镜检查，在等待NGS结果的过程中患者症状好转出院。1周前（2023年4月26日）患者受凉后出现发热、腹泻，体温39℃，排稀糊样便，约4~5次/日，伴腹胀、腹痛、反流及进食后呕吐，口服对乙酰氨基酚后体温降至正常，但仍反复发作腹胀、腹痛，伴严重纳差、乏力、精神倦怠，遂再次就诊于我科。患者自发病以来神清、精神差，体重变化过程：2月中旬入院时体重44.4kg，3月初出院时45.5kg；4月下旬再次入院时体重40.6kg（BMI 16.7kg/m²）。

既往史：慢性胃炎20余年，3年前曾行胃镜示反流性食管炎、食管裂孔疝、萎缩性胃炎、胃体息肉；因患者状态不佳，肠镜未能完善。高血压、2型糖尿病10余年，临床诊断冠心病10余年（存在糖尿病、高血压、高脂血症、动脉粥样硬化等危险因素，24小时动态心电图存在ST-T动态变化，但无心绞痛症状及冠脉影像学评估）；心律失常10余年（房性期前收缩、阵发性房速、室性期前收缩、一度房室传导阻滞），近2年24小时动态心电图提示存在窦性心动过缓。5年前胸部CT发现右上肺磨玻璃结节，2020年、2021年、2023年三次行PET-CT示右肺上叶磨玻璃密度影较前增大，代谢较前增高，对比变化考虑恶性可能，家属拒绝进一步经皮肺穿刺活检或胸外科切除。重度骨质疏松病史多年，陈旧性胸椎压缩性骨折、肋骨及左侧股骨骨折史。

（二）体格检查

体温37.4℃，血压160/84mmHg，心率78次/分，血氧饱和度95%（未吸氧），双下肺可闻及湿性啰音，心律不齐，心脏各听诊区未闻及杂音，腹软，中上腹及左下腹压痛，无反跳痛，双下肢不肿，双足背动脉搏动减弱。

（三）老年综合评估

1. 日常生活能力（ADL）评分　45分，重度依赖。

2. 营养不良　NRS-2002评分5分、MNA-SF评分5分。

3. 吞咽困难　洼田饮水试验4级，分两次以上咽下，并有呛咳。

4. 衰弱　衰弱筛查量表（FRAIL）符合全部5条。

5. 严重肌少症　握力<18kg，肌肉量减少（BIA：女性<5.7kg/m²），6m步速<1m/s。

6. 跌倒风险　有，下肢无力、借助工具、步态不稳。

7. 便秘　Wexner便秘评分12分。

8. 听力减退、多重用药。

（四）辅助检查

1. 实验室检查

（1）血常规：白细胞18.8×10⁹/L↑，中性粒细胞16.72×10⁹/L↑（88.9%↑），淋巴细胞1.2×10⁹/L↓，血红蛋白112g/L，血小板149×10⁹/L，快速C反应蛋白57mg/L↑，降钙素原正常。

（2）血液生化：转氨酶、胆红素、胆酶及胰功均正常，肌酐87μmol/L，肾小球滤过率33.3ml/（min·1.73m²）〔根据CKD-EPI（Scr-CysC）公式）〕，钾2.7mmol/L↓，无机磷0.4mmol/L↓，同型半胱氨酸15.3μmol/L↑，前白蛋白97.8mg/L↓，白蛋白37.2g/L。

（3）肿瘤标记物：癌胚抗原11.1ng/ml↑，CA19-9 128.85U/ml↑，CA125 63.7U/ml↑，神经元特异性烯醇化酶19ng/ml↑，CYFRA21-1 8.71ng/ml↑，胃泌素释放肽前体111.8pg/ml↑。

（4）甲功五项：FT_3 1.71pg/mL↓，TT_3 0.553ng/mL↓，FT_4、TT_4及TSH正常。

（5）心梗四项：hsTnI、CK-MB正常，BNP 276pg/ml↑。

（6）凝血六项：PT、APTT正常，纤维蛋白原5.31g/L↑，D-二聚体2.77mg/L↑，纤维蛋白降解产物7.43ug/ml。

（7）大便分析：潜血（+）。

（8）病原学相关：新型冠状病毒、甲型/乙型流感、诺如病毒均阴性，痰细菌/真菌涂片及培养均为阴性。

（9）患者存在贫血，平素血红蛋白100g/L左右，因入院前存在脱水所致体液浓缩而并未显现出来（入院Hb＞120g/L），随补液后出现血红蛋白下降（波动于86～95g/L），网织红细胞3.49%，叶酸及维生素B_{12}不低，铁代谢指标：铁蛋白162.4ng/ml，血清铁7.7μmol/L↓，总铁结合力36.4μmol/L↓，转铁蛋白饱和度21.2%↓，不饱和铁结合力（UIBC）、可溶性转铁蛋白受体（sTfR）正常范围。

2. 影像学检查

（1）超声心动图：主动脉硬化，主动脉瓣硬化合并关闭不全（轻度），二尖瓣、三尖瓣关闭不全（轻度），左房扩大，左室舒张功能减低，肺动脉高压。

（2）胸腹盆部CT（04-27）：双肺间质性炎症伴感染（较2023-02-10片感染进展），肺气肿；心影增大，肺动脉增宽，动脉硬化；双侧胸腔少量积液。胆囊术后，胆总管代偿性增宽；十二指肠憩室；结肠脾曲肠壁增厚，肿瘤可能。

（3）PET-CT（2月17日）：右肺上叶磨玻璃密度影（2.7cm×1.8cm），葡萄糖代谢轻度增加（SUVmax 2.7）；胃壁未见异常放射性浓聚灶；横结肠局部肠管代谢增高（SUVmax 5.2），延迟显像代谢明显增高（SUVmax 19.5），恶性病变可能。

（4）外周血肿瘤基因NGS（02-27标本）：未检测到与靶向药物相关的基因变异；检测到MSI-H。

（5）结直肠双重超声造影（06-06）：胃肠道助显剂造影示结肠脾区处可见局限性肠壁增厚，长约2.9cm，走行僵硬，局部可见隆起，最厚处约0.9cm，靠近远端后壁可见溃疡形成，呈"火山口"状，肠壁最薄处0.16cm；结合示卓安（全氟丁烷微球）超声造影所示，病灶血供丰富，考虑恶性病变（病例5图1）。

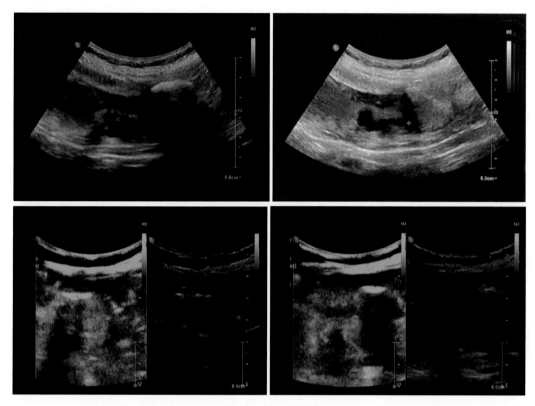

病例5图1　结直肠双重超声造影：结肠脾区处肠壁增厚、局部溃疡形成，

血供丰富，考虑恶性病变

（五）入院诊断

1．结肠恶性肿瘤

2．感染性腹泻

3．肺部感染：吸入性肺炎

4．冠状动脉粥样硬化性心脏病：稳定性心绞痛

5．心律失常：房性期前收缩，阵发性房速，室性期前收缩，一度房室传导阻滞，窦性心动过缓

6．反流性食管炎

7．食管裂孔疝

8．慢性胃炎

9．十二指肠憩室

10．慢性肾脏病3期

11．高血压3级

12．2型糖尿病

13. 中度贫血

14. 高同型半胱氨酸血症

15. 电解质紊乱：低钾血症，低磷血症

16. 低T_3综合征

17. 重度骨质疏松

18. 骨折：胸椎压缩性骨折，陈旧性肋骨骨折，陈旧性股骨骨折

19. 吞咽障碍

20. 营养不良

21. 衰弱

22. 便秘

23. 听力减退

（六）治疗经过及疾病转归

1. 消化系统及营养方面　患者结肠恶性占位，此次合并感染性腹泻，入院后予禁食及全胃肠外营养支持（随消化道症状好转，逐步过渡为经口进食＋能全素/瑞能口服营养补充＋补充性肠外营养支持），并予富马酸伏诺拉生抑酸、铋剂保护胃黏膜、曲美布汀调节胃肠动力、益生菌调节肠道菌群等对症支持治疗。患者既往曾因便秘导致"粪石性"肠梗阻，目前合并结肠占位，肠梗阻风险高，因此随腹泻症状缓解，逐步恢复聚乙二醇4000散剂润肠通便治疗。入院后邀胃肠外科、消化科、肿瘤科会诊，考虑患者超高龄、衰弱、多种慢病共存，肠镜检查风险高、耐受性差，虽未能获取组织病理学确证，但结合其肿瘤标志物、CTC、PET-CT及超声造影等辅助检查所示，结肠恶性肿瘤诊断基本可明确。MDT讨论认为，因患者麻醉及外科手术风险均高，而肿瘤基因NGS回报MSI-H，可考虑行免疫治疗（PD-1抑制剂帕博利珠单抗），在用药方案上可考虑酌情减少药物剂量及延长给药周期；但同时需考虑到患者发生免疫相关不良反应的风险亦较高，且目前合并吸入性肺炎，在感染尚未充分控制的情况下不宜启动治疗。综合考虑患者病情及治疗意愿，充分权衡治疗方案潜在的获益与风险后，最终针对肠道肿瘤主要采取支持与姑息治疗。

2. 呼吸系统　患者高龄，急性感染病程中明显衰弱、乏力、精神萎靡，间断呕吐，且入院后观察有饮水呛咳表现，评估存在吞咽障碍及误吸风险，结合此次感染指标明显升高，肺部听诊可闻及湿性啰音，胸部CT示双肺新发斑片渗出影，故诊断为肺部感染、吸入性肺炎。入院后先后予头孢他啶、美罗培南抗感染，氨溴索静脉滴注、乙酰半胱氨酸雾化祛痰治疗；针对吞咽障碍建议启动鼻空肠管管饲以减少误吸、呛咳风险，但患者及家属均表示尽可能保留经口进食，后于康复科指导下进行饮食指导及吞咽功能

训练。

3．心血管方面　患者高血压、冠心病、心律失常病史，入院后予氯沙坦降压、阿托伐他汀调脂、硝酸酯扩冠抗心肌缺血及曲美他嗪改善心肌能量代谢治疗，因VTE风险高危予低分子肝素预防性抗凝治疗，停用原氯吡格雷抗血小板治疗。

4．出凝血方面　患者高龄、活动性恶性肿瘤、活动能力降低合并急性感染性疾病，用于预测内科非手术患者VTE风险的Padua评分高达8分，提示为VTE高危；但同时存在结肠肿瘤，便潜血持续为阳性，消化道出血风险高，且本身亦为低体重、CKD 3期，经权衡风险获益后予那曲肝素钙1000U、1次/日预防性抗凝，联合间歇充气加压泵进行机械预防，并加强肢体康复锻炼。此外，患者慢性贫血病史，既往血红蛋白维持在95～110g/L（正细胞正色素），本次入院后监测血红蛋白呈下降趋势（最低至85g/L），加用罗沙司他50mg、3次/周及蛋白琥珀酸铁口服液补铁治疗。完善血液科会诊，结合患者病史、铁指标特点（血清铁及转铁蛋白饱和度减低，铁蛋白162.4ng/ml、可溶性转铁蛋白受体不高），考虑贫血加重与肿瘤及感染所致的慢性病性贫血及慢性失血性贫血有关，伴功能性铁缺乏（铁缺乏诊断标准参考表病例5表1）；建议积极治疗原发病（纠正失血因素及控制感染），对于采取姑息支持治疗的实体肿瘤，必要时可加用促红素治疗、静脉补铁，并同步补充叶酸、维生素B_{12}等造血原料。

病例5表1　铁缺乏诊断标准及治疗建议

分层	诊断标准	1级推荐
绝对性铁缺乏	SF < 30μg/L 且 TSAT < 20%	口服或静脉补铁
功能性铁缺乏	SF 30 ～ 500μg/L 且 TSAT < 50%	静脉补铁
可能的功能性铁缺乏	SF 500 ～ 800μg/L 且 TSAT < 50%	无需补铁（特定患者静脉补铁）
非缺铁	满足一项： ① SF > 800μg/L；② TSAT ≥ 50%	无需补铁

参考《肿瘤相关性贫血实践指南 2022》

二、疾病介绍

消化道肿瘤是我国和全球发病率最高的恶性肿瘤之一，2022年发布的最新中国癌症注册中心流行病学数据显示，我国结直肠癌的新发病例数位列全部癌症新发病例数的第2位。早期结直肠癌可无明显症状，病情发展到一定程度可出现下列症状：①排便习惯改变；②粪便性状改变（变细、血便、黏液便等）；③腹痛或腹部不适；④腹部肿块；⑤肠梗阻相关症状；⑥全身症状：如贫血、消瘦、乏力、低热等，晚期可以出现腰骶部疼痛、黄疸、腹水等。2020年由北京协和医学院公共卫生学院等多家机构曾共同发起的

《中国中晚期结直肠癌患者诊疗现状调查》中期结果显示，83%的结直肠癌患者在首次确诊时处于中晚期，其中44%的患者已经出现了肝、肺等部位的转移。

随着近年分子生物学在结直肠癌领域的研究不断深入，结直肠癌精准诊疗不断取得进展。转移性结直肠癌（mCRC）患者目前已有包括化疗、靶向治疗和免疫治疗在内的多种治疗方案可供选择，上述方案联合手术和消融治疗等局部治疗手段，可显著改善mCRC患者生存获益。中国临床肿瘤学会（CSCO）于2021年发布的《结直肠癌分子标志物临床检测中国专家共识》中指出，对于所有mCRC患者均推荐在综合治疗前行常规分子标志物检测，包括RAS基因突变、BRAF基因突变、微卫星不稳定（MSI）状态和错配修复（MMR）蛋白表达等，根据结果制订个体化治疗方案。临床数据表明，MSI-H/错配修复功能缺陷（dMMR）约存在于12%～14%的结直肠癌病例中，在晚期结直肠癌中占4%～5%，这类患者对常规化疗的反应较差，但对免疫检查点抑制剂（ICI）有明显应答，MSI-H/dMMR患者姑息一线应用帕博利珠单抗的疗效优于标准化疗靶向组。目前我国已批准帕博利珠单抗作为单药治疗KRAS、NRAS和BRAF基因均为野生型不可切除或MSI-H/dMMR结直肠癌患者的一线治疗。然而，现有临床试验对于老年肿瘤患者，特别是年龄＞75岁的患者接受ICI治疗的有效性和安全性信息不足，也缺乏针对老年患者的ICI的前瞻性队列研究。中国临床肿瘤学会（CSCO）2022年发布的《免疫检查点抑制剂特殊人群应用专家共识》建议，对于＞75岁的老年患者应用ICIs需要谨慎评估免疫相关不良事件（irAEs）的风险，鉴于老年患者的irAEs发生频谱不同，且致死性irAEs发生率较高，建议在给予ICIs治疗前对其主要脏器功能、合并症、认知功能、营养状态、心理状态、社会支持及伴随用药等进行综合评估。

三、病例分析

1. 老年综合评估指导超高龄患者肿瘤诊治策略的制订　消化道肿瘤是我国和全球发病率最高的恶性肿瘤之一，2022年发布的最新中国癌症注册中心流行病学数据显示，我国结直肠癌的新发病例数位列全部癌症新发病例数的第2位，且多数患者确诊时已处于晚期。中国结直肠癌诊疗规范推荐所有疑似结直肠癌患者均接受全结肠镜检查，但以下情况除外：一般状况不佳，难以耐受；急性腹膜炎、肠穿孔、腹腔内广泛粘连；肛周或严重肠道感染。本例患者超高龄、衰弱、一般状态不佳，内镜检查风险高，因此我们对其结肠占位性质的判断是基于肿瘤标记物、PET-CT、超声造影结果而得出，其中超声造影帮助我们清晰显示了癌肿所在的位置、形态、大小及侵犯肠壁的程度和范围，可以作为高龄衰弱患者结直肠肿物评估的一种无创且有效的替代方法。

对于晚期结直肠癌患者，化疗和放疗是传统治疗方法，可适当延长患者的生存期；

而近年来，免疫治疗正迅速发展成为一种有效的抗肿瘤方法。免疫检查点抑制剂（ICI）是目前被批准的最主要的免疫疗法。研究结果显示，帕博利珠单抗单药一线用于MSI-H晚期结直肠癌患者的无进展生存时间显著优于标准化疗方案。我国已批准帕博利珠单抗用于MSI-H RAS和BRAF野生型晚期结直肠癌的一线治疗。2023年版《中国结直肠癌诊疗规范》也明确指出，推荐对所有新诊断的结直肠癌患者，进行错配修复蛋白（MMR）表达或微卫星不稳定（MSI）检测，用于指导免疫治疗。本患者外周血肿瘤基因NGS示MSI-H，提示存在免疫治疗的指征，在无法耐受手术及放化疗的情况带来一线希望。但我们需认识到，免疫治疗同时也是一把"双刃剑"，在启动免疫治疗前，需对患者发生免疫相关不良事件（irAEs）的风险进行评估和预判。irAEs往往涉及全身各个系统、多个器官，常见的irAEs包括消化系统毒性（肝脏毒性、胃肠毒性、胰腺毒性）、内分泌毒性（甲功异常、垂体炎、血糖异常）、皮肤毒性、呼吸系统毒性（ICI相关性肺炎）、心脏毒性、血液学毒性（自身免疫性溶血性贫血、免疫性血小板减少症）、神经系统毒性、骨骼肌毒性、肾脏毒性等。结合我们对患者进行老年综合评估的结果，考虑患者超高龄，存在脏器功能减退、多病共存、营养不良、衰弱、严重肌少症等情况，发生irAEs的风险高且耐受性差，且患者家属意愿为尽量规避风险、不额外增加患者痛苦，故最终采取的治疗策略主要是支持与姑息治疗，以及积极的康复治疗，以缓解肿瘤带来的躯体和心理症状、改善患者生活质量、为患者及家属提供心身支持为主要治疗目标。

2. 吞咽障碍与营养不良的干预　老年患者因衰老、功能减退及多种疾病因素均会导致吞咽障碍，而吞咽障碍将明显增加误吸及肺炎的风险，且因经口进食量减少而导致脱水、电解质紊乱及营养不良等临床结局。吞咽障碍与营养不良关系密切，可互为因果形成恶性循环，因此吞咽功能康复和膳食营养管理已逐渐成为临床多个学科倍受关注的热点。

在吞咽障碍的评估方面，洼田饮水试验是一种常用而简便的筛查方式，但其灵敏度、特异度有限，由于仅以临床症状为依据，有可能会漏诊隐性误吸（即发生误吸时无咳嗽和呛咳症状）的患者。目前认为，诊断吞咽障碍的金标准是吞咽造影检查和软式喉内镜吞咽功能检查，借助这些设备能更直观、准确地评估吞咽过程和吞咽功能，但其在高龄老年患者中的应用较为受限。因此在临床实践中，我们通常会与康复科密切协作，对于初筛存在吞咽障碍的患者进行进一步专业的临床吞咽评估（包括全面的病史、口颜面功能和喉部功能评估、床旁进食评估等内容），并在康复科指导下进行有序的训练与治疗。

除康复治疗外，吞咽障碍患者的营养管理也被认为是举足轻重且首要需解决的问题。《吞咽障碍膳食营养管理中国专家共识（2019版）》指出：吞咽障碍膳食管理的目标是促进吞咽障碍患者功能恢复，降低吞咽障碍患者经口进食难度、尽早实现经口进食，改善其营养状况，减轻吞咽时的残留和防止误吸、减少和（或）缩短管饲喂养的比例和时间。共识对吞咽障碍患者的营养管理流程做出如下推荐（病例5图2）：①对于吞咽障碍程度较轻，经安全有效性测试或仪器检测评估，无明显误吸，无大量残留的患者，经口饮食是首选的营养摄入途径，可以选择易咀嚼、吞咽或经质构改变的食物；②如果经口进食无法满足机体的营养需求，只要患者肠道功能正常，建议选择口服营养补充（ONS）作为额外的营养补充，ONS至少达到每日400~600kcal，一般在两餐间补充；③当每日经口能量摄入不足目标量的60%时，或因意识障碍、认知功能障碍或吞咽障碍不能经口进食的患者，应给予持续管饲或间歇经口管饲喂养；④若有严重胃肠功能障碍，无法使用胃肠途径进行喂养或单独肠内营养短期内无法达到目标量的60%，应考虑加用部分肠外营养予以补充。

需注意的是，不同疾病阶段，给予的能量目标是不同的。对于病情平稳的吞咽障碍患者，总能量可按25~35kcal/kg；对于重症或病情不稳的患者，可适当减少能量至标准能量的80%左右；对于有严重营养不良者，尤其是长期饥饿或禁食者，应严格控制起始喂养目标量，逐渐增加营养素摄入，避免再喂养综合征的发生。对于再喂养综合征高危的患者，建议遵循先少后多、先慢后快、先盐后糖、逐步过度的原则，在营养支持治疗前后常规测肝肾功能及血糖、血脂和电解质等代谢指标。

本案例中患者超高龄、衰弱、营养不良，合并急性感染性疾病，经洼田饮水试验筛查及康复科床旁评估存在吞咽障碍，但患者本人意愿为保留经口进食、拒绝管饲。我们评估患者入院时功能状态下经口摄入无法满足营养需求，遂于入院后次日置入PICC管路启动肠外营养支持，在肠内营养制剂方面选择了更适合肌少症且合并肿瘤患者的能全素和瑞能。同时，在康复科指导下逐步启动吞咽功能恢复，包括进行口腔感觉训练、口周肌肉运动训练、呼吸训练与咳嗽训练、低频电刺激等方式，并指导患者调整食物性状、吞咽姿势、一口量、进食环境等，强调陪护人员严密观察进食中和进食后的情况。给予积极康复治疗，患者吞咽延迟及吞咽障碍表现得以改善，呛咳现象的发生明显减少，营养状态较入院时明显改善。此外，患者尚有多病共存、多重用药的情况，药物剂形包括胶囊和较大的片剂，而整粒/片进行吞咽大大增加了患者误吸甚至窒息的风险，而将药物碾碎或用水溶化口服可能造成药物之间的相互作用，且并不是所有药物都适合于碾碎后服用。对此，我们首先对患者口服用药进行了精简，同时也邀请了药学部对药物可否研磨、药物相互作用、最佳服药时间等问题进行了指导，以期寻求最适当、最安全的给药方法。

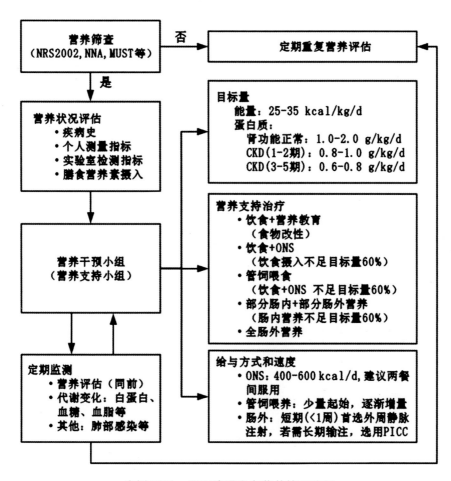

病例5图2　吞咽障碍患者营养管理流程

四、病例点评

老年人是肿瘤的高发人群，但由于增龄相关的脏器功能减退、多病共存、衰弱、营养不良等问题，大大限制了其耐受肿瘤相关治疗的能力，使老年患者不太可能能适用标准的抗肿瘤治疗。结合本例患者老年综合评估结果，经多学科讨论，考虑其外科手术相关风险、免疫治疗并发症风险均高，预计针对肿瘤治疗的风险可能大于获益，结合患者本人及家属的治疗意愿，最终制订以支持与姑息治疗为主的治疗方案。在这一过程中，我们通过积极的康复治疗和营养支持，积极改善肿瘤相关性贫血，预防VTE高危肿瘤患者的血栓并发症，优化共病管理及合理用药等问题，实现了改善患者症状及生活质量、维护患者功能状态、为患者及家属提供心身支持等治疗目标。

（病例提供者：王可婧　中日友好医院）

（点评专家：乔　薇　中日友好医院）

参考文献

[1]中国临床肿瘤学会.肿瘤相关性贫血临床实践指南2022[M].北京：人民卫生出版社，2022.

[2]Zheng R，Zhang S，Zeng H，et al.Cancer incidence and mortality in China，2016[J].J Natl Cancer Cent，2022，2（1）：1-9.

[3]Diaz LA JR，Shiu KK，Kim TW，et al.Pembrolizumab versus chemotherapy for microsatellite instability-high or mismatch repair-deficient metastatic colorectal cancer（KEYNOTE-177）：final analysis of a randomised，open-label，phase 3 study[J].Lancet Oncol，2022，23（5）：659-670.

[4]中国结直肠癌诊疗规范（2020年版）专家组.国家卫生健康委员会中国结直肠癌诊疗规范（2020年版）[J].中华胃肠外科杂志，2020，23（6）：521-540.

[5]《中国消化道肿瘤免疫治疗不良反应专家共识（2023年版）》编写组.中国消化道肿瘤免疫治疗不良反应专家共识（2023年版）[J].肿瘤综合治疗电子杂志，2023，9（2）：26-60.

[6]中国吞咽障碍康复评估与治疗专家共识组.中国吞咽障碍评估与治疗专家共识（2017年版）第一部分 评估篇[J].中华物理医学与康复杂志，2017，39（12）：881-892.

[7]中国吞咽障碍康复评估与治疗专家共识组.中国吞咽障碍评估与治疗专家共识（2017年版）第二部分 治疗与康复管理篇[J].中华物理医学与康复杂志，2018，40（1）：1-10.

[8]中国吞咽障碍膳食营养管理专家共识组.吞咽障碍膳食营养管理中国专家共识（2019版）[J].中华物理医学与康复杂志，2019，41（12）：881-888.

[9]中华医学会肠外肠内营养学分会.中国成人患者肠外肠内营养临床应用指南（2023版）[J].中华医学杂志，2023，103（13）：946-974.

高龄老人排便障碍的综合诊治

一、病历摘要

（一）基本信息

主诉：患者男性，93岁。因"排便习惯改变1周，排便增多3天"于2023-06-28入院。

现病史：患者于1周前食用粽子后出现大便干燥，自主排便费力，应用开塞露通便治疗，2～3天排出黄色成形干结便一次，量中等，3天前就诊于外院，给予"麻仁润肠丸、利那洛肽胶囊、地衣芽孢杆菌活菌胶囊"等药物治疗，经治疗后开始出现排便次数增多，排便6～10余次/日，大便呈水样及泡沫状便，有排便不尽感，伴有食欲及进食量下降，自觉腹胀，无发热、腹痛、反酸、胃灼热、恶心、呕吐、黑便、排黏液脓血便等伴随症状。为进一步诊治收入院治疗。自发病以来，患者精神欠佳，睡眠障碍，长期应用佐匹克隆15mg/d辅助睡眠，因便秘长期服用麻仁润肠丸、益生菌制剂、间断应用甘油灌肠剂治疗，平时大便尚规律，近期大便情况见上述，自觉近两日排尿困难，需蹲位排尿，体重近期无下降。

既往史：高脂血症病史10余年，目前睡前口服阿托伐他汀20mg降脂治疗。前列腺增生病史10余年，长期服用非那雄胺片（保列治）5mg、1次/日对症。2022年因肺部感染住院期间出现急性尿潴留给予导尿治疗，之后拔除，口服盐酸坦索罗辛缓释胶囊（哈乐）改善症状，曾进行盆腔CT提示右精囊腺囊肿或出血可能，建议动态随诊。3年前因诊断病态窦房结综合征，于我院进行永久起搏器置入。2周前有床旁跌倒史，跌倒后左侧后背部疼痛，影响活动，曾在外院进行诊治，进行X线检查及对症治疗，症状略有好转，近3天患者左后背部疼痛加重，影响活动。既往住院期间诊断"肺结节，肺气肿，肺大泡，甲状腺结节（TI-RADS3类），多发腔隙性脑梗死，双侧颈动脉硬化伴斑块形成，双下肢动脉硬化伴多发斑块形成，右侧锁骨下动脉起始处斑块，周围神经病变"等。否认肝炎、结核等传染病病史。否认食物、药物过敏史。

个人史：吸烟40余年，已戒26年；间断饮白酒60余年，近10年每日饮白酒2两。

家族史：无特殊。

（二）体格检查

体温36.1℃，脉搏57次/分，呼吸20次/分，血压125/91mmHg，脉氧饱和度97%（FiO_2 21%），身高165cm，体重63kg，BMI 23.14kg/m²。神清，精神状态可，言语流利，对答切题，查体配合。全身浅表淋巴结未触及肿大。全身皮肤、黏膜未见黄染、瘀斑。双肺呼吸音清，未闻及干湿性啰音。心率57次/分，律齐，各瓣膜听诊区未闻及病理性杂音。腹软，无压痛、反跳痛及肌紧张，肝脾肋下未触及，肠鸣音4次/分，双下肢无明显水肿，双侧足背动脉搏动减弱。

（三）辅助检查

1. 实验室检查

（1）血常规：白细胞5.89×10⁹/L，中性粒细胞百分比52.2%，血红蛋白167g/L，血小板142×10⁹/L。

（2）心肌酶、NT-proBNP：正常。

（3）肝肾功能、电解质：白蛋白36.4g/L，肌酐106.8μmol/L，尿素氮6.52mmol/L，钾4.08mmol/L，余正常。

（4）血脂：总胆固醇3.63mmol/L，甘油三酯0.72mmol/L，高密度脂蛋白胆固醇1.18mmol/L，低密度脂蛋白胆固醇2.17mmol/L。

（5）凝血功能、甲状腺功能、血气分析：正常。

（6）血糖：空腹血糖5.0mmol/L，糖化血红蛋白6.1%。

（7）尿常规：大致正常。

（8）便常规+潜血：黄色稀便，镜检未见异常，潜血阴性。便球杆比：正常。便找寄生虫卵（-）；便找阿米巴滋养体及包囊（-）；便培养（-）；便艰难梭菌毒素测定（-）。

2. 心电图（入院时）　窦性心动过缓，心率54次/分。

3. 超声心动图　起搏器植入术后，各房室内径正常，LVEF 64.1%，室间隔增厚，室间隔基底段1.32cm，室壁运动尚协调，肺动脉内径正常，升主动脉内镜增宽，老年性主动脉瓣退行性变。

4. 血管超声　双侧颈动脉内—中膜增厚伴多发斑块形成；双下肢动脉硬化伴多发斑块形成；双下肢深静脉血流通畅。

5．24小时动态心电图　起搏心律＋自身节律，平均59次/分，最慢心率78次/分（04：25），最快心率108次/分（17：18），频发房性期前收缩，偶发室性期前收缩，未见ST-T改变。

6．动态血压结果　24小时平均血压134/77mmHg，白天平均血压135/79mmHg，夜间平均血压131/71mmHg。

7．超声检查　①肝胆胰脾超声：未见明显异常。②双肾＋泌尿系超声：左肾囊肿，前列腺增大伴钙化。③甲状腺超声：甲状腺右叶结节，TI-RADS 3类。

8．腹盆腔CT平扫（与9个月前比较）　左肾囊肿、前列腺多发钙化大致同前；原部分小肠扩张，积气、积液，此次未见明确显示。

9．胸部CT平扫（与9个月前比较）　双肺间质病变并炎症可能，较前减少；右肺多发小结节，大致同前；肺气肿、肺大疱，大致同前；左侧第4肋陈旧骨折可能，同前。

（四）老年综合评估

1．日常生活能力评估　可独立进食，能控制大小便，洗澡、修饰、穿衣、如厕、平地行走需部分帮助，上下楼梯需极大帮助，为中度功能障碍（Barthel评分60分）。

2．跌倒评估　入院2周前有跌倒史。Morse跌倒评估量表得分70分，属于高度危险。

3．衰弱及肌少症评估　Fried衰弱评分：3分（判断标准：0分为无衰弱，1～2分为衰弱前期，3～5分为衰弱）。步速：4.57m步行时间8.0秒；6m步行时间9.78秒；步速0.57米/秒。握力：左手23.4kg，右手21.7kg（右利手）。双能X线吸收仪（DXA）检测方法，计算骨骼肌质量指数6.63kg/m^2（根据亚洲肌少症工作组2019诊断标准，符合肌少症的诊断）。

4．营养状态评估　2002营养风险筛查表（NRS-2002）3分（评分≥3分：有营养风险）。

5．用药管理　用药超过5种，存在多重用药。药物包括降血脂药（阿托伐他汀）、改善睡眠药物（艾司唑仑）、治疗前列腺增生药物（非那雄胺、盐酸坦索罗辛缓释胶囊）、通便药物（麻仁润肠丸）、益生菌制剂（地衣芽孢杆菌活菌胶囊，双歧杆菌三联活菌胶囊）。

（六）初步诊断

1．排便次数增多待诊

2．老年综合征：衰弱，肌少症，跌倒高风险，营养风险，多重用药，睡眠障碍

3．病态窦房结综合征，永久起搏器植入术

4．高脂血症

5. 多发性腔隙性脑梗死

6. 前列腺增生

7. 甲状腺结节

8. 双侧动脉硬化伴斑块形成

9. 双侧白内障术后

（七）治疗经过

患者入院后完善相关检查排除肠道感染（包括细菌、病毒、常见寄生虫等），停用利那洛肽胶囊、麻仁润肠丸，给予益生菌制剂对症治疗后，第二天大便次数及性状即有好转，第三天大便偏干，加用聚乙二醇4000散20g/d后，大便逐渐规律，每天排一次黄色成形软便。根据辅助检查结果，结合患者发病与用药时间关系，考虑此次大便次数增多的原因为应用利那洛肽胶囊所致。利那洛肽是一种鸟苷酸环化酶C（GC-C）激动剂，与小肠上皮管腔表面的GC-C受体结合，使细胞内外环鸟苷酸（cGMP）浓度升高，细胞外cGMP升高可通过降低疼痛神经纤维的活性而减轻内脏疼痛，细胞内cGMP升高可增加小肠腔内氯化物和碳酸氢盐的分泌量，最终使小肠液分泌增多和结肠转运速度增快，从而导致水样便。

入院后完善老年综合评估，提示患者存在多种老年综合征（衰弱，肌少症，跌倒高风险，营养风险，多重用药，睡眠障碍）。完善检查除外急性感染、贫血、显著的酸碱失衡和电解质紊乱，同时请药剂师全面梳理患者用药，未发现不恰当用药。针对衰弱、肌少症、跌倒高风险、营养风险、睡眠障碍方面我们组织由老年科医师、护士、营养科、康复科、神经内科等组成的多学科团队对患者进行综合诊治。

营养方面：患者存在营养风险，入院后监测血白蛋白水平轻度降低，食欲欠佳，请营养科会诊指导患者均衡饮食，注意补充膳食纤维食物，低脂饮食，监测白蛋白、血脂、大便情况。

衰弱、肌少症方面：在营养治疗的同时，由康复师进行床旁一对一徒手肢体运动训练、肢体平衡功能训练、运动协调性训练、耐力训练、器械运动训练、日常生活活作训练、肺功能综合训练、康复踏车训练等，并动态评估，逐步增加平衡训练及力量训练。跌倒高风险预防措施：给予悬挂预防跌倒、防止坠床标识，加强对患者及陪护人员安全宣教，穿防滑拖鞋，正确使用床档，并向患者家属宣教指导进行居家环境评估及干预，尽量减少患者出院居家时跌倒风险。

睡眠障碍方面：请神经内科会诊，建议调整为阿普唑仑0.4mg睡前服用，注意密切监测药物不良反应。

住院期间给予上述综合诊治，患者一般情况好转，大便每天一次，性状正常，排尿顺畅，食欲及进食量恢复平时水平，病情稳定后出院。患者目前仍规律用药门诊随诊治疗。

二、疾病介绍

排便障碍（包括便秘与便失禁）是老年人群常见的消化系统疾病，尤其是慢性便秘。便秘是一种（组）症状，表现为排便困难和（或）排便次数减少、粪便干硬。排便困难包括排便费力、排出困难、排便不尽感、肛门直肠堵塞感、排便费时和需辅助排便。排便次数减少指每周排便少于3次。慢性便秘的病程至少为6个月。慢性便秘是一种常见的老年综合征，诊断标准主要依据罗马Ⅳ（Rome Ⅳ）及患者自主感觉。老年人慢性便秘不仅常见，且患病率随增龄而增加。慢性便秘在60岁以上人群中患病率为15%~20%，80岁后达20%~34%，在接受长期照护的老年人中甚至高达80%。

老年人慢性便秘可由多种因素引起，包括结直肠和肛门功能性疾病、器质性疾病及药物。因此，也可将老年人慢性便秘分为原发性和继发性，原发性便秘是指结直肠和肛门功能性疾病引起的便秘，继发性便秘与多种因素有关，主要是器质性疾病或药物相关的原因见病例6表1。

病例6表1　老年人慢性便秘常见病因及相关因素

病因	相关因素
功能性疾病	功能性便秘，功能性排便障碍，便秘型肠易激综合征
器质性疾病	①肠道疾病：肿瘤、憩室病、痔疮、肛裂、炎症性肠病、腹壁疝、肠扭转、肠结核、直肠脱垂、直肠膨出、腹腔肿瘤或其他外压性疾病所致肠梗阻、既往有炎症性/外伤性/放射性或手术所致的肠道狭窄、盆腔或肛周手史等 ②神经系统疾病：脑血管疾病、多发性硬化、帕金森病、外伤或肿瘤所致脊髓损伤、自主神经病变、认知障碍、痴呆等 ③肌肉疾病：淀粉样变性、硬皮病、系统性硬化症等 ④电解质紊乱：高钙血症、低钾血症、高镁血症等 ⑤内分泌和代谢性疾病：糖尿病、甲状腺功能减退症、甲状旁腺功能亢进症等 ⑥心脏疾病：充血性心力衰竭等
药物	抗抑郁药、抗癫痫药、抗组胺药、抗震颤麻痹药、抗精神病药、解痉药、钙拮抗剂、利尿剂、单胺氧化酶抑制剂、阿片类药、拟交感神经药、含铝或钙的抗酸药、钙剂、铁剂、止泻药、非甾体抗炎药

慢性便秘严重影响老年人生活，需反复就医消耗大量费用，而更多的老年人自行滥用各种泻药，导致依赖药物，甚至发生结肠黑变病，可能诱发或加重肛裂、痔疮、反复发生不全肠梗阻、肠穿孔、疝气、结肠癌、阿尔茨海默病、心脑血管疾病，从而造成更加严重后果。目前老年人慢性便秘已成为一个各国面临的老龄化社会问题，因此科学地评估、有效地处理老年人慢性便秘意义重大。

老年人慢性便秘的处理：总的原则是个体化的综合治疗，包括推荐合理的膳食结构，建立正确的排便习惯，调整患者的精神心理状态；对有明确病因者进行病因治疗；需长期应用通便药维持治疗者，应避免滥用泻药；外科手术应严格掌握适应证，并对手术疗效做出客观预测。

1. 一般治疗　主要是生活方式调整，包括：①足够的膳食纤维摄入：这是防治老年人慢性便秘的基础，因此应有充足的膳食纤维的摄入（≥25g/d），鲜嫩的蔬菜瓜果富含可溶性纤维、维生素和水分，应成为慢性便秘老年人膳食的重要组成部分；②足够的水分摄入：老年人应养成定时和主动饮水的习惯，不要在感到口渴时才饮水，每天的饮水量以1500～1700ml为宜，每次50～100ml，推荐饮用温开水或淡茶水；③合理运动：运动形式不限，以安全（不跌倒）、不感觉劳累为原则，避免久坐，对卧床患者，即便是坐起、站立或能在床边走动，对排便都是有益的；④建立正确的排便习惯：培养良好的排便习惯，每天定时主动去排便，利用生理规律建立排便条件反射，结肠活动在晨醒、餐后最为活跃，建议患者在晨起或餐后2小时内尝试排便，排便时集中注意力，减少外界因素的干扰。

2. 药物治疗　选用通便药时应考虑安全性、药物依赖性及价效比。避免长期使用刺激性泻药。①容积性泻药（膨松药）：通过滞留粪便中的水分，增加粪便含水量和粪便体积从而起到通便作用，主要用于轻度便秘患者，服药时应补充足够的液体。常用药物有欧车前、聚卡波非钙、麦麸等。②渗透性泻药：可在肠内形成高渗状态，吸收水分，增加粪便体积，刺激肠道蠕动，可用于轻、中度便秘患者，药物包括聚乙二醇、不被吸收的糖类（如乳果糖）和盐类泻药（如硫酸镁）。聚乙二醇口服后不被肠道吸收、代谢，其含钠量低，不引起肠道净离子的吸收或丢失，不良反应少。乳果糖在结肠中可被分解为乳酸和乙酸，可促进生理性细菌的生长。过量应用盐类泻药可引起电解质紊乱，老年人和肾功能减退者应慎用。③刺激性泻药：作用于肠神经系统，增强肠道动力和刺激肠道分泌，包括比沙可啶、酚酞、蒽醌类药物和蓖麻油等。建议短期、间断使用刺激性泻药。④促动力药：作用于肠神经末梢，释放运动性神经递质、拮抗抑制性神经递质或直接作用于平滑肌，增加肠道动力，高选择性5-羟色胺4受体激动剂普芦卡必利能缩短结肠传输时间，安全性和耐受性良好。⑤促分泌药：刺激肠液分泌，增加肠腔内液体量，促进排便。包括鲁比前列酮、利那洛肽。对于吗啡类止痛药所致的便秘具有良好的效果。⑥灌肠药和栓剂：通过肛内给药，润滑并刺激肠壁，软化粪便，使其易于排出，适用于粪便干结、粪便嵌塞患者临时使用。便秘合并痔者可用复方角菜酸酯制剂。⑦微生态制剂：可改善肠道内微生态，促进肠蠕动，有助于缓解便秘症状，可作为老年人慢性便秘的辅助治疗。有荟萃分析报道，双歧杆菌三联活菌制剂与常规泻药联用可提高功能性便秘的疗效、降低复发率。

3．精神心理治疗、认知功能训练与生物反馈治疗　中重度的便秘患者常有焦虑甚至抑郁表现，应予以心理指导和认知治疗，合并明显心理障碍的患者可给予抗抑郁焦虑药物治疗；存在严重精神心理异常的患者应转至精神心理科接受专科治疗。生物反馈治疗适用于直肠肛门感觉或动力障碍所致的便秘，对排便障碍伴焦虑抑郁的患者也具有良好的疗效。

4．外科治疗　当患者症状严重影响工作和生活，经过一段时间严格的非手术治疗无效，且各种特殊检查显示有明确的病理解剖和确凿的功能异常部位，可考虑手术治疗，但一定要严格掌握好手术适应证。

三、病例分析

老年人群中排便障碍非常常见，又往往容易被忽视，尤其是慢性便秘。高龄老人出现便秘，应首先分析判断便秘的原因，包括饮食习惯（如食物种类、饮水量少、膳食纤维摄入不足）、生活习惯、药物因素等，同时评估疾病状态（包括胃肠道器质性疾病及功能性疾病、系统性疾病），然后根据患者便秘的原因和程度选择合适的通便药物，根据排便情况，逐步加量或联合应用通便药物。结合本病例，该患者是位高龄老人，在慢性便秘的基础之上，进食不适当食物（较多黏性食物）后引起便秘加重，这种情况下还是建议首先选用容积性泻药或渗透性泻药为主，若效果欠佳，则可考虑短期应用一些刺激性泻药。像利那洛肽这一类的促分泌药，老年人在应用时，腹泻是常见的不良反应，尤其是在合并应用质子泵抑制剂、其他泻药、NSAID类药物时腹泻风险会更高，出现水、电解质紊乱的风险也会明显增加，所以在选用这类药物时一定要谨慎，在用药之前要提醒告知患者，在用药过程中需要密切监测患者的排便情况，若出现重度或持续腹泻，则须及时就医。

四、病例点评

排便障碍是老年人常见老年综合征，老年患者自己及老年科医生可能都会应用药物来治疗便秘，但是在探究老年人便秘的原因、仔细进行鉴别诊断、根据便秘的原因选择合适的用药方面及避免药物的不良反应方面重视不足。此外，老年人便秘的生活方式指导也非常重要。本病例不是疑难、复杂病例，却是工作中经常碰到的临床实际情况，希望通过本病例能更好地掌握老年人排便障碍的规范诊疗思路。

（病例提供者：郝瑞瑞　首都医科大学附属北京友谊医院）

（点评专家：孙　颖　首都医科大学附属北京友谊医院）

参考文献

[1]中华医学会消化病学分会胃肠动力学组.中国慢性便秘诊治指南（2013年，武汉）[J].中华消化杂志，2013，33（5）：291-297.

[2]Emmanuel A，Mattace-Raso F，Cristina M，et al.Constipation in older people：a consensus statement[J].Int J Clin Pract，2017，71（1）：e12920.

[3]中华医学会老年医学分会，中华老年医学杂志编辑委员会.老年人慢性便秘的评估与处理专家共识[J].中华老年医学杂志，2017，36（4）：371-381.

[4]中国老年保健医学研究会老龄健康服务与标准化分会.中国老年人便秘评估技术应用共识（草案）[J].中国老年保健医学杂志，2019，17（4）：46-47.

[5]中华医学会消化病学分会胃肠动力学组功能性胃肠病协作组.中国慢性便秘专家共识意见（2019，广州）[J].中华消化杂志，2019，39（9）：577-598.

[6]刘晓红，陈彪.老年医学[M].北京：人民卫生出版社，2020.

[7]李小鹰.老年医学[M].北京：人民卫生出版社，2015.

野生型转甲状腺素蛋白淀粉样变性心肌病的诊治

一、病历摘要

（一）基本信息

主诉：患者男性，91岁，因"活动后喘憋气短3周"于2022-01-10入院。

现病史：患者于3周前无诱因自觉喘憋、气短，多于活动后加重，行走200步即出现喘息，休息后可好转，家中日常活动不受限，夜间可平卧，无发热、咳嗽、咳痰，无咯血、胸闷、胸痛。上述症状逐步加重，于我院门诊就诊，查血常规：白细胞10.33×10^9/L，中性粒细胞7.17×10^9/L，血红蛋白151g/L，血小板159×10^{12}/L。胸部CT平扫：右肺下叶背段胸膜下、左肺上叶舌段及双肺上叶磨玻璃及实变影，较前新出现，炎症可能，肺水肿待除外。患病以来饮食规律，二便正常，睡眠服用助眠药物，体重无明显变化。

既往史：12年前诊断高血压2级，予络活喜（苯磺酸氨氯地平片）5mg、1次/日。7年前诊断肥厚型心肌病可能，心功能Ⅲ级（NYHA分级），予托拉塞米20mg、1次/日，螺内酯20mg、1次/日。5年前诊断高脂血症，阿托伐他汀20mg睡前服用。5年前不明原因双侧上睑下垂。2年前因Ⅲ度房室传导阻滞，植入起搏器。2年前行冠脉CTA诊断冠心病，氯吡格雷50mg、1次/日，单硝酸异山梨酯20mg、2次/日，倍他乐克（酒石酸美托洛尔片）25mg、2次/日，阿托伐他汀20mg睡前服用。有白内障、前列腺增生、睡眠障碍、高尿酸血症等基础疾病。

个人史：吸烟史20年，每日20支，已戒烟50余年。

家族史：父母已逝，兄弟姐妹4人，大哥97岁，二哥95岁，大姐、妹妹去世。女儿

2个，分别为56岁、58岁，上述人员体检心电图、超声心动图均正常。

（二）体格检查

体温36.0℃，脉率82次/分，呼吸20次/分，血压119/67mmHg。身高158cm，体重61kg，BMI 24.43kg/m²。发育正常，营养良好，神清，查体配合。双侧上睑下垂。无颈静脉怒张。双肺呼吸音粗，可闻及少许干湿性啰音。心界不大。心率82次/分，律齐，各瓣膜听诊区未闻及病理性杂音及额外心音。肝脾肋下未触及。双下肢凹陷性水肿。

（三）辅助检查

1. 血液生化　肌酐43.5μmol/L，尿素氮13.20mmol/L，白蛋白44g/L，肌酸激酶343U/L↑，肌酸激酶同工酶2.3U/L。

2. 心肌标志物　肌钙蛋白I 0.118ng/ml↑，肌钙蛋白T 0.077ng/ml↑，N端脑钠肽前体6550ng/L↑。

3. D-二聚体：1.400μg/ml↑。

4. 胸部CT　右肺下叶背段胸膜下、左肺上叶舌段及双肺上叶磨玻璃及实变影，较前新出现，炎症可能，肺水肿待除外，建议复查。

（四）入院诊断

1. 喘憋原因待查

2. 肺部感染

3. 心功能不全Ⅲ级（NYHA分级）

4. 冠状动脉粥样硬化性心脏病

5. 高血压2级（很高危）

6. 肥厚型心肌病（可能性大）

7. 起搏器植入术后

8. 高脂血症

9. 高尿酸血症

10. 颈动脉硬化，下肢动脉硬化

11. 腔隙性脑梗死

12. 睡眠障碍

13. 前列腺增生

14. 脂肪肝

15. 白内障

（五）老年综合评估

1. 日常生活能力评分（Barthel指数）　90分。

2. 视听力均有下降，但不影响生活。

3. 体力活动　平素可独立步行500m，但入院前感疲劳乏力，步行距离减至200m。

4. 握力　左手17.5kg，右手20kg。

5. 步速　4.57m步行时间9.32秒，6m步行时间12.56秒，步速0.49米/秒。

6. 营养正常　MNA-SF 12分，NRS-2002 2分。

7. 衰弱前期—衰弱　Fried 4分，FRIAL 2分。

8. 认知　Mini-Cog 2分（＋）。

9. 骨量减低 T值　–1.9。

10. 肌少症　DAX 5.3kg/m^2。

（六）治疗经过

入院完善各项检查：①心电图：起搏心律，心率66次/分。②超声心动图：EF 66.5%，起搏器植入术后，升主动脉增宽，左房增大，左室壁增厚（二尖瓣短轴室壁厚度1.5～2.2cm，室间隔基底段1.8cm），左室流出道狭窄（1.9cm），老年瓣膜性退行性变，左室舒张功能减低，E/E'＝28.2。③静息心肌核素显像：左室前壁中段、间隔近心尖段、前间隔中段–基底段血流灌注减低（占左室壁面积8%）；左室心腔稍增大；左心室整体收缩功能减低（LVEF静息42%）；左心室间隔壁运动减低；左心室各室壁机械收缩同步性差。④动态血压：24小时平均血压116/62mmHg，白天血压平均值119/63mmHg，夜间血压平均值107/61mmHg。⑤动态心电图：平均心率65次/分，起搏心律＋自身节律，偶发房性期前收缩，室性期前收缩，未见ST-T改变。⑥免疫球蛋白＋补体、免疫固定电泳均阴性。⑦甲状腺超声未见异常。⑧颈动脉超声：双侧颈动脉内中膜增厚伴多发斑块形成。⑨^{99m}Tc标记的焦磷酸标记心肌显像：心肌淀粉样变显示：强烈提示转甲状腺素蛋白淀粉样变性（ATTR）（半定量3级，H/CL＞1.5）。见病例7图1。⑩基因筛查：未发现与疾病表型相关的明确致病性变异。

住院期间解决的主要问题：①诊断ATTR心肌病：患者在院期间明确诊断转甲状腺素蛋白淀粉样变性性心肌病，完善患者和其女儿的基因检测明确为野生型转甲状腺素蛋白淀粉样变性性心肌病，按照指南应用氯苯唑酸改善预后。②心功能不全：肺部感染诱发心功能不全加重，予莫西沙星抗感染治疗，并雾化、化痰等对症治疗。心功能不全应用袢利尿剂改善症状，应用醛固酮受体拮抗剂、β受体阻滞剂抑制心脏重塑改善预后，因血压偏低，未应用ACEI、ARB、ARNI药物治疗。嘱患者控制液体入量，继续监测出入量体重变化。③其他基础共病的治疗：患者既往冠心病诊断明确，予氯吡格雷、阿托伐他汀冠心病二级预防治疗；高尿酸血症应用别嘌醇降尿酸治疗；前列腺增生、睡眠障碍均予相应药物治疗。④老年综合征中突出的问题为肌少症、衰弱，结合患者心脏基础

疾病，予完善6分钟步行试验，结果为270m。予患者展开心脏康复，以提高心肺和全身
耐力，提高生活质量，延长寿命。

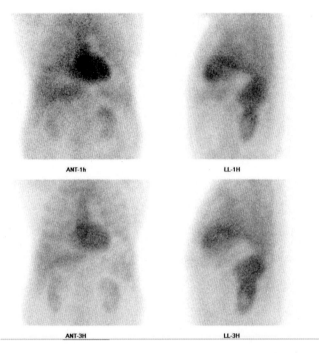

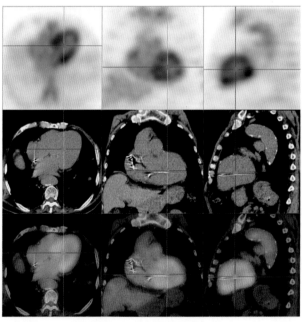

3 小时 SPECT/CT 心脏断层显像示：心血池见显像剂滞留，心肌 99mTc-PYP 弥漫性
摄取增高。

病例7图1　焦磷酸标记心肌显像

（七）出院诊断

1. 肺部感染

2. 野生型转甲状腺素蛋白淀粉样变性心肌病

3. 心功能不全Ⅲ级（NYHA分级）

4. 起搏器植入术后

5. 偶发房性期前收缩，室性期前收缩

6. 冠状动脉粥样硬化性心脏病

7. 高血压2级（很高危）

8. 高脂血症，高尿酸血症

9. 骨量减低

10. 肌少症

11. 颈动脉硬化，下肢动脉硬化

12. 腔隙性脑梗死

13. 睡眠障碍

14. 前列腺增生

15. 脂肪肝

16. 白内障

（八）随访

患者同其女儿共同居住，生活呈半自理状态，其女儿协助每日测量体重、血压、心率等指标。平素可室内自主活动，间断在家属陪同下室外活动。规律每月内科门诊取药，定期复查血液及心脏各项指标。在出院8个月的时候再次出现乏力、体重短时间增加1.5kg，N端脑钠肽前体升高，考虑心功能不全加重，故第二次住院。加强利尿后患者症状明显好转后返家。患者目前仍规律药物门诊随诊治疗。

二、疾病介绍

转甲状腺素蛋白淀粉样变性心肌病（ATTR-CM）是转甲状腺素蛋白（TTR）错误折叠为淀粉样纤维后沉积于心脏，导致心肌病变和进行性心力衰竭的一种疾病。根据基因分型，ATTR-CM分为突变型（ATTRm-CM）和野生型（ATTRwt-CM）两类。前者为单基因遗传病，呈常染色体显性遗传，ATTRm-CM基本以心脏外表现为首发症状，如周围神经病变、自主神经病变等。ATTRwt-CM的发病机制尚不明确，TTR无氨基酸序列异常，但仍形成淀粉样蛋白。该病发生在60岁以上人群，比ATTRm-CM年龄更大，以男性为主。既往认为ATTRwt-CM是一种罕见疾病，但随着无创核素显像技术的发展，检出率有所升高。ATTRwt-CM患者的突出表现为心肌病变和心力衰竭，可表现为进展性心力衰竭、心律失常和传导系统疾病，后两者可能在心力衰竭发病前数年就已出现。周围神经病变和自主神经病变通常不明显，合并较多的是双侧腕管综合征和椎管狭窄。氯苯唑酸是一种小分子口服药物，与TTR结合可抑制TTR淀粉样蛋白原纤维形成。

三、病例分析

该病是一种多发于老年人的罕见病，随着核医学的进展，逐步完善了ATTR-CM的诊疗流程。对于无法或不愿行心肌活检的患者，核素显像对ATTR-CM的诊断具有重要意义。2021年欧洲心脏病学会更新的诊断标准指出，血、尿轻链指标阴性的心脏淀粉样变患者若心肌核素评分≥2分即可确诊为ATTR-CM，不需要进行心内膜心肌活检。对于老年人有重要意义。

四、病例点评

本病是存在于老年人的一种罕见病，在老年人中，识别转甲状腺素蛋白淀粉样变性心肌病疑似患者非常重要。我国共识共列出9条"警示征"：①老年心衰（LVEF≥40%），左心室无扩大伴原因不明的左室肥厚；②超声心动图示左室肥厚而心电图无QRS高电压表现；③肌钙蛋白持续低水平升高；④老年人低压差、低流速主动脉瓣狭窄，伴右心室肥厚；⑤因低血压（特别是体位性低血压）不耐受血管紧张素系统抑制剂和（或）β受体阻滞剂；⑥多发周围神经病变，特别是伴有自主神经功能异常（不明原因腹泻与便秘，体位性低血压，尿潴留、尿失禁等）；⑦家族性周围神经病变；⑧老年人双侧腕管综合征和（或）腰椎管狭窄；⑨反复双眼白内障。对于具有1条及以上特征的患者应考虑该病可能。

^{99m}Tc标记的焦磷酸标记心肌显像对于无法或不愿行心肌活检的老年患者具有重要的意义。转甲状腺素蛋白淀粉样变性心肌病患者可逐渐出现心力衰竭，易发生肌少症、衰弱等老年综合征，需引起重视。

（病例提供者：黄　蔚　首都医科大学附属北京友谊医院）

（点评专家：邢云利　首都医科大学附属北京友谊医院）

参考文献

[1]何山，田庄，关鸿志，等.转甲状腺素蛋白淀粉样变心肌病的临床特点[J].中国循环杂

志，2020，35（12）：1229-1234.

[2]张健.转甲状腺素蛋白淀粉样变心肌病的早期诊断线索和流程[J].中西医结合心脑血管病杂志，2022，20（19）：3464-3469.

[3]Garcia-Pavia P，Rapezzi C，Adler Y，et al.Diagnosis and treatment of cardiac amyloidosis：a position statement of the ESC working group on myocardial and pericardial diseases[J].Eur Heart J，2021，42（16）：1554-1568.

[4]中华医学会心血管病学分会心力衰竭学组，中华心血管病杂志编辑委员会.转甲状腺素蛋白心脏淀粉样变诊断与治疗中国专家共识[J].中华心血管病杂志，2021，49（4）：324-332.

痴呆叠加谵妄状态的诊治

一、病历摘要

（一）基本信息

主诉：患者女性，89岁。因"记忆力下降伴行为异常6年，意识混乱2周余"于2023年5月9日入院。

现病史：患者于6年前无明显诱因逐渐出现记忆力下降，主要表现为近记忆力下降，东西放在哪里转头就忘，自己的东西找不到进而怀疑被家人、邻居偷拿，经常因此与家人、邻居吵架。配偶已故，和儿子、儿媳住在一个小区，但自己单独居住，基本生活尚能自理。后病情逐渐加重，2023年开始出现有时不认识家人，因生活自理能力下降，吃饭不规律，家人为其雇佣保姆照顾，但患者多次觉得保姆偷东西、要害她，有打、骂保姆行为，为此频繁更换保姆。夜里有时跑到阳台上大喊大叫，半夜拿刀子呼叫救命，称有人要谋害她。2023年3月患"肺部感染"曾在北京某医院住院，期间在大吵大闹，予奥氮平5mg/晚治疗，症状好转，但出现四肢无力，走路不稳。2023年4月14日，患者在家如厕时跌倒，在外院查及脑外伤及硬膜下血肿，予脑外伤缝合，硬膜下血肿保守治疗，住院期间兴奋躁闹加重，并出现昼夜颠倒，冲动攻击行为，无法配合治疗，加用奋乃静6mg、3次/日，奥氮平10mg/晚，艾司唑仑2mg/晚，劳拉西泮0.5mg/晚多种药物联合控制精神症状。经治疗后兴奋躁闹行为有所减轻，但患者逐渐出现意识模糊，白天嗜睡、四肢无力、排尿困难、拒绝进食等症状，予放置胃管、导尿等治疗。家属为求进一步诊治入我院治疗。患者自发病以来意识恍惚，间断嗜睡，无法自主进食，保留胃管鼻饲肠内营养液，大便不规律，腹泻便秘交替，间断服用止泻及通便药物，排尿困难，目前保留导尿，体重下降（具体不详）。

既往史：2023年4月14日在外院住院期间查及高脂血症，予普罗布考0.5g、3次/日调节血脂；有高血压病史数年，具体不详，未曾服用降压药物。

个人史：祖籍四川，病前性格开朗热情，病后性情大变，多疑好争斗，常与人吵架。

家族史：否认家族性遗传病史及肿瘤病史。

（二）体格检查

体温36.5℃，脉搏76次/分，呼吸18次/分，血压125/73mmHg，血氧饱和度98%，身高162cm，体重43.5kg，BMI 16.57kg/m²。发育正常，体型消瘦，被动体位，意识模糊，嗜睡，高声询问下可低声回应，声音含糊微弱，内容不清。查体欠合作。全身消瘦，贫血貌，皮肤干燥，头后枕部可见5cm缝合伤口，表面略红肿，无渗出、化脓。全身浅表淋巴结未触及肿大。眼睑无水肿、下垂，睑结膜苍白、水肿，巩膜无黄染。口唇干燥、苍白，口腔黏膜无溃疡、白斑。颈静脉无怒张，气管居中，双侧甲状腺无肿大，双侧颈部未闻及血管性杂音。胸廓正常，双肺呼吸运动对称，双侧语颤对称，无胸膜摩擦感，双肺呼吸音清，未闻及干湿性啰音及胸膜摩擦音，心前区无隆起及凹陷，心界正常，心率76次/分，心律齐，各瓣膜听诊区未闻及病理性杂音。周围血管征（-）。腹部呈舟状腹，触软，无压痛、反跳痛，肠鸣音3次/分，肝脾肋下未及，麦氏点、双输尿管点无压痛，墨菲征（-）。脊柱无畸形、压痛，四肢关节活动自如，四肢无水肿，双足背动脉搏动正常。神经系统检查：颈软无抵抗，双侧瞳孔等大正圆，直径约2.5cm，对光反射灵敏。鼓腮、皱眉、伸舌、示齿不合作，共济、深浅感觉检查不合作。四肢肌张力略高，双上肢肌力Ⅴ级，双下肢肌力Ⅳ级，双侧病理征（-），精神检查不合作。

（三）老年综合评估

1. 谵妄　患者急性起病，注意力不集中及思维紊乱并呈波动性，存在外伤、营养不良、药物等谵妄风险，老年谵妄评定量表（31）分。

2. 日常生活能力　Barthel指数0分。

3. 体力情况　卧床2周，未曾下床，2周前可独立行走，但步态不稳。

4. 居住环境　丧偶，独居，近半年有保姆照顾。

5. 睡眠　存在睡眠障碍，入睡困难，睡眠颠倒，PSQI总分（16）。

6. 过去1年跌倒史　1年内跌倒1次；跌倒原因：服用奥氮平后走路不稳；无骨折，有脑外伤及硬膜下出血。

7. 认知能力　下降，受教育9年，教育程度：中学；MMSE 3分。

8. 功能状态　步速及平衡试验均不能完成。

9. 衰弱　FRAIL：5分。

10. 疼痛　无。

11. 药物不良反应　RESES 7分。

12. 尿便情况　尿潴留：有；便失禁：有。

13. 口腔　牙齿：18颗，义齿：0颗；吞咽：洼田饮水试验2级。

14. 营养　NRS-2002 6分。

15. 视力　视力下降但不影响生活。

16. 听力　正常。

17. 小腿围　29cm。

（四）入院诊断

1. 谵妄 痴呆状态

2. 创伤性硬膜下血肿

3. 高脂血症

4. 进食障碍

5. 尿潴留

6. 高血压

7. 低钾血症

8. 轻度贫血

9. 老年综合征：衰弱，肌少症，跌倒高风险，营养不良，多重用药，睡眠障碍

（五）入院检查

患者入院后予完善相关检查，血气分析：酸碱度7.42，二氧化碳分压34.4mmHg，氧分压105mmHg，碳酸氢根23.1mmol/L；血红蛋白95g/L；钾3.3mmol/L；血肌酐40.8μmol/L；肌酸激酶301U/L，肌酸激酶同工酶28.4U/L；肝功能正常；前白蛋白81.0mg/L；D-二聚体1.74mg/L；尿白细胞360个/μl；便潜血（＋）；叶酸、甲状腺功能正常。头颅CT：多发腔隙性脑梗死；脑白质病；老年性脑改变；左侧硬膜下积液。胸部CT：双肺上叶感染性病变，双肺下叶感染。腹部CT：肠内容物较多，直肠周围渗出性病变；小肠多发积气；肝多发囊性变；胆囊结石。下肢血管超声：右小腿肌间静脉血栓。

（六）治疗经过

本次入院主要解决问题如下。

1. 谵妄综合征　入院后停用奋乃静、劳拉西泮、艾司唑仑等影响意识水平的药物，将奥氮平减量到5mg/晚，并减少不必要的约束，保持环境舒适、安静，鼓励家人与护工与患者多交流，给予音乐治疗、香薰治疗等辅助手段。在入院一周左右患者意识逐渐清醒，言语逐渐增多，后期奥氮平进一步减量至3.75mg/晚。

2. 痴呆综合征　在患者谵妄症状消除后重新对患者进行认知评估，完善头部影像

学检查，确诊为阿尔茨海默病性痴呆，予盐酸美金刚促智治疗，药物治疗同时予认知康复训练、工娱治疗等非药物干预措施改善患者认知功能。

3. 贫血、营养不良、进食障碍　评估NRS-2002 6分，存在营养不良风险，前白蛋白显著低于正常，继续鼻饲肠内营养液（瑞高）营养支持治疗，予生血宝合剂纠正贫血；请康复科会诊，予吞咽功能康复训练改善患者吞咽功能；在谵妄症状消失后，入院第2周开始尝试经口进食，后逐步增加瑞高、酸奶、水果等经口进食种类及数量，至第4周经口进食量基本满足日常生理需要量，拔除胃管，嘱少食多餐，少渣软食，后观察经口进食可。

4. 衰弱综合征、肌少症　请康复科会诊，尝试予康复功能训练，后因超声查及右下肢肌间血栓，改予针灸通络治疗；考虑到患者同时存在硬膜下出血，未予抗凝溶栓治疗。在谵妄症状消失后鼓励患者减少卧床，参与穿衣、进食、修饰等日常活动，双上肢进行精细活动锻炼，并加强防跌倒宣教，后患者可在搀扶下短距离行走，并可进行打牌等娱乐活动。

5. 便秘、粪便嵌顿　患者在外院住院期间因多次排便不规律，腹泻、便秘交替，曾予蒙脱石散止泻及便通胶囊通便治疗，入院腹部CT可见提示肠内容物较多，直肠周围渗出性病变；小肠多发积气，请消化科会诊，考虑粪便嵌顿，予乳果糖口服液、便通胶囊通便，双歧杆菌四联活菌片调节肠道菌群，并予人工协助排便，后多次排出硬质粪块，排便逐渐恢复成形，复查腹部CT可见肠腔扩张较前改善。

6. 尿潴留　考虑患者尿潴留与院外使用大量抗精神病药物有关，此外肠腔胀气、粪便嵌顿也影响膀胱排尿功能。在抗精神病药物减量后，大便逐步恢复正常基础上，入院第3周曾尝试拔除尿管，后患者6小时未排尿，再次导尿，定时夹闭导尿管锻炼膀胱功能，2周后再次尝试拔除导尿管，鼓励患者至卫生间如厕，后患者可以自行排尿。

7. 其他基础共病　患者入院后查及低钾血症，给予氯化钾颗粒纠正低钾血症；入院前有硬膜下出血病史，入院后复查颅脑CT，并请脑外科会诊，建议继续观察，动态监测，治疗期间动态观测患者颅脑CT，硬膜下出血逐渐吸收；入院后予24小时动态血压监测，24小时平均血压为137/67mmHg，血压大部分在正常范围，未加用降压药物；患者奥氮平减量后入睡困难加重，加用佐匹克隆改善睡眠治疗后好转。

8. 转归　患者住院6周后出院，出院时MMSE 6分，Barthel指数25分，血钾正常，血红蛋白102g/L，心肌酶正常，血气分析正常，恢复经口进食，拔除尿管，可自行排尿，大便基本成形。

老年综合评估出入院前后比较见病例8表1。

病例8表1　老年综合评估出入院前后比较

	入院	出院
谵妄评估（CAM-CR）	31	15
认知评估（MMSE）	3	6
日常生活能力评估（BI）	0	25
营养评估（NRS-2002）	6	5
衰弱评估（FRAIL）	5	5
药物副反应评估（RESES）	7	1
睡眠评估（PSQI）	16	11
跌倒风险评估	14	14
压疮风险评估	10	10
尿失禁评估	留置尿管	13
吞咽评估（洼田饮水）	2级	1级

（七）出院诊断

1. 谵妄（治愈）
2. 阿尔茨海默病性痴呆
3. 创伤性硬膜下血肿
4. 上消化道出血
5. 高脂血症
6. 高血压
7. 轻度贫血
8. 低钾血症
9. 下肢静脉血栓形成
10. 便秘：粪便嵌塞
11. 泌尿系感染
12. 胆囊结石
13. 肠胀气
14. 腔隙性脑梗死
15. 老年综合征：衰弱，肌少症，跌倒高风险，营养不良，多重用药，睡眠障碍

二、疾病介绍

谵妄是一种急性精神错乱状态，其特征是意识改变，伴有集中保持或转移注意力的

能力下降，从而导致认知或知觉功能的紊乱，并且不能用已存在的、明确的或正在进展的痴呆更好地解释。谵妄往往在短时间内起病，一天中病情常有波动。谵妄根据其临床特征可分为三类：活动增多型、活动减退型和混合型。

活动增多型表现为兴奋、激动、坐立不安、情绪不稳或攻击行为，这种类型很少被临床医生或护理人员忽视。活动减少型也称为安静型谵妄，以嗜睡和觉醒度降低为特征，表现为退缩、情感贫乏、淡漠、嗜睡、反应性降低，这种形式在老年患者中更为常见，往往得不到临床医生和护理人员的重视，在临床中容易被忽视而预后不良。混合型则兼具两者的典型特征，表现为同时或相继出现活动增多型和活动减少型的一些特征。谵妄通常由躯体疾病、中毒或药物不良反应引起。研究发现，乙酰胆碱在谵妄的发病机制中起着关键作用，很多药物，尤其是精神药物，在老年人常用的剂量下就能检测血清抗胆碱能活性。阿尔茨海默病由于疾病本身导致胆碱能神经元丢失，也可增加抗胆碱能药物导致谵妄的风险。

谵妄对老年人群的健康有巨大影响，近30%的老年内科患者在住院期间出现谵妄，而在老年外科患者中谵妄的发生率在10%～50%，重症监护病房中谵妄的发生率更是高达70%。出现谵妄会延长患者住院时间，降低功能和认知能力，增加死亡率，使患者入住机构的风险更高。因此，对于谵妄的识别和干预尤为重要。谵妄的治疗基于以下原则，包括：①避免已知会引起或加重谵妄的因素，如多重用药、脱水、制动、感觉损害和睡眠觉醒周期紊乱。②识别并治疗基础和急性疾病。③提供支持和恢复性的治疗，预防进一步的躯体和认知功能减退。④适当的时候使用低剂量短效药物，控制危险和破坏性行为。

三、病例分析

谵妄是一种多因素疾病，包括易感性因素和促发因素。最常见的易感性因素是基础疾病，如痴呆、脑卒中及帕金森病。近一半以上的老年谵妄患者会出现这些危险因素。其中，谵妄与痴呆的叠加的患病率为22%～89%。此外，高龄和感觉障碍也是增加谵妄易感性的因素。除此之外，可能促发谵妄的因素有很多种，包括多种药物联合治疗（尤其是精神活性药物）、感染、脱水、营养不良、制动（包括约束）以及留置导尿管等。

该患者为高龄女性，有认知障碍病史，近期出现跌倒致脑外伤及硬膜下出血，均为谵妄的危险因素，根据患者的病史及临床表现，考虑患者硬膜下出血的初期合并谵妄，以活动增多型谵妄为主要临床表现，故院外使用多种抗精神病药物控制精神症状，而后出现尿潴留、进食障碍，留置导尿管、胃管，均为促发谵妄的不利因素，多种因素导致了谵妄加重，意识清晰度进一步下降，临床表现为活动减退型谵妄。

入院后评估该患者在高血压、高脂血症基础疾病的同时，合并衰弱、营养不良、痴呆综合征等多种老年综合征。在对患者进行全面评估，明确诊断的基础上，详细与患者家属沟通，告知病情，共同明确治疗目标为首先治疗谵妄，积极治疗基础疾病；其次，争取拔除胃管、尿管，最终恢复自主进食、自行排尿；最终提高患者生活自理能力和整体生活质量。在具体治疗措施上，首先针对多重用药的问题，减少有可能诱发谵妄的精神药物的使用，减少物理约束，增加认知刺激，言语互动，积极纠正低钾血症、轻度贫血，积极治疗基础疾病，使得谵妄症状快速缓解；其次，认知方面，明确诊断为阿尔茨海默病性痴呆，予药物联合认知训练改善患者认知功能；营养方面，针对积极营养支持，加强吞咽功能康复训练，逐渐过渡至经口进食。此外，在衰弱、肌少症方面，积极联合康复及中医针灸介入，锻炼肢体精细活动能力。最后，在二便管理方面，积极治疗粪便嵌顿、肠道扩张，保持排便通畅，进行膀胱括约肌锻炼，最终拔除尿管。

四、病例点评

该患者为高龄女性，基础疾病为阿尔茨海默病性痴呆合并精神行为异常（BPSD）。患者跌倒事件后发生硬膜下血肿，因精神症状加重而服用多种较大剂量抗精神病药物；之后意识模糊，不能吞咽和控制大小便，被留置鼻胃管和尿管，被约束史；因便失禁服用止泻药而导致便秘腹泻交替，存在便潴留。存在多重用药尤其是大量抗精神病药物和神经阻滞药物、感染、尿便潴留、活动受限、营养不良、认知受损等多种谵妄的危险因素。经综合评估确定为痴呆叠加谵妄状态。

谵妄是常见的老年综合征，有时与痴呆合并存在，并容易被痴呆基础症状掩盖而漏诊。该案例通过多学科团队协作，及时识别谵妄，纠正了该患者的上述危险因素，并积极进行非药物治疗，给予认知训练、吞咽康复、身体功能康复和膀胱功能康复。患者意识状态较快好转，谵妄逐渐消失，最后成功拔除胃管和尿管。患者日常活动能力进步，生活质量提升，预后较好。是一例多学科协作成功救治DSD患者的经典案例，供同行参考和指正。

（病例提供者：李　沫　北京老年医院）

（点评专家：吕继辉　北京老年医院）

参考文献

[1]Fick DM，Agostini JV，Inouye SK.Delirium superimposed on dementia: a systematic

review[J].J Am Geriatr Soc，2002，50：1723.

[2]Setters B，Solberg LM.Delirim[J].Prim Care，2017，44：541.

[3]Campbell N，Boustani M，limbil T，et al.The cognitive impact of anticholinergics：a clinical review[J].Clin Interv Aging，2009，4：225.

[4]Chew ML，Mulsant BH，Pollock BG，et al.Anticholinergic activity of 107 medications commonly used by older adults[J].J Am Geriatr Soc，2008，56：1333.

[5]McNicoll L，Pisani MA，Zhang Y，et al.Delirium in the intensive care unit：occurrence and clinical course in older patients[J].J Am Geriatr Soc，2003，51：591.

[6]Witlox J，Eurelings LS，de Jonghe JF，et al.Delirium in elderly patients and the risk of postdischarge mortatlity，institutionalization，and dementia：a meta-analysis[J].JAMA，2010，304：443.

病例
9

阿尔茨海默病性痴呆合并巨大肝囊肿的诊治

一、病历摘要

（一）基本信息

主诉：患者男性，87岁。因"记忆力减退3年，精神行为异常2年余，加重半年"于2021年12月7日入院。

现病史：患者于3年前无明显诱因出现记忆力减退，以近记忆力减退为主，丢三落四，远记忆力相对保留，未予重视。2年多前无明显诱因出现凭空闻语视物，如说看见有人来了，凭空与人对话，内容逻辑性差，并出现多疑，遂就诊于某精神专科医院，诊断为"阿尔茨海默病性痴呆"，予美金刚口服；患者症状略改善，但仍间断存在凭空闻语视物。2021年3月外出被人送回。2021年6月起上述症状加重，记忆力进一步下降，凭空闻语视物加重。1周前双下肢肿胀加重，日常生活能力下降。近1个月精神不佳，睡眠差，食欲不佳，食量减少，大便干燥，小便有时不能控制，体重下降7kg。为进一步治疗遂入院。

既往史：未诊断高血压，但间断觉头晕时测血压偏高可达180/? mmHg以上，未规律监测血压。数年前在外院诊断为脑梗死（具体不详），未遗留明显肢体活动障碍。前列腺增生病史多年，尿频尿不尽感。便秘病史多年，对大便非常关注。多次化验血小板减少数年（具体不详），未治疗。否认冠心病、糖尿病病史。30多年前发现肝囊肿，未予特殊治疗。慢性支气管炎病史数十年，慢性咳嗽咳痰，一直服用甘草片。否认肝炎、结核等传染病病史。否认外伤、手术史。否认中毒、输血史。对羊肉过敏（出现皮肤瘙痒、皮疹）；否认药物过敏史。

个人史：曾参加抗美援朝战争。性格开朗健谈。生于北京市，久居北京，否认冶游史。否认嗜酒及吸烟史。

家族史：否认家族性遗传病史及肿瘤病史。否认家族同类疾病史。

（二）体格检查

1. 一般查体　体温36.6℃，脉搏74次/分，呼吸18次/分，血压145/67mmHg。身高180cm，体重70.5kg，BMI 21.75kg/m²。发育正常，半自主体位，轮椅入室。全身皮肤无黄染，双下肢散在点状红色皮疹。浅表淋巴结未及肿大。巩膜轻度黄染，唇红润，齿龈无出血。颈稍强，明显抵抗感，无颈静脉怒张，甲状腺未及肿大，未及血管杂音。心肺查体未见异常。腹膨隆，无腹壁静脉曲张，无肠形蠕动波，下腹部柔软，无压痛、反跳痛，肝脏肋下18cm，墨菲征（－），肝区轻叩击痛，肠鸣音2次/分。脊柱及四肢无畸形，双下肢无静脉曲张，双下肢双足明显肿胀。

2. 神经系统检查　神清，简单交流，构音无障碍，定向力下降，记忆力减退，理解力、计算力下降。双耳听力粗测减退，余颅神经查体阴性。双侧指鼻试验尚稳准、跟–膝–胫试验不能检查（双下肢肿胀屈膝困难），腹壁反射消失。双侧肱二、三头肌反射减弱，双侧跟膝腱反射未引出。未引出髌阵挛、踝阵挛。双上肢肌力Ⅴ级，双下肢肌力Ⅳ级，双上肢肌张力正常，双下肢肌张力高，中轴肌张力高，左Babinski征（+－），右Babinski征（＋）。

3. 精神系统检查　精神一般，表情自然，接触可，衣着整洁，无思维奔逸，存在幻觉。无情感低落、情感高涨、恐惧，无自杀倾向。有部分自知力。

（三）老年综合评估

1. Barthel　ADL：50分，需要极大帮助才能完成日常生活活动。

2. 多重用药　核对用药：美金刚、佐匹克隆、阿普唑仑、便通、甘草片、葡醛内酯、前列舒通、复方苁蓉益智胶囊

3. 体力情况　拄拐行走，行走缓慢；6分钟步行测试250m。

4. 居住环境　和子女同住。

5. 睡眠　入睡困难，日间容易打盹儿，PSQI总分13分。

6. 过去1年跌倒史　无。

7. 认知能力　下降，私塾4年；MMSE 17分；MoCA 13分。

8. 情绪评估　HAMA：6分，HAMD：6分。

9. 跌倒风险　有，步态不稳，下肢肌张力增高、水肿明显，屈膝受限；跌倒风险评估表18分，高危。

10. 衰弱　FRAIL：5分。

11. 谵妄 存在年龄、痴呆、睡眠障碍、多重用药等谵妄风险。

12. 尿便情况 尿失禁评估表（ICI-Q-SF）：6分，轻度尿失禁；便失禁：无。

13. 口腔 义齿，EAT-10：4分。

14. 营养 NRS-2002 3分，有营养不良风险，需要营养支持；MNA-SF 5分，营养不良。

15. 疼痛 无主诉疼痛，腹部轻压痛。

16. 视听力 视力：下降，听力：下降。

17. 社会支持平定量表（SSRS） 24分，具有一般的社会支持度。

18. VTE风险评估表（Padua） 2分，低危。

19. 压疮风险评估 11分，危险。

20. 小腿围 39cm（双下肢肿胀明显）。

（四）入院诊断

1. 阿尔茨海默病性痴呆（老年型）

2. 陈旧性脑梗死

3. 肝囊肿

4. 前列腺增生

5. 便秘

6. 慢性支气管炎

7. 下肢水肿

8. 尿失禁

9. 老年综合征：衰弱，跌倒风险，营养不良，多重用药，睡眠障碍

（五）入院检查

患者入院后完善相关检查。

1. 实验室检查

（1）血常规：白细胞4.94×10^9/L，血红蛋白138g/L，血小板75×10^9/L↓，中性粒细胞百分比69.7%。

（2）前列腺特异抗原：6.05ng/ml↑。

（3）甲状腺功能：正常。

（4）血液生化：钾3.35mmol/L↓，门冬氨酸氨基转移酶63.0U/L↑，碱性磷酸酶138U/L↑，谷氨酰转移酶320U/L↑，总胆红素38.1μmol/L↑，直接胆红素18.3μmol/L↑，间接胆红素19.8μmol/L↑，前白蛋白157.2mg/L↓，总胆汁酸12.9μmol/L↑。

（5）复查血常规：白细胞4.29×10^9/L，血红蛋白150g/L，血小板56×10^9/L↓，中性

粒细胞百分比69.2%。

（6）血凝五项：凝血酶原时间13.5秒，凝血酶原活动度72%↓，国际标准化比值1.25↑，部分凝血活酶时间32.4秒，凝血酶时间17.6秒↑，纤维蛋白原2.25g/L，D-二聚体1.18mg/L↑。

2．动态心电图　窦性心律，偶发室上早，频发室性期前收缩，阵发性室上速，轻度T波改变，最快心率120次/分，最慢心率61次/分，房性期前收缩总数1584次，室性期前收缩总数2776次。

3．影像学检查

（1）前列腺MRI：前列腺增生。

（2）肝胆胰脾＋泌尿系彩超：肝巨大囊肿，左肾多发囊肿，膀胱肌小梁形成，前列腺增大伴钙化；膀胱肌小梁形成考虑与排尿不畅有关。（肝脏正常回声几近消失，代之以巨大囊性无回声，大小约30.8cm×16.4cm的无回声，边界清；肝脏可探及切面实质回声均匀，管道走形清晰，未见明显扩张。胆囊、胰腺未显示。）

（3）下腔静脉彩超：下腔静脉显示不清。

（4）双下肢静脉彩超：双下肢静脉未见血栓形成。

（5）全腹部CT：肝脏巨大囊性病变，肝内胆管扩张；胆囊显示不清；胰腺尾部囊性病变；双侧肾上腺增粗；双肾囊肿表现；双侧胸腔积液，左侧为著。（肝脏表面光整，大小形态可。肝实质内见类圆形低密度影，CT值约-2HU，最大者大小约27.5cm×17.6cm，边界清楚；肝内胆管扩张，邻近组织受压。胆囊显示不清。胰腺尾部见囊状低密度影，CT值约4HU，大小约1.9cm×1.2cm，边界清楚。脾不大，质均匀。扫及双侧胸腔见液体密度影，左侧为著。）

（6）头颅CT：基底节区、左侧放射冠区腔梗灶；老年性脑萎缩；脑白质病变。

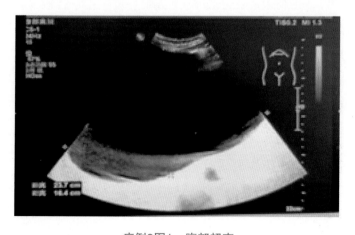

病例9图1　腹部超声

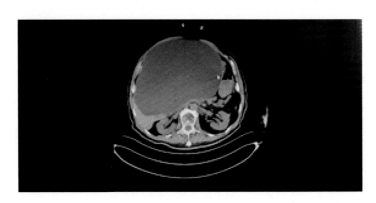

病例9图2　腹部CT

（六）治疗经过

患者入院诊断明确，因多病共存，患有多种老年综合征及老年相关问题，在入院综合评估的基础上给予多学科协作服务模式。针对患者存在的情况，进行如下干预措施。

1. 阿尔茨海默病性痴呆　予美金刚促智治疗。患者存在幻觉，一般多于晚间出现，影响睡眠，不断调整助眠药物，最后予酒石酸唑吡坦睡前服助眠，睡眠改善后夜间幻觉明显减少，日间情绪较稳定。偶日间出现幻觉影响情绪，多以非药物治疗、转移注意力为主，如打麻将、做游戏、与患者讨论抗战时情况（患者喜欢谈论抗美援朝战争，可持续滔滔不绝讲半小时以上）。随病情进展患者精神症状加重，拒绝服药，非药物治疗效果差时，开始予利培酮口服液口服，从0.1ml、1次/日起始，采用滴定原则，逐渐缓慢加量，并密切监测药物不良反应。

2. 腹胀、肝酶高、胆红素高、双下肢水肿　检查提示肝脏转氨酶升高、胆红素升高，超声、CT提示巨大肝囊肿，双下肢肿胀明显，肿胀原因与巨大肝囊肿压迫下腔静脉有关，外科建议行囊肿穿刺或囊肿开窗，减轻压迫恢复腹腔容积，家属拒绝手术。予复方甘草酸苷保肝治疗；予利尿剂及迈之灵减轻水肿，并依据水肿情况调整利尿剂种类及剂量。予气压式血液循环驱动促进血液循环减轻水肿预防下肢血栓。

3. 其他共病和老年综合征

（1）检查提示PSA升高，患者尿频、尿不尽，查泌尿系MRI，予前列舒通、非那雄胺改善前列腺增生症状。

（2）大便后可见鲜血查体可见外痔，予马应龙痔疮膏外用；便秘病史，大便干燥，予便通润肠通便。患者腹胀，间断予四磨汤口服。

（3）慢性支气管炎病史，慢性咳嗽咳痰，一直服用甘草片；考虑长期大量服用甘草片可导致水钠潴留，加重水肿，反复向患者解释，改为强力枇杷露对症治疗。

（4）血小板减少，予利可君片口服升高血小板。入院期间复查血小板进一步下降，调整患者用药，避免药物不良反应。

（5）入院后心电监护示间断室上速、血压高，查动态心电图、动态血压，支持阵发性室上速及高血压诊断，予美托洛尔、厄贝沙坦氢氯噻嗪口服。

（6）检查示低钾血症，予枸橼酸钾颗粒补钾。

（7）住院期间双下肢皮疹增多，且腹部出现皮疹，皮肤科诊断为湿疹（乏脂性），建议润肤，先涂身体乳，待吸收后外涂丁酸氢化可的松。1周后患者皮疹消失。

（8）住院期间患者左足外踝出现鹌鹑蛋大小水疱，水疱张力大，予抽吸疱液、换药，已痊愈。

（9）营养不良：患者高龄，前白蛋白低，1个月内体重下降超过5kg，进食量明显减少，以及NRS-2002、MNA-SF评估，均支持存在营养不良。患者进食少，进食缓慢，时有呛咳，进行吞咽评估及训练，详细询问患者食物喜好及口味，营养师介入制订营养餐，丰富食物种类，多食高蛋白食物，辅以能全素。并改变食物性状，用搅拌器将食物打成糊状，方便患者食用吞咽，减少呛咳噎食发生。

（10）衰弱、跌倒高风险：营养支持，加强防跌倒宣教，利尿减轻双下肢水肿，每日加强扶拐行走训练，康复蹬车训练。

（11）睡眠障碍：调整助眠药物口服（佐匹克隆、奥沙西泮、酒石酸唑吡坦）。患者日间容易犯困，工作人员尽量多于患者交流，安排老人给大家讲战争故事，采用工娱、音乐、手工、计算机辅助、田园、怀旧、棋牌麻将等多种非药物治疗，丰富患者日间生活。

（12）尿失禁：调整利尿剂的应用，定时上厕所，加强局部皮肤护理。

（13）多重用药：与药师共同进行药物重整。

（14）压疮：定时翻身、防褥疮气垫床、身体易受压部位放气垫、坚持换药。

老年综合评估出入院前后比较见病例9表1。

病例9表1　老年综合评估出入院前后比较

	入院	出院
认知评估（MMSE）	17	19
认知评估（MoCA）	13	14
日常生活能力评估（BI）	50	50
营养评估（NRS-2002）	3	2
衰弱评估（FRAIL）	5	4
睡眠评估（PSQI）	13	10
跌倒风险评估	18	18

续表

	入院	出院
压疮风险评估	11	11
尿失禁评估	6	6

（七）出院诊断

1. 阿尔茨海默病性痴呆（老年型）
2. 陈旧性脑梗死
3. 肝囊肿
4. 前列腺增生
5. 慢性支气管炎
6. 下肢水肿
7. 低钾血症
8. 高胆红素血症
9. 阵发性室上性心动过速
10. 高血压
11. 腔隙性脑梗死
12. 湿疹
13. Ⅱ度压疮
14. 转氨酶升高
15. 痔疮
16. 胸腔积液
17. 尿失禁
18. 老年综合征：便秘，衰弱，跌倒风险，营养不良，多重用药，睡眠障碍

（八）随访

患者出院时营养改善，食欲增加，水肿减轻，幻觉妄想基本消失，睡眠较好，血钾正常，心率、血压均正常范围，压疮痊愈。回家后活动减少，无非药物治疗，日间睡眠逐渐增多，坚持服药，仍未对巨大肝囊肿进行外科干预。6个月后出现皮肤黄染、下肢水肿加重，复查肝囊肿增大。

二、疾病介绍

阿尔茨海默病（AD）痴呆占60%～80%，是老年人失能和死亡的主要原因。AD痴

呆临床诊断的核心标准（NIA-AA，2011）以病史和检查证实的认知或行为症状为依据，除符合痴呆诊断外，应具备：①隐袭起病；②报告或观察有明确的认知恶化病史；③病史和检查证实早期和显著的认知损害具有以下之一：遗忘症状和非遗忘症状；④符合排除标准。认知症状的治疗推荐：胆碱酯酶抑制剂（多奈哌齐、卡巴拉汀、加兰他敏）、谷氨酸受体拮抗剂（美金刚）。精神行为症状的治疗：首选改善认知药物及非药物治疗，上述效果不佳可选择非典型抗精神病药、5-羟色胺类药物。

　　肝囊肿是常见的肝脏良性病变，90%以上为先天性肝囊肿。肝囊肿可单发或多发，小囊肿无症状，较大的囊肿（＞5cm）可出现上腹饱胀、隐痛、餐后饱胀、呕吐、黄疸等症状，并可压迫胃肠道。超过20cm的肝囊肿临床罕见。目前主张直径小于4cm且无症状的患者可随访观察，对于囊肿体积较大或出现压迫症状或伴随出血、感染等并发症的患者，可根据囊肿的部位、性质、年龄等因素采取穿刺引流、硬化剂注射、开腹手术及腹腔镜手术等治疗方式。其中腹腔镜开窗引流术疗效确切，但不适用于有腹部手术史、囊肿位置较深、腹腔粘连严重和不耐受全身麻醉的患者。B超引导下穿刺硬化术操作简单、安全可靠，术中无需全身麻醉，对心肺功能要求较低，更适合高龄、心肺功能差和无法耐受麻醉的患者。

三、病例分析

　　本例患者高龄，发病年龄＞65岁，以记忆力减退为首发症状，起病隐匿，病情呈渐进性发展，定向力不完整，理解力、判断力、计算力等不同程度的减退；后期出现幻觉妄想等精神症状，日常生活能力下降，MMSE评分17分，颅脑CT提示大脑皮层及海马萎缩，支持临床诊断阿尔茨海默病性痴呆。患者患阿尔茨海默病、肝囊肿、前列腺增生、慢性支气管炎、下肢水肿、高血压等多种疾等病，存在便秘、衰老、营养不良、跌倒高风险、睡眠障碍、吞咽困难、压疮、听力减退、乏力、疲劳、尿失禁等多个老年综合征。如果采用单病治疗，每个病都依专科指南指导治疗，会导致多重用药、不良反应增多、甚至治疗方案及用药矛盾，故采用老年多学科团队（GIT）治疗模式。GIT由老年病学医生、神经病学医生、精神病学医生、心内科医生、泌尿外科医生、心理医生、护士、临床药师、工娱治疗师、营养师、患者、照料者、家属构成。神经病学医生、老年病医生、心内科医生、泌尿外科医生主要负责做出痴呆的诊断并明确痴呆的类型、制订治疗方案、评估预后及处理患者躯体疾病。精神病学医师主要负患者精神行为异常的诊断和治疗。护士主要负责制订护理计划，执行医疗决策，及对患者及其家属、照料者的评估和管理。临床药师主要负责协助指导安全合理用药，评估患者对药物治疗的反应、药物之间相互作用及不良反应，对患者、家属及照料者对用药方面的问题进行答疑解感。工娱治疗师主要负责患者的娱乐、怀旧和认知刺激等非药物治疗。营养师主要负责评估营养状况、日常饮食指导，确定患者的营养补充。

患者巨大肝囊肿加重双下肢水肿，影响患者的活动，增加跌倒、压疮风险，增加卧床时间；压缩胸腹腔容积，有效肺通气减少影响呼吸；影响肠蠕动，加重便秘、腹胀；直接引起肝功能受损、胆红素升高；影响蛋白合成，加重营养不良；后期导致感染。因巨大肝囊肿导致腹围增大，有些检查不能进行（如头颅MRI，腹部不能放入仪器中）影响诊疗；同时巨大肝囊肿挤压相邻脏器，容易掩盖病变。如果早期进行外科干预，可有效减少并发症、提高生活质量。多次召开多学科会议，调整治疗方案，评估手术风险，与家属、患者沟通，认为老人已高龄不愿意让老人承担任何手术风险，均不同意外科干预。只接受了减轻痛苦的姑息治疗手段。

患者因巨大肝囊肿严重影响日常生活，自己翻身困难、不能久坐、大便后不能自己清理等，经常对家人和护理人员抱有歉意。面对这样一个自尊心强的坚强老人，我们并不是向老人表达同情，而是不断挖掘老人擅长点，如安排老人给大家讲抗美援朝故事、与老人讨论战争补给（老人一直从事军队后勤保障工作）、组织老人打麻将（喜欢且易赢）、观看老电影、组织唱红歌等，精神上鼓励患者；生活细节上关心患者，如腹围过大，紧急定制病号服，袜子不合适将袜口剪开，坐着时将患者双脚放在自制矮垫上等，使患者逐渐对生活充满希望。

四、病例点评

该例患者为高龄，患有阿尔茨海默病合并巨大肝囊肿、尿失禁、营养不良、衰弱等多种老年综合征及相关问题。考虑高龄、多病共存的身体状况和手术风险，家属拒绝手术导致肝囊肿的压迫症状无法解决，肝衰竭的最终结局无法避免。在多学科团队的介入下，给予患者全人综合管理和姑息治疗。在延长寿命的同时尽量减轻患者的痛苦，满足家属和患者的心理需求。大多数老年病和老年综合征不能被治愈，减轻痛苦、提高生活质量、尊重患者和家属的选择，甚至帮助安然走过最后一程是老年病学从业人员的重任。此病例践行了那句医者名言："有时，去治愈；常常，去帮助；总是，去安慰。"

（病例提供者：李文杰　北京老年医院）

（点评专家：吕继辉　北京老年医院）

参考文献

[1]田金洲，解恒革，中国老年保健协会阿尔茨海默病分会（ADC）指南小组.中国阿尔茨海默病痴呆诊疗指南（2020年版）[J].中华老年医学杂志，2021，40（3）：269-283.

[2]Zhang YZ，Wang ZM，Huang Y，et al.Polycystic liver disease：classification，diagnosis，treatment process，and clinical manage ment[J].World J Hepatol，2020，12（3）：4-15.

[3]Mukai M，Kaji T，Masuya R，et al.Long-term outcomes of surgery for choledochal cysts：a single-institution study focusing on follow-up and late complications[J].Surg Today，2018，48（9）：1-6.

[4]廖朝兴.先天性肝囊肿的治疗现状及研究进展[J].现代医药卫生，2022，38（6）：983-986.

[5]祁莉娜，颜梅，郭建琴，等.腹腔镜下肝囊肿开窗术与超声引导下穿刺介入治疗单纯性肝囊肿患者疗效对比研究[J].实用肝脏病杂志，2019，22（4）：581-584.

[6]Chen Y，Xu X，Zeng Z，et al.Blood lead and cadmium levels associated with hematological and hepatic functions in patients from an e-waste-polluted area[J].Chemosphere，2019，220（4）：531-538.

[7]王琳玲，周琼，王月爱，等.超声引导下经皮穿刺置管引流联合聚桂醇泡沫硬化治疗单纯性肝囊肿患者疗效研究[J].实用肝脏病杂志，2020，23（6）：909-912.

一果多因，顺瓜摸藤找病因

一、病历摘要

（一）第一次住院

1. 基本信息

主诉：患者男性，93岁，因"间断胸闷、胸痛32年，加重伴烦躁2周"于2017年4月14日入院。

现病史：患者于1985年开始间断出现劳累后胸闷、气短、胸痛，口服硝酸甘油可以缓解。2年前行冠状动脉造影，右冠主干、左前降支各植入支架1枚（未见具体报告），术后规律服用阿司匹林、硫酸氢氯吡格雷、阿托伐他汀钙治疗，胸闷、胸痛症状缓解，之后未再进行冠脉相关检查。2周前无明显诱因再发胸闷、心前区不适，多于夜间发作，为持续性闷痛，伴睡眠倒错、烦躁不安，在外院给予扩冠等治疗（未见病例），症状好转不明显。为进一步诊治入院。患者自发病以来，纳差，进食量减为原来1/3，精神焦躁，睡眠差，两周来睡前服用劳拉西泮0.5mg改善不明显，大便正常，近两周来夜尿频繁，7～10次/晚，近半年来体重无明显变化。

既往史：高血压病史25年，血压170/100mmHg，长期口服硝苯地平控释片30mg、1次/日，厄贝沙坦150mg、1次/日降压治疗，血压维持在130～150/60～80mmHg，1个月前在当地医院将厄贝沙坦换为厄贝沙坦氢氯噻嗪150mg/12.5mg、1次/日。前列腺增生10余年，口服非那雄胺5mg、1次/日，盐酸坦索罗辛0.2mg每晚睡前服用。

个人史：吸烟40年，平均20支/日，已戒烟10年。饮酒60年，平均每日饮40°白酒1两。无药物、毒物接触史。

婚育史：爱人已故，育有两子，2子均患有高血压。

2. 体格检查　体温36.9℃，脉搏63次/分，呼吸14次/分，血压138/65mmHg，血氧饱和度95%，身高167cm，体重63kg，BMI 22.5kg/m^2。发育正常，营养中等，神志清楚，精神焦躁，全身皮肤黏膜未见黄染、出血点、破溃，睑结膜无充血、出血、苍白，巩膜无黄染，双耳听力下降。齿列缺牙。颈软无抵抗，双肺呼吸音粗，未闻及干湿性啰音及胸膜摩擦音，心率63次/分，心律齐，各瓣膜听诊区未闻及病理性杂音，腹部平软，无压痛、反跳痛，叩诊膀胱增大，膀胱顶部位于耻骨上四横指，肠鸣音3次/分，墨菲征（-）。四肢关节活动自如，四肢无水肿，生理反射存在，病理反射未引出。

3. 老年综合评估

（1）katz ADL 4分，Lawton IADL 44分，Barthel ADL 65分。

（2）疼痛：心前区有疼痛，NRS 3分。

（3）体力情况：可步行50米（需要辅具，需要人辅助）。

（4）居住环境：与大儿子一家共同居住，日常起居由保姆负责，患者精神躁动，与保姆及儿子争吵，近1个月来频繁更换保姆，儿子不堪其扰。

（5）睡眠：睡眠障碍，入睡困难、易醒。

（6）过去1年跌倒史：无。

（7）认知能力：下降，教育程度：中学；MMSE：15分。

（8）情绪评估：GDS-15：20分；SAS：63分；SDS：60分。

（9）跌倒风险：有，需要频繁如厕、使用镇静药、利尿药。

（10）功能状态：握力：12kg；步速：能行走0.5m/s；5次起坐：不能完成；3米起立行走：能完成20秒；并足站立：≥10秒；半足距站立：不能完成；全足距站立：不能完成。

（11）衰弱：FRAIL 4分，Fried 4分。

（12）谵妄：CAM-CR评分26分；存在疼痛、睡眠障碍、营养不良、药物等谵妄风险因素。

（13）尿便情况：尿失禁：无，近两周来夜尿频繁，7~10次/晚；便失禁：无。

（14）口腔：牙齿22颗，义齿4颗。

（15）吞咽：洼田饮水试验1级；EAT-10 1分。

（16）营养：MNA-SF 8分；NRS-2002 4分。

（17）视听力：视力下降，听力下降。

（18）小腿围26cm。

（19）多重用药：硝苯地平控释片、厄贝沙坦氢氯噻嗪、盐酸曲美他嗪、单硝酸异山梨酯片、非那雄胺片、盐酸坦索罗辛缓释胶囊、佐匹克隆、劳拉西泮。

4．入院诊断

（1）冠状动脉粥样硬化心脏病：不稳定性心绞痛？

（2）高血压3级（很高危）

（3）前列腺增生

5．入院后检查

（1）血液生化检查：①血常规：白细胞6.6×10⁹/L，中性粒细胞百分比71.2%，血红蛋白135g/L，血小板191×10⁹/L；②肝肾功能：丙氨酸氨基转移酶27U/L，总蛋白61.3g/L，钠120mmol/L，氯85mmol/L，钾3.97mmol/L，尿素氮6.22mmol/L，肌酐67.2μmol/L；③心肌损伤标志物：乳酸脱氢酶192U/L，肌酸激酶123U/L，肌酸激酶同工酶18U/L，B型钠尿肽296pg/ml；④血脂：总胆固醇4.07mmol/L，甘油三酯1.09mmol/L，高密度脂蛋白胆固醇0.84mmol/L，低密度脂蛋白胆固醇2.49mmol/L；⑤甲功：促甲状腺激素0.53μIU/ml↑，T₃ 0.67ng/ml↓，FT₃ 2.2pg/ml；糖化血红蛋白6.2%；⑥炎症指标：超敏C反应蛋白0.68mg/L；红细胞沉降率2mm/h；白介素-6 3.2pg/ml，降钙素原0.059μg/L；⑦血气分析：酸碱度7.434，二氧化碳分压34.8mmHg，氧分压90.2mmHg，实际碱剩余-1.2mmol/L，血氧饱和度98.3%；⑧肿瘤标志物：甲胎蛋白、癌胚抗原（-）。

（2）心电图检查：窦性心律，左心房扩大，非特异性心房内传导阻滞，ST-T改变。

（3）影像学检查：①泌尿系超声：尿潴留，残余尿量约600ml，前列腺增生。②冠脉CTA：冠状动脉硬化，管腔多发狭窄（右冠状动脉主干轻度狭窄，远段局部管腔中度狭窄，后降支管腔重度狭窄，左前降支近中段管腔重度狭窄，左回旋支近段中度狭窄），支架内血流通畅。③超声心动图：射血分数63%，左房增大，室间隔基底部增厚，主动脉内径增宽，主动脉瓣钙化，二尖瓣反流（轻度），左室舒张功能减低。

6．治疗经过

（1）本次入院主要解决的问题

1）尿潴留：导尿后1小时内分次引流出尿液800ml。

2）胸闷、胸痛：患者有冠心病病史，间断胸痛，予以单硝酸异山梨酯注射液扩冠、丹参多酚酸盐、前列地尔改善循环。

（2）其他基础共病

1）高血压：患者有高血压病史，近期因夜间睡眠差、躁动而引起血压波动，2周前更换降压药物后出现尿潴留，建议更换降压药物，将厄贝沙坦氢氯噻嗪换为厄贝沙坦，监测血压平稳。

2）前列腺增生：继续口服非那雄胺5mg、1次/日，盐酸坦索罗辛缓释胶囊0.2mg每晚睡前服用，待病情稳定拔除尿管。

（3）老年综合征

1）营养风险：进行饮食指导；加用口服营养补充剂（肠内营养粉剂）并坚持长期使用。

2）谵妄：患者躁动严重，入院后给予奥氮平5mg、劳拉西泮0.5mg每晚睡前服用以镇静，导尿引流出尿液后胸闷、胸痛缓解，躁动减轻。停用奥氮平、劳拉西泮，加用艾司唑仑镇静助眠。

3）焦虑抑郁状态：精神科会诊评估患者存在焦虑抑郁状态，予以盐酸度洛西汀肠溶胶囊60mg、1次/日，关注患者情绪和睡眠情况。

4）衰弱、肌少、跌倒高风险：营养支持基础上床旁抗阻训练，加强防跌倒宣教。

5）多重用药：因多重用药、药物相互影像导致尿潴留，与药师共同进行药物重整。

7.出院诊断

（1）冠状动脉粥样硬化性心脏病：不稳定性心绞痛，冠状动脉支架植入术后状态

（2）高血压3级（极高危）

（3）电解质紊乱：低钠血症，低氯血症

（4）前列腺增生

（5）尿潴留

（6）老年综合征：谵妄，睡眠障碍，营养风险，衰弱，肌少症，跌倒高风险，焦虑抑郁状态，多重用药

8.随访 出院后观察胸闷、胸痛等症状，监测血压，关注尿量及排尿频次，重视情绪、营养支持等综合照护。患者由家人陪伴，家属反馈患者出院后未再出现胸闷、胸痛情况，夜尿每晚3~4次，情绪稳定。

（二）第二次住院

1.基本信息

主诉：因"咳嗽、咳痰、胸闷1个月伴躁动1周"于2018年3月13日入院。

现病史：患者于1个月前受凉后出现咳嗽、咳白色黏痰，轻微活动后即感到胸闷、气短，无畏寒、寒战、发热等不适，无夜间阵发性呼吸困难，未就诊。1周前精神焦躁，睡眠差，每晚睡前服用艾司唑仑1mg，盐酸度洛西汀肠溶胶囊60mg、1次/日，躁动及睡眠情况改善不明显，为进一步诊治入院。患者自发病以来，纳差，饭量减为原来1/2，大便正常，排尿情况同前。近1个月余体重增加4kg。

2.体格检查 体温36.0℃，脉搏77次/分，呼吸20次/分，血压160/80mmHg，血氧饱

和度91%，身高167cm，体重77kg，BMI 27.6kg/m²。发育正常，神志清楚，精神焦躁，自主体位，查体合作。全身皮肤、黏膜未见黄染、出血点、破溃。全身浅表淋巴结未触及肿大，眼睑无水肿、下垂，睑结膜无充血、出血、苍白、水肿，双耳听力下降。颈静脉无怒张，气管居中，双肺呼吸音粗，未闻及干湿性啰音及胸膜摩擦音，心率77次/分，心律齐，P2＞A2，各瓣膜听诊区未闻及病理性杂音。腹部平软，无压痛、反跳痛，肠鸣音3次/分，四肢关节活动自如，双下肢水肿，左下肢为著。

3. 老年综合评估（较第一次入院的变化）

（1）体力情况：可步行5m（需要辅具，需要人辅助）。

（2）谵妄：CAM-CR评分25分。

（3）营养：NRS-2002 3分；MNA-SF 10分。

（4）小腿围：左侧32cm，右侧30cm。

（5）多重用药：硝苯地平控释片、厄贝沙坦、单硝酸异山梨酯片、非那雄胺片、盐酸坦索罗辛缓释胶囊、艾司唑仑、盐酸度洛西汀肠溶胶囊。

4. 入院诊断

（1）胸闷原因待查：冠状动脉粥样硬化性心脏病？肺炎？肺血栓栓塞症？

（2）下肢水肿原因待查：下肢深静脉血栓形成？心源性水肿？肾源性水肿？

（3）高血压3级（很高危）

（4）前列腺增生

5. 入院后检查

（1）血液生化检查：①血常规：白细胞4.2×10^9/L，中性粒细胞百分比53.1%，血红蛋白129g/L，血小板177×10^9/L；②炎症指标：超敏C反应蛋白3.14mg/L，红细胞沉降率8mm/h，白介素-6 5.7pg/ml，降钙素原0.028μg/L；③心肌损伤标志物：门冬氨酸氨基转移酶16U/L，乳酸脱氢酶169U/L，肌酸激酶57U/L，肌酸激酶同工酶9U/L，B型钠尿肽257pg/ml；④凝血指标：凝血酶原时间11.6秒，活化部分凝血活酶时间21.2秒，D-二聚体3mg/L；⑤血气分析指标：酸碱度7.405，二氧化碳分压37.8mmHg，氧分压58.7mmHg，实际碱剩余-1.2mmol/L，血氧饱和度90.1%。

（2）心电图检查：窦性心律，非特异性心房内传导阻滞，一度房室传导阻滞，ST-T改变。

（3）影像学检查：①胸部CTA：双肺动脉少许栓塞，双肺下叶炎性病变，双侧胸腔少量积液，多发肺大疱、双侧胸膜局部增厚、钙化。②超声心动图：射血分数56%，左房增大，主动脉瓣钙化，二、三尖瓣反流（轻度），左室舒张功能减低。③下肢静脉超声：双侧小腿肌间静脉血栓形成。④泌尿系超声：膀胱内残余尿少于10ml。

6．治疗经过

（1）本次入院主要解决的问题

1）肺血栓栓塞症、下肢水肿：低分子肝素钠注射液6400U、1次/日。患者此次因肺血栓栓塞症出现Ⅰ型呼吸衰竭，故而存在低氧性脑病，给予经鼻高流量吸氧，后血气情况逐渐好转。

2）双肺炎症：根据药敏结果，给予拉氧头孢1g、1次/8小时抗感染治疗。

（2）其他基础共病

1）高血压：患者夜间躁动而引起夜间血压升高，将厄贝沙坦调整至夜间服用，监测血压平稳。

2）前列腺增生：继续口服药治疗。

（3）老年综合征

1）谵妄：存在认知功能下降、低氧血症、使用镇静药物等谵妄高风险因素，给予氧疗，治疗基础疾病，加强陪伴。

2）其余老年综合征延续既往治疗方案。

病情变化：经过抗凝治疗患者低氧血症纠正，躁动明显缓解，患者顺利出院。

7．出院诊断

（1）肺血栓栓塞症（轻型）

（2）Ⅰ型呼吸衰竭

（3）双肺炎症

（4）冠状动脉粥样硬化性心脏病：不稳定性心绞痛，冠状动脉支架植入术后状态，高血压3级（极高危）

（5）前列腺增生

（6）肌间静脉血栓形成

（7）老年综合征：谵妄，营养风险，衰弱，肌少症，跌倒高风险，焦虑抑郁状态，多重用药

8．随访　出院后观察咳嗽、咳痰、胸闷等症状，关注下肢肿胀情况，调节情绪、营养支持等综合照护。家属反馈患者咳嗽、咳痰好转，未再诉胸闷，下肢水肿缓解，情绪稳定。

（三）第三次住院

1．基本信息

主诉："间断胸闷、胸痛30余年，加重伴烦躁不安1天"入院。

现病史：患者反复诉"心里不舒服"，烦躁不安，无明显咳嗽、咳痰、发热等不

适，故入院。自发病以来，纳差，饭量减为原来1/2，精神焦躁，睡眠差，近两周来每晚睡前服用艾司唑仑1mg，躁动及睡眠情况改善不明显，大便干燥，近5天来未排便，有排气。夜尿3~4次/晚，近两个月体重下降4kg。

2. 体格检查　体温36.0℃，脉搏74次/分，呼吸18次/分，血压160/80mmHg，血氧饱和度94%，身高167cm，体重73kg，BMI 26.2kg/m²。神志清楚，精神焦躁，眼睑无水肿，睑结膜无充血、出血、苍白、水肿，双耳听力下降。颈软无抵抗，颈静脉无怒张，双肺呼吸音粗，未闻及干湿性啰音及胸膜摩擦音，心率74次/分，心律齐，各瓣膜听诊区未闻及病理性杂音。腹部平软，无压痛、反跳痛，肠鸣音3次/分，四肢关节活动自如，双下肢无水肿。

3. 辅助检查　胸部CT：①双肺呈慢性支气管炎继发感染影像改变，双侧胸膜增厚、钙化，局部肺大疱。②右肺中叶及下叶支气管内密度不均匀，右肺中叶局部痰栓。③纵隔及双侧肺门多发小淋巴结影。

4. 老年综合评估（较前两次入院的变化）

（1）谵妄：CAM-CR评分25分。

（2）尿便情况：尿失禁：无；便失禁：无，便秘，5天未排便。

5. 入院诊断

（1）双肺炎症

（2）慢性支气管炎急性加重

（3）冠状动脉硬化心脏病：高血压3级（很高危）

（4）前列腺增生

（5）老年综合征：焦虑抑郁状态，睡眠障碍，便秘

6. 入院后检查

（1）血液生化检查：①血常规：白细胞10.7×10⁹/L，中性粒细胞百分比83.2%；②炎症和免疫指标：超敏C反应蛋白81mg/L，红细胞沉降率36mm/h，白介素-6 30.1pg/ml，降钙素原0.38μg/L；③凝血指标：凝血酶原时间19.9秒，国际标准化比值1.63，活化部分凝血活酶时间28.2秒，D-二聚体0.4mg/L；④血气分析指标：酸碱度7.421，二氧化碳分压36.6mmHg，氧分压81.5mmHg，实际碱剩余-0.9mmol/L，血氧饱和度96.6%。

（2）心电图：窦性心律，非特异性心房内传导阻滞，一度房室传导阻滞，ST-T改变。

（3）影像学：①泌尿系超声：膀胱内残余尿少于10ml。②下肢静脉超声：双侧小腿肌间静脉血栓形成。③胸部CTA：双肺动脉未见明显充盈缺损；双肺符合慢性支气管炎继发感染影响改变；多发肺大疱、双侧胸膜局部增厚、钙化。④超声心动图：射

血分数59%，左房增大，室间隔增厚，主动脉瓣钙化并轻度反流，二、三尖瓣反流（轻度），左室舒张功能减低。⑤下肢静脉超声：未见明显异常。

7．治疗经过

（1）本次入院主要解决的问题：双肺炎症，根据药敏结果头孢他啶2g、1次/12小时抗感染治疗。

（2）其他基础共病：高血压、前列腺增生、焦虑抑郁状态：继续原方案治疗，关注患者血压、排尿及情绪状况。

（3）老年综合征

1）谵妄：患者躁动明显，夜间加重，每晚睡前给予奥氮平5mg、劳拉西泮0.5mg，躁动能缓解，加强陪伴。

2）其余老年综合征延续既往治疗方案。

病情变化：抗感染治疗后患者烦躁情况逐渐改善，停用奥氮平、劳拉西泮，使用艾司唑仑镇静。患者顺利出院。

8．出院诊断

（1）双肺炎症

（2）慢性支气管炎急性加重

（3）冠状动脉粥样硬化性心脏病：高血压3级（极高危）

（4）前列腺增生

（5）老年综合征：谵妄，营养风险，衰弱，肌少症，便秘，跌倒高风险，焦虑抑郁状态，多重用药

二、疾病介绍

谵妄是老年患者住院期间常见而严重的综合征，在普通病房中为30%～50%，在重症监护病房中谵妄的发病率可达80%或更高，对患者、家庭均带来严重的不良影响。谵妄与患者的预后密切相关。住院期间出现谵妄的患者死亡风险增加10倍，出现住院并发症的风险增加3～5倍，且导致住院时间延长、住院费用增加。目前已知的易感因素主要包括年龄（>75岁）、痴呆、认知障碍、视力和听力下降、多病共存、多重用药等。诱发老年住院患者发生谵妄的因素主要包括急性疾病和慢性疾病的急性加重、约束、留置导尿管、手术/麻醉、药物（尤其是镇静催眠药和抗胆碱能药）、疼痛、脱水或电解质紊乱、尿潴留、便秘等。

谵妄的治疗策略关键在于去除诱因，非药物干预措施：鼓励与家人、照顾者持续互动，督促下地活动，允许自然光照射来刺激患者；满足患者要求、播放舒缓音乐、调暗

灯光、更换病房等减少刺激。近些年一些药物也被应用于临床治疗谵妄，但对谵妄多数药物疗效并不明确。但当患者存在激越行为且危及自身或他人安全等严重情况时，可使用抗精神病类药物，一项荟萃分析结果显示，氟哌啶醇联合劳拉西泮可能是治疗谵妄较好的方法。

三、病例分析

本例患者为高龄男性，三次均以谵妄入院，但三次导致谵妄发生的诱因各不相同，如尿潴留、低氧血症、肺炎。高龄患者认知功能下降，且存在谵妄，故而对症状无法准确的描述，给诊断带来一定的难度，对于此类患者更应重视老年综合评估。老年综合评估（CGA）是老年医学的核心技术之一，内容包括疾病状况、躯体功能、情绪和认知功能、社会支持及需求等方面，并据其制订治疗和照护方案，以维持和改善老年人健康和功能状态，提高老年人的生活质量。本例患者通过老年综合评估，三次及时发现患者存在的老年综合征和疾病，迅速解决，从而解决了患者的痛苦，提高了患者的生活质量。

四、病例点评

第一次住院，患者精神焦躁，睡眠差，服用劳拉西泮无效，大便正常，夜尿频繁，7～10次/晚。越到夜间精神症状越明显，分不清时间地点，不停吵闹，不停小便，拒绝下尿管。CAM-CR评分26分。随着检查的逐步完善，前列腺增生导致的尿潴留诊断明确，给予留置尿管，同时配合心理卫生科和泌尿外科的治疗，患者谵妄症状明显好转。

第二次住院，CAM-CR评分25分；首先除外了尿潴留，氧分压低是主要表现，在其他证据（心电图、凝血、超声心动等）不充分的条件下，通过胸部CTA发现双肺动脉少许栓塞。随着血氧的改善，患者谵妄症状明显好转。

第三次住院，患者体重下降4kg，总是自言自语，夜间仍然烦躁不已。CAM-CR评分25分。双肺呈慢性支气管炎继发感染影像改变，支气管内有局部痰栓。抗感染治疗后谵妄症状好转。

通过这个病例，有几点让我们思考：①患者高龄，认知下降，对身体不适的相关症状描述不清，三次均以谵妄为主要表现入院；②老年疾病的特点之一就是多因一果，同样是谵妄，病因可能是尿潴留、肺血栓栓塞、肺炎等；③针对老年综合征，不应一味去"缓解症状"，还应该查找其背后有没有疾病的诱因。

（病例提供者：满姗姗　北京大学首钢医院）

（点评专家：李开来　北京大学首钢医院）

参考文献

[1]RieckKM，PagaliS，MillerDM.Delirium in hospitalized older adults[J]. Hosp Pract，2020，48（Suppl 1）：S3-S16.

[2]石婧，段春波，于普林.老年人谵妄的流行病学特征[J].中华老年医学杂志，2020，39（10）：1116-1119.

[3]RigorJ，RatoIR，FerreiraPM，et al.Prehospital anticholinergic burden is associated with delirium but not with mortality in a population of acutely ill medical patients-science direct[J].J Am Med Dir Assoc，2020，21（4）：481-485.

[4]郑晓晓，孙力超.老年住院患者发生谵妄的研究进展[J].中华老年医学杂志，2022，41（5）：596-599.

[5]Wu YC，Tseng PT，Tu YK，et al.Association of delirium response and safety of pharmacological interventions for the management and prevention of delirium：a network meta-analysis[J].JAMA Psychiatry，2019，76（5）：526-535.

长寿老年患者髋部骨折的围术期管理

一、病历摘要

（一）基本信息

主诉：患者男性，99岁，因"跌倒伴右髋部疼痛10余天，加重1天"于2023年3月8日入院。

现病史：患者入院前10余天无明显诱因出现右下肢无力并跌倒，诉右侧髋部疼痛，局部无红肿、淤斑，未予诊治。1天前右下肢无力加重，活动受限，不能抬离床面，故就诊于我院，完善右髋关节X线及CT提示右侧股骨粗隆间骨折、重度骨质疏松。为求进一步诊治收入我院骨科。患者自发病以来，精神可，平素入睡困难、睡眠时间短，间断服用佐匹克隆助眠，进食量约减少1/2，大小便正常，体重无明显变化。

既往史：既往有冠心病、高脂血症、陈旧性脑梗死、高血压3级、2型糖尿病、慢性支气管炎、前列腺增生等病史，平素均未用药。对布瑞林（输注后全身不适）及人参（服用后心悸）过敏，否认其他药物过敏史。

个人史：否认吸烟、饮酒嗜好，否认毒物、粉尘、放射性物质接触史。

婚育史：育1子2女，配偶已故，子女体健。

家族史：否认家族性遗传倾向疾病。

（二）体格检查

体温36.5℃，脉搏92次/分，呼吸18次/分，血压133/63mmHg，血氧饱和度98%（未吸氧），身高180cm，体重60kg，BMI 18.5kg/m^2，左小腿围28cm。发育正常，营养中等，神志清楚，平车入室，查体欠合作。右大腿外侧可见瘀斑。双耳听力丧失。齿列缺牙。胸廓稍呈桶状，双肺呼吸音对称，听诊呼吸规整，双肺呼吸音稍粗，左下肺可闻及少量湿性啰音，双肺未闻及干性啰音，未及明显胸膜摩擦音。心界扩大，心率92次/分，心律齐整，未闻及明显额外心音，各瓣膜区未闻及病理性杂音，未闻及心包摩擦音。腹平软，无压痛及反跳痛，移动性浊音（−）；肠鸣音3次/分。右下肢外旋、短缩畸形，右髋压痛、叩击痛，可及骨擦感，右下肢活动受限，双下肢动脉搏动未见明显异常。右髋部肿胀，余肢体未见明显可凹性水肿。

（三）入院诊断

1. 右股骨粗隆间骨折

2. 重度骨质疏松

3. 脑梗死

4. 冠状动脉粥样硬化性心脏病：心功能Ⅱ～Ⅲ级（NYHA分级）

5. 高血压3级（很高危）

6. 2型糖尿病

7. 高脂血症

8. 慢性支气管炎继发感染

9. 前列腺术后

（四）术前评估及管理

1. 疾病评估及干预

（1）辅助检查：①血常规：白细胞8×10^9/L，中性粒细胞6.5×10^9/L（81.7%），淋巴细胞1×10^9/L（12.3%），血红蛋白115g/L，血小板373×10^9/L。②肝肾功能：丙氨酸氨基转移酶8U/L，总蛋白58.2g/L，白蛋白31.9g/L，肌酐57μmol/L，尿素氮4.53mmol/L。③电解质：钾3.40mmol/L，钠131mmol/L，氯93mmol/L。④同型半胱氨酸：21.81μmol/L。⑤血糖：随机血糖8.71mmol/L，糖化血红蛋白7%。⑥炎症指标：C反应蛋白78.07mg/L，白介素−6 79.7pg/ml，降钙素原0.116ng/ml。⑦凝血功能：凝血酶原时间12.9秒，活化部分凝血活酶时间26.1秒，纤维蛋白原定量5.4g/L，纤维蛋白降解产物6.1mg/L，D−二聚体2.5mg/L。⑧乙肝五项：HBcAb阳性，余阴性；Anti−HIV、Anti−HCV、TP−Ab均阴性。⑨血气分析：酸碱度7.429，氧分压68.6mmHg，二氧化碳分压49.7mmHg，实际碱剩余7mmol/L，碳酸氢根30.1mmol/L。⑩心电图：窦性心律，电轴左偏，肢体导联低电压，非特异性心房内传导阻滞，完全性右束支传导阻滞合并左前分支传导阻滞，ST−T改变，Q−T间期延长。11胸部CT：两肺符合慢性支气管炎继发感染改变，请结合临床治疗后复查；双侧少量胸腔积液；胸膜肥厚；心脏增大，心包积液，请结合临床；冠状动脉及主动脉硬化。12双下肢静脉超声：未见明显血栓。

（2）疾病评估及处理

1）冠心病、心功能不全：患者平素无明显胸痛、胸闷等心绞痛发作表现，休息及日常活动无明显喘憋，考虑心功能大致稳定，NYHA分级Ⅱ～Ⅲ级，无需要优先处理心脏情况。但心电图提示存在传导阻滞及ST-T改变，建议完善超声心动图评估心功能。治疗上予阿托伐他汀调脂、稳定斑块治疗。

2）肺部感染：炎症指标升高及胸部影像学显示存在慢性支气管炎继发感染。予鼻导管吸氧，头孢唑肟1g、1次/12小时静脉滴注抗感染、祛痰等治疗，并指导呼吸、咳嗽技巧。

3）肾脏评估：肌酐清除率53.08ml/min，慎用肾毒性药物及造影剂。

4）内分泌评估：患者有糖尿病病史，近期进食减少，监测空腹血糖<7mmol/L，随机血糖<10mmol/L，糖化血红蛋白7%，血糖控制可，故不加用降糖药物避免低血糖，监测血糖。

2. 术后并发症评估

（1）谵妄风险评估：患者存在高龄、活动受限、疼痛、睡眠障碍、营养不良、电解质紊乱等谵妄风险，术后谵妄评估高风险。

（2）心血管风险评估：活动耐量≤4MET；心脏风险因素存在：曾有或目前有代偿性心力衰竭，有缺血性心脏病史，脑血管病史，糖尿病等4条；拟行中等风险手术（骨科手术）；RCRI评分3分（4级）。

（3）呼吸系统风险评估：存在肺部并发症个体危险因素：心功能不全、体重减轻；ARISCAT评分41分，术后出现肺部并发症为中风险。

（4）血栓风险评估：患者卧床，下肢制动，D-二聚体及纤维蛋白降解产物升高提示高凝倾向，Caprini评分22分，深静脉血栓风险极高危。

（5）卒中风险评估：患者既往有脑卒中病史，术前Essen卒中风险评分7分，年卒中发生风险高危。

3. 老年综合征评估及干预

（1）老年综合评估

1）躯体功能状态评估：①日常生活活动能力：Katz ADL 5分（F级），Barthel ADL 40分，Lawton IADL 1分；②体力情况：跌倒前可室内活动，使用拐杖、轮椅，卧床10天；③跌倒：近1年有跌倒史，目前卧床；下肢无力，Morse 75分。

2）营养：NRS-2002 5分，MNA-SF 2分。

3）精神、心理状态评估：①认知能力：MMSE 4分，MoCA 3分；②谵妄：CAM 18分；③情绪评估：有无望感。

4）衰弱：FRAIL 4分，Fried 4分。

5）疼痛：有，部位：髋部，NRS 2分。

6）大便情况：近3日未排便，CT可见肠道积气。

（2）老年综合征：跌倒，营养不良，痴呆，抑郁不除外，衰弱，疼痛，便秘。

（3）老年综合干预

1）营养不良：鼓励经口进食，调整食物性状及喂食方式，辅以静脉补液。

2）衰弱、跌倒：营养支持基础上加强防跌倒宣教，术后积极康复锻炼。

3）疼痛：氟比洛芬酯100mg、1次/12小时静脉滴注镇痛，后续可根据疼痛程度升降止痛阶梯。

4）便秘：四磨汤20ml、3次/日口服促胃肠动力，间断药物灌肠辅助通便。

5）痴呆：择期请精神科会诊行专科诊疗。

4．术前评估结论　可以进行手术治疗，但需向家属充分交代术后并发症发生风险及预后，理性认识手术风险及效果。

（五）手术治疗

于椎管内麻醉下行右股骨粗隆间骨折闭合复位、髓内钉内固定术，手术过程顺利，术中出血约200ml，自体血回输130ml，术中输注B（＋）悬浮红细胞2U。术后患者清醒，安返病房。手术用时1小时10分钟。术后2周拆线，伤口愈合良好，转入老年医学科继续治疗。

（六）术后管理

1．术后预估风险管理

（1）谵妄：术后予充分镇痛，抗感染，纠正电解质紊乱，早期去除心电监护、尿管等管路，鼓励活动避免卧床等处理积极控制谵妄诱因。但患者仍出现夜间间断喊叫，拉拽仪器，CAM 34分，存在谵妄，予奥氮平抗精神病、咪达唑仑镇静等治疗，患者言语错乱减轻。

（2）心血管风险：术后早期予心电监护，定期复查心肌酶、心肌损伤标志物等指标，以协助早期发现心肌缺血。

（3）肺部并发症：患者术前即存在慢性支气管炎继发感染，术后出现痰多、不易咳出，予氧疗，翻身拍背促进痰液排出，拉氧头孢1.5g、2次/日静脉滴注抗感染，氨溴索30mg、2次/日静脉滴注，乙酰半胱氨酸雾化化痰等治疗；痰培养回报溶血性葡萄球菌，换用哌拉西林他唑巴坦2.5g、2次/日联合万古霉素50万U、1次/12小时静脉滴注抗感染治疗，患者咳嗽、咳痰缓解。

（4）血栓预防：患者存在极高深静脉血栓风险，术后12小时予那曲肝素6150U、

1次/日皮下注射，后换用低分子量肝素5000U、1次/日皮下注射预防性抗凝治疗，复查双下肢静脉超声未见血栓，至术后5周停药。

（5）卒中风险：患者既往有脑卒中病史，本次跌倒不除外与新发脑梗死肢体活动障碍有关，且术后卒中风险高危，故予银杏二萜内酯葡胺5ml、1次/日静脉滴注改善脑供血。

2．基础疾病管理

（1）调脂、稳定斑块：阿托伐他汀20mg，每晚睡前服用。

（2）降压：缬沙坦氨氯地平1片、1次/日。

3．老年综合评估及管理

（1）老年综合评估

1）躯体功能状态评估：①日常生活活动能力：Katz ADL 5分（F级），Barthel ADL 25分，Lawton IADL 1分；②跌倒：近1年有跌倒史，目前卧床；下肢无力，Morse 60分。

2）营养：NRS-2002 4分，MNA-SF 2分。

3）精神、心理状态评估：①认知能力：MMSE 4分，MoCA 3分；②谵妄：CAM 34分；③情绪评估：有无望感。

4）衰弱：FRAIL 5分，Fried 5分。

5）疼痛：有，部位：髋部，NRS 2～3分。

6）睡眠：睡眠障碍，入睡困难，间断服用助眠药物。

7）视力障碍：无。

8）听力障碍：双侧耳聋。

9）口腔：牙齿1颗；吞咽：洼田饮水试验4级。

10）尿便情况：无尿便失禁，便秘。

11）压疮：无压疮，Braden 18分。

12）小腿围：28cm。

13）居住环境：同儿媳同住，3层楼房，无电梯。

（2）老年综合征：跌倒，营养不良，痴呆，抑郁不除外，衰弱，疼痛，睡眠障碍，老年性聋，吞咽困难，便秘，老年性骨质疏松，肌少症不除外，多重用药。

（3）老年综合征干预

1）营养及吞咽：术后出现低蛋白血症，白蛋白最低24.3g/L，患者营养不良且存在吞咽障碍，建议留置胃管或行PEG/PEJ予肠内营养支持，患者拒绝，尊重患者及家属意愿，予鼓励经口进食，间断静脉输注人血白蛋白，并予肠内营养乳剂（TPF-T）500ml、1次/日口服营养补充，进食时抬高床头或坐起避免误吸。

2）疼痛：术后予氟比洛芬100ml、1次/12小时静脉滴注止痛，转入老年医学科后仍诉右髋部疼痛，翻身、坐起时明显，换用氨酚羟考酮1片、1次/8小时口服止痛，根据疼痛程度逐渐减少剂量至停药。

3）睡眠障碍：患者术后出现睡眠倒错，白天嘱护工加强与患者交流，并予夜间佐匹克隆助眠，维持正常睡眠周期。

4）胃肠功能紊乱：患者腹泻与便秘交替，考虑胃肠功能紊乱，予对症止泻或促胃肠动力治疗，并予地衣芽孢杆菌活菌胶囊0.5g、3次/日，双歧杆菌三联活菌胶囊630mg、2次/日口服调节肠道菌群。

5）排尿：术后2天予拔除尿管，排尿通畅，无明显尿失禁。

6）功能状况：术后早期鼓励患者坐起，予床上被动活动及肢体功能训练，伤口拆线后请康复科会诊指导床旁康复锻炼。

7）抗骨质疏松：骨化三醇胶丸0.25μg、1次/日，碳酸钙片0.3g、3次/日。

8）痴呆与抑郁：嘱患者家属加强看护，嘱护理人员及家属加强陪伴、安抚。

9）老年性聋：应用写字板交流。

10）多重用药：根据病情及时调整用药。

4．效果　术后伤口愈合良好，患者在他人辅助下可借助支具站立，右腿可迈步。

（七）出院诊断

1．股骨粗隆间骨折术后

2．脑梗死

3．葡萄球菌性肺炎

4．重度骨质疏松

5．冠状动脉粥样硬化性心脏病：心功能Ⅱ–Ⅲ级（NYHA分级）

6．高血压3级（很高危）

7．2型糖尿病

8．高脂血症

9．泌尿系感染

10．高同型半胱氨酸血症

11．低尿酸血症

12．前列腺术后

13．老年综合征：老年性聋，跌倒，低蛋白性营养不良，睡眠障碍，痴呆，抑郁不除外，衰弱，疼痛，便秘，肌少症不除外，多重用药

（八）随访

患者出院后由儿媳照顾，护理力度较弱，居家以卧床为主，床上应用尿壶、便盆解大小便，进食以粥、蛋羹为主，基本未进行康复锻炼。出院后逐渐出现便秘、进食减少，入睡困难，并出现坠床再次住院治疗。

二、疾病介绍

髋部骨折通常指股骨颈及股骨粗隆间骨折，也包括部分骨盆骨折。好发于65岁以上老年人群，骨折风险随年龄的增长而增加。老年髋部骨折的危险因素包括骨质疏松症、平衡能力下降、肌肉力量减弱、衰弱等。老年髋部骨折发生率高，我国每年新发髋部骨折的病例数超过100万，并在逐年增加。髋部骨折的表现主要表现为疼痛、下肢活动受限、不能站立或行走、下肢畸形，也可出现发热等全身症状。髋部骨折致残率、致死率高，25%～75%的患者无法恢复骨折前的功能水平，35%的患者无法恢复自主行走，1年病死率高达20%～30%，对老年人的健康及生活治疗造成巨大影响，且医疗花费巨大，被冠以"人生最后一次骨折"。髋部骨折的治疗措施包括手术治疗及保守治疗。

三、病例分析

跌倒是引起老年人髋部骨折的最常见原因。髋部骨折常引起老年人卧床、失能，致残率、病死率高，医疗花费巨大。我国指南推荐，无论是考虑功能康复还是缓解疼痛、预防卧床等因素，老年髋部骨折首选手术治疗，但对于合并严重疾病患者，需要充分评估手术的风险、获益比，结合患者预期生命周期，并考虑患者及家属的意见决定治疗方案。相较于一般老年人，长寿老人往往存在基础疾病多、机体功能差、代偿能力下降等特点，往往导致术后恢复减慢、并发症增加。有研究表明，对于合并复杂内科疾病、严重合并症的髋部骨折患者，强调早期手术不能改善患者预后。本例患者为长寿老人，但日常生活质量尚好，骨折后出现失能，手术可以提高患者后期生活质量，但患者合并冠心病、糖尿病、高血压、脑梗死等多种疾病，术后肺炎、栓塞、伤口愈合不良等并发症风险很高，故需要向患者及家属详细交代病情及可能出现的情况。经医生与患者家属达成共识最终决定手术。

老年综合评估可以全面评估老年人的一般情况、共病、多重用药、躯体功能、精神心理、认知、营养、社会支持等方面，应用于术前评估有助于发现手术的潜在风险，并通过积极干预降低甚至规避风险。并且在慢性病管理上，术前只需要将其"最佳化"，而不追求完全"纠正"。在该例患者的术前综合评估中，我们发现患者的基础疾病控制相对稳定，除肺部感染需进行抗感染治疗外不需要进行额外干预，但患者存在营养不良、疼痛、睡眠障碍、便秘等多种老年综合征，均可能引起伤口愈合延迟、感染等术后并发症，并且患者术后谵妄、血栓、卒中的发生风险均很高。故术前，在骨科、麻醉科、老年医学科等多学科协助下，给予患者积极营养支持、止痛、调整睡眠周期、通便等治疗，并向护工及家属进行积极的防跌倒、防坠床、营养等方面的宣教，最终顺利完成手术，伤口愈合良好。同时有研究表明，越早进行手术，患者术后出现并发症甚至死亡的风险越低。我国指南也推荐在有条件的情况下应在骨折后48小时内进行手术。该患者入院时已骨折10天，为尽快进行手术，术前准备时间较短，故在术前仅就部分对手术影响较大，且可以短期进行一定干预纠正的老年综合征进行评估，完整的老年综合评估及干预在术后完成。

在术后阶段，进行疾病和老年综合征的综合管理有助于预防和发现术后并发症，促进功能康复，尽快恢复日常生活能力。营养方面，指南建议围术期老年患者能量摄入应达30kg/（kg·d），蛋白摄入1.5~2.0g/（kg·d），该患者日常进食量低于营养需求量50%，且拒绝留置胃管，故给予口服营养补充，后期继续鼓励患者经口进食，并告知家属予以积极营养支持，可考虑高能量密度等营养补充剂。精神方面，患者间断谵妄，考虑与疼痛、电解质紊乱、活动受限、感染等多重因素有关，故住院期间予以积极祛除诱因治疗，并予镇静药物对症处理，指导家属出院后加强陪伴及安抚，坚持药物治疗。康复方面，经康复科协助下肢功能康复，患者可借助支具站立、迈步，嘱患者家属出院后减少患者卧床时间，继续协助患者进行康复锻炼。

对于髋部骨折术后老年患者而言，除医院内的治疗外，出院后的社区、家庭调护同样重要。有研究显示，家庭康复对髋部骨折术后老年患者的髋关节功能恢复、心理健康、生活质量改善均有积极影响。故在出院前我们给予患者家属营养、功能锻炼、防跌倒等多方面的护理康复指导。但该患者因自身交流障碍，同住家人较少、能力较弱等家庭-社会支持力度较弱等因素，在出院后未能继续进行积极有效的家庭康复护理计划，故导致患者短期内再次住院，后期需再召开家庭会议，共同明确长期的疾病诊疗及综合护理计划。

四、病例点评

通过这个病例，有几点让我们总结和反思：

1. 围术期评估 术前应以基础病、共病为主，因为这部分直接关系到手术效果和术后并发症风险等级。老年综合征，可以了解老人内在能力，虽然对手术没有直接影响，但是对术后生活质量的恢复有指导意义。百岁老人的问题会更复杂一些，还需要继续总结。

2. 老年综合评估　包含"疾病，用药，内在能力和社会支持力度"，本例患者就是忽视了社会支持力度，故出现坠床。

（病例提供者：陈锦文　北京大学首钢医院）

（点评专家：李开来　北京大学首钢医院）

参考文献

[1]中华人民共和国国家卫生健康委员会医政司.老年髋部骨折诊疗与管理指南（2022年版）[J].中华创伤骨科杂志，2023，25（4）：277-283.

[2]Lizaur-Utrilla A，Gonzalez-Navarro B，Vizcaya-Moreno MF，et al.Reasons for delaying surgery following hip fractures and its impact on one year mortality[J].Int Orthop，2019，43（2）：441-448.

[3]朱鸣雷，黄宇光，刘晓红，等.老年患者围手术期管理中国医学科学院北京协和医院专家共识[J].协和医学杂志，2018，9（1）：36-41.

[4]Leer-Salvesen S，Engesæter LB，Dybvik E，et al.Does time from fracture to surgery affect mortality and intraoperative medical complications for hip fracture patients? An observational study of 73 557 patients reported to the Norwegian Hip Fracture Register[J].Bone Joint J，2019，101-B（9）：1129-1137.

[5]Beaupre L，Khong H，Smith C，et al.The impact of time to surgery after hip fracture on mortality at 30 and 90-days：does a single benchmark apply to All? [J].Injury，2019，50（4）：950-955.

[6]邓春花，陈小华，尹芝华，等.老年髋部骨折患者围术期营养护理管理专家共识（2023版）[J].中华创伤杂志，2023，39（5）：394-403.

[7]Volkert D，Beck AM，Cederholm T，et al.ESPEN practical guideline：clinical nutrition and hydration in geriatrics[J].Clin Nutr，2022，41（4）：958-989.

[8]袁建坤，肖煌怡，王峻.家庭康复护理对老年髋部骨折病人术后康复效果影响的Meta分析[J].循证护理，2023，9（5）：801-806.

[9]张咪，周春兰，吴艳妮，等.老年髋部骨折术后患者家庭康复护理的最佳证据总结[J].中华护理杂志，2022，57（22）：2777-2783.

病例
12

老年 COPD 共病患者的肺康复

一、病历摘要

（一）基本信息

主诉：患者男性，71岁，因"慢性咳嗽、咳痰伴喘息20年，加重3个月"入院。

现病史：患者于20年前间断活动后出现喘憋，当地医院给予雾化治疗后好转，后间断发作喘憋，季节变换时多见，平均一年1~2次因喘憋加重住院，间断咳嗽、咳痰，为白色泡沫痰，每日晨起为著。入院前3个月再次于活动后出现喘憋，伴活动耐量下降，上二层楼或平地行走500m即出现喘憋，伴乏力，咳嗽、咳痰无明显变化，无水肿、少尿，就诊于当地医院，完善肺功能检查，考虑"慢性阻塞性肺疾病（COPD）"，给予抗感染、平喘、祛痰及雾化等治疗后好转出院。出院后未规律应用吸入用药，为进一步治疗遂入我院。患者自发病以来，食欲、睡眠欠佳，精神尚好，大小便如常，近半年体重下降5kg。

既往史：发现血压升高半年，最高160/70mmHg，规律服用降压药物（苯磺酸氨氯地平），平素血压130~140/70mmHg。腹痛、腹胀半年。否认冠心病、糖尿病、脑血管及精神病病史。否认手术史、外伤史、输血史。

个人史：无粉尘接触史及宠物饲养史，吸烟50余年，平均20支/日，已戒烟20年，间断饮酒5年，戒酒半年，适龄结婚，育1子1女。

家族史：母亲患有哮喘。

（二）体格检查

血压130/83mmHg，神清语利，精神好，双肺呼吸音粗，未闻及干湿性啰音，心率75次/分，律齐，腹软，无压痛，肝脾肋下未触及，双下肢无水肿。

（三）老年综合评估

1. Katz ADL 6分；Lawton IADL 8分；Barthel ADL 100分。

2. 疼痛　无疼痛。

3. 视听力　视力：正常；听力：正常。

4. 睡眠　入睡困难。

5. 过去1年跌倒史　无。

6. 认知能力　教育程度：小学；MMSE：25分。

7. Mini-Cog　4分。

8. 情绪评估　GDS-15：0分；SAS：35分；SDS：38分。

9. 跌倒风险　无。

10. 功能状态　握力：22.6kg；步速：0.76m/s；5次起坐：14.9秒；3米起立行走：13.2秒；并足站立：≥10秒；半足距站立：≥10秒；全足距站立：≥10秒。

11. 衰弱　Fried 3分。

12. SPPB　8分。

13. 尿便情况　尿失禁：无；便失禁：无。

14. 口腔　无义齿，不影响进食，无呛咳。

15. 营养　MNA-SF 7分。

16. SMI　6.1kg/m^2。

COPD疾病评估：本患者FEV1/FVC 52.2%，FEV1 29.8%，依照COPD气流受限严重程度，为GOLD 4级（极重度），mMRC评分：>2分，ABCD评估工具为D级。

（四）入院诊断

1. 慢性阻塞性肺疾病

2. 高血压（2级，极高危组）

3. 头晕

4. 胃食管反流病

5. 湿疹

6. 老年综合征：衰弱，营养不良，肌少症，多重用药

整体目标：症状改善、不发生跌倒、生活质量得到提升、延缓衰弱进程。

（五）入院后检查

血气分析（未吸氧）：酸碱度7.39，氧分压77mmHg，二氧化碳分压42mmHg。血气分析（吸氧）：酸碱度7.40，氧分压87mmHg，二氧化碳分压41mmHg。血常规：白细胞5.7×10^9/L，中性粒细胞百分比80.2%，血红蛋白126g/L，C反应蛋白0.17mg/dl。血

液生化：总蛋白62.3g/L，白蛋白39.4g/L，前白蛋白0.14g/L，总胆固醇4.21mmol/L，血钾4.2mmol/L。凝血四项：凝血酶原时间11.3秒，国际标准化比值0.99，凝血酶时间17.6秒，D-二聚体0.44mg/L。胸部CT：示支气管炎、双肺肺气肿。肺功能：极重度阻塞性通气功能障碍，弥散量降低，呼吸总气道阻力增高。FEV1 29.8%，FEV1/FVC 52.2%。心脏超声：二、三尖瓣轻度反流，主动脉瓣轻度反流。

（六）治疗经过

1. 共病管理　GOID2020第一次纳入了完整的慢阻肺管理流程图，包括初始评估、初始管理、随访评估和随访治疗调整。该管理流程是基于患者症状严重程度和急性加重风险制订的，可根据患者病情进行升级或降级治疗。

（1）肺康复计划

1）呼吸肌训练：呼吸操、缩唇呼吸。

2）运动处方：①耐力训练：每日步行5000～6000步，电话指导、通过计步器监测指标。②抗阻训练：弹力带，以6磅起始，训练量为每组2～3个动作，每组重复训练10～15次，组间休息1～3分钟，训练频率为3～5次/周。

3）营养干预：营养科会诊，与团队、患者共同制订营养计划，每日能量需求为1260～1575kcal/（kg·d），蛋白质每日目标需求为60～75g，其中优质蛋白达一半以上。加强营养教育，适当增加深海鱼油、海产品等富含多不饱和脂肪酸的食物摄入，鼓励增加膳食纤维及深色蔬菜和水果及豆类等富含抗氧化营养素的摄入。补充ONS，每日2次，每次摄入15～20g蛋白质。定时评估MNA-SF，监测患者体重指数，白蛋白、总蛋白、血红蛋白、电解质水平，为治疗团队提供调整方案依据。

4）效果评价：出院时血白蛋白40g/L，前白蛋白0.15g/L，血红蛋白127g/L，握力23.2kg，体重增加1kg。患者了解了改善营养不良的方法。

5）心理支持：帮助患者认识慢阻肺是可以预防及治疗的一种疾病，通过规范的治疗可以改善胸闷、喘憋等相关症状，延缓病情的进展，从而帮助患者树立战胜疾病的信心，加强用药依从性；保持开朗乐观的心情，如有焦虑、抑郁情绪，请及时寻求心理科医生的帮助。

（2）跌倒风险

1）生活护理：安全、舒适的环境。地面保持干燥，无障碍物；行动时病房保持明亮，衣服合体，鞋子防滑。

2）运动干预：减少静坐，增加主动和被动活动；医护团队制订抗阻力运动（弹力带、哑铃）：①强度：连续对抗10次；②重复次数：每10个为1组，一次2组，组间间隔3分钟不能过度劳累；③动作频率：每周6次；④运动注意：血压，运动量。

116 | 老年综合征病例精解

3）健康教育：告知患者跌倒评分及跌倒风险级别，增强防跌倒的意识及预防措施，教会患者、家属预防跌倒和自救方法，增强防跌倒意识。

4）生活干预：活动时采取渐进式改变姿势，如厕、沐浴、散步时必须有人陪伴。

（3）多重用药

1）药师使用STOPP对患者现用药物治疗进行评估，调整用药。

2）制订用药指导单，向患者讲解药物的不良反应。

3）养成良好的服药习惯，每天由照护人员按照早、中、晚、睡前摆药，防止漏药、服药错误等事件发生。

（4）高血压：低盐低脂饮食、监测血压、规律用药。

（5）胃食管反流

1）饮食和生活方式调整：抬高床头、戒烟/酒、避免夜餐/饱餐、避免进食后运动、避免进食可能促进反流的食物（如巧克力、高脂食物）。

2）药物治疗：质子泵抑制剂（奥美拉唑、艾司奥美拉唑、兰索拉唑、泮托拉唑和雷贝拉唑等）；H_2受体拮抗剂（西咪替丁、雷尼替丁、法莫替丁等）；黏膜保护剂（铝碳酸镁、硫糖铝和三钾二枸橼酸铋等）。

2. 出院评估

（1）病情平稳、血压平稳。

（2）咳嗽咳痰、减轻、喘憋减轻。

（3）头晕症状减轻，未发生跌倒。

（4）消化道症状好转，饮食改善。

（5）合理用药。

（6）给予出院前评估及健康指导。

3. 出院准备

（1）制订居家计划：营养改善计划、运动锻炼计划、药物使用计划等。

（2）对居家环境进行适老化改善：①合理安排室内家具高度和位置；②室内有棱角的家具，购买防撞条贴上，防止老年人撞到棱角上；③居室内、卫生间内地面保持干燥，浴室地板上应放置防滑橡胶垫，坐便旁安装辅助把手；为老年人挑选合身的衣服和防滑鞋。

4. 出院随访

（1）包括运动干预、营养改善、生活能力提升。

（2）联合医师、药师、护士共同为患者制订出院药物指导单。

（3）向患者讲解用药指导及注意事项，使患者认识正确用药的重要性。

（4）通过电话随访定期了解患者用药情况，发现问题及时纠正，警惕低血压的发生及因血压降低而发生跌倒，指导患者掌握正确的应急处理办法。

二、疾病介绍

慢性阻塞性肺疾病（COPD），是一种以持续气流受限（指气管、支气管、肺泡等气流通道狭窄甚至闭塞，气流通过不顺畅，且呈进行性发展）为特征的可防、可治的常见肺部疾病。通常与显著暴露于有害颗粒或气体引起的气道和（或）肺泡异常有关，常见症状多表现为慢性咳嗽、咳痰，可有气促或呼吸困难、胸闷、喘息等症状。

本病的诊断主要依据肺功能检查，吸入支气管扩张剂后，第一秒用力呼气容积占用力肺活量的比值<70%确定存在持续气流受限，同时排除其他可引起气流受限疾病，则可明确诊断为COPD。治疗首选使用吸入性支气管扩张剂，但要根据不同症状及风险分层，治疗方案也是有所区别。大部分患者通过合理的治疗和管理后可控制症状，避免急性发作，缓解肺功能的下降。但如治疗不规范，则COPD病情会反复并逐渐加重，气流阻塞进行性加重，严重者并发肺源性心脏病、呼吸衰竭等，预后较差。

COPD目前尚不能完全治愈，因此预防其发病是至关重要的。以下预防措施适合于老年人：①戒烟：是预防COPD最重要的措施，肺部疾病的任何阶段，严格戒烟都有助于预防COPD的发生；②接种疫苗：流感疫苗、肺炎链球菌疫苗、细菌溶解物、卡介苗多糖核酸等有利于预防COPD的发生；③加强体育锻炼，增加呼吸肌的锻炼，增强肺康复的理念，提高机体免疫力；④COPD高危人群，应定期进行肺功能监测，做到早发现、早诊断、早治疗。

三、病例分析及点评

患者老年男性，慢性阻塞性肺疾病诊断明确，此次急性加重入院，患者消瘦、营养不良，低握力、低步速，结合体质分析骨骼肌指数诊断肌少症明确，入院后在积极治疗基础肺疾病的基础上，通过老年综合评估发现疾病背后潜在的老年综合征，予以疾病外的综合干预，包括运动、营养、多重用药等，更重要的是制订肺康复治疗计划。

由于慢性阻塞性肺病的多系统表现，频繁急性加重的复杂性，所以要采取综合治疗原则来优化复杂的患者管理。肺康复是目前这一过程公认的核心部分。肺康复已经被证明可以改善症状、运动耐量和生活质量。

肺康复的目标是缓解或控制呼吸系统疾病的急性或慢性症状及并发症、消除功能障碍和心理影响、提高运动耐力，改善生活质量、避免急性加重，减少住院次数，减轻经济负担、提升患者肺功能，提高手术耐力，加快术后康复等。

共病、衰弱和失能具有较高的重叠性；对个体患者所患慢性疾病数量越多，衰弱的患病风险越高；应进一步增加对老年人慢病管理工作的重视，对老年人进行个体化诊治；最大限度地减少医疗资源浪费，引进家庭医师、护士服务，重视预防工作，进一步改善共病管理，让老年共病患者在多病共存的状态下"健康变老"。

（病例提供者：梁艳虹　首都医科大学附属北京朝阳医院）

（点评专家：梁艳虹　首都医科大学附属北京朝阳医院）

参考文献

[1]Menendez-Gonzalez L，Izaguirre-Riesgo A，Tranche-Iparraguirre S，et al.Prevalence and associated factors of frailty in adults over 70 years in the community[J].Aten Primaria，2021，53（10）：102128.

[2]Alqahtani BA，Alenazi AM，Alshehri MM，et al.Prevalence of frailty and associated factors among saudi community-dwelling older adults：a cross-sectional study[J].BMC Geriatr，2021，21（1）：185.

[3]Harning S.Comprehensive geriatric assessment in the emergency department[J].Age Ageing，2020，49（6）：936-938.

[4]Lee H，Lee E，Jang IY.Frailty and comprehensive geriatric assessment[J].J Korean Med Sci，2020，35（3）：e16.

[5]Chen LK，Woo J，Asantachai P，et al.Asian working group for sarcopenia：2019 consensus update on sarcopenia diagnosis and treatment[J].J Am Med Dir Asoc，2020，21（3）：300-307.

老年肿瘤化疗患者的全程、全人、全科管理

一、病历摘要

（一）基本信息

主诉：患者男性，70岁，因"诊断结肠恶性肿瘤2年，化疗"于2022年5月5日入院。

现病史：患者于2年前仰卧起坐后突发右上腹持续钝痛，坐立不安伴大汗，深吸气时疼痛加重，右侧卧位及站立位时略减轻，无发热、咳嗽、咳痰、恶心、呕吐、腹泻，无肩背部放射痛。于外院急诊查胸部X片示右肺下叶磨玻璃影、右侧胸腔积液；血常规示白细胞轻度升高，考虑"右肺下叶炎症"，给予抗感染治疗2天后疼痛略有好转，完善胸腹盆腔CT检查发现肝脏多发占位，升结肠占位伴肝多发转移瘤。后患者于外院行PET-CT示升结肠局部肠壁增厚伴高代谢、肝内多发高代谢结节及肿块，最大4.4cm×5.7cm，考虑结肠癌伴肝内多发转移。电子结肠镜检查示升结肠近回盲部可见环腔约4/5占位性病变，组织脆硬，易出血，回盲瓣后方可见约1.5cm息肉，横结肠见一0.8cm息肉，进镜距肛门约45cm处可见一1.0cm息肉。结肠病理示（升）结肠黏膜中分化腺癌，距肛40cm中分化腺癌。基因检测：KRAS突变，NRAS（−），BRAF V600E（−），MSS，TMB 6.72，PD-L1（22C3）TPS<1%，CPS 2。患者于2020年8月20日起行化疗治疗，具体治疗过程见病例13表1，此次为行"伊立替康＋贝伐珠单抗"第5程化疗入院。患者自发病以来，精神、饮食、睡眠均欠佳，常年便秘，小便正常，体重未监测。

病例13表1 全程管理——本患者化疗过程

疗程	具体方案	评估
一线治疗：FOLFOX＋贝伐珠单抗×6程	2020-08-20—2020-11-06 奥沙利铂150mg，d1，静脉注射；亚叶酸钙360mg，d1～2，静脉注射；氟尿嘧啶注射液750mg，d1～2，静脉注射；氟尿嘧啶注射液1000mg，d1～2，静脉注射；贝伐珠单抗400mg，d1，静脉注射，1次/2周	不良反应：手足掌、跖面出现肿胀和麻刺感，考虑手足综合征早期症状。 疗效：C2后评估为PR，C4、C6后评估SD
维持治疗：卡培他滨＋贝伐珠单抗×6程	2020-12-17—2021-09-03 卡培他滨2g，2次/日口服＋贝伐珠单抗500mg，d1，静脉注射，1次/21日（因疫情第2程化疗时间有所推迟）	C6后评估为PD（升结肠局部肠壁增厚及浆膜面结节有所减小，肝内多发转移瘤部分病变较前范围增大，新发肝左叶肝内胆管扩张）
局部治疗：肝动脉化疗栓塞术	2021-10-18及2021-11-25 局麻下行肝动脉化疗栓塞术2次	肝脏病变缩小，结肠病变增大
三线治疗：伊立替康＋贝伐珠单抗×4程	2021-12-01—2022-04-05 2021-12-01—2022-03-01予第1～4程贝伐珠单抗：贝伐珠单抗400mg，d1，静脉注射，1次/21日； 2021-01-04—2022-04-05予第1～4程伊立替康：伊立替康200mg，d1，d8，静脉注射，1次/21日	不良反应：2021年1月出现3度骨髓抑制，白细胞轻度下降，血红蛋白78g/L，给予促红细胞生成素及蔗糖铁纠正贫血。 贝伐珠单抗C4评估为SD

既往史：高血压病史27年，血压最高170/120mmHg，曾先后服用降压0号、尼群地平等药物治疗，于2014年改为厄贝沙坦150mg/d，近2年服用75mg/d，血压控制在130～150/70～80mmHg。23年前因下肢水肿伴心悸、气短就诊于当地医院，诊断为"冠心病，期前收缩（具体不详）"，长期服用硝酸异山梨醇酯（消心痛）、三七粉治疗，偶有不适时服用硝酸甘油；近10年出现晕厥3次，一次为起床过快，行走到厕所后，两次为服用消心痛后出现晕厥，最近一次为4年前（2016年），当时测血压偏低，最低60/40mmHg，后自行恢复意识，就诊于当地医院，行冠状动脉造影示有两支血管堵塞超过75%，留置3枚支架，另外一支血管堵塞50%，未放支架（具体部位不详），后长期服用阿司匹林治疗。脑梗死病史6年，表现为右侧肢体麻木、活动不利，药物治疗后好转（具体药物不详），遗留右侧肢体麻木。高脂血症病史6年，以甘油三酯增高为主，长期服用阿托伐他汀10mg/晚，血脂控制水平不详。3年前（2017年）因期前收缩就诊，当时3000多次/24小时，服用稳心颗粒效果不佳，改为参松养心胶囊服用2年，期前收缩减为1000次/24小时；1年前（2019年）出现期前收缩再次增多，伴心率偏慢至

40~50次/分，未予规范治疗；2020年诊断为"快慢综合征，阵发性房颤"，心室率最低30次/分，给予植入起搏器治疗。

个人史及家族史：饮酒史40年，每日半斤，已戒酒2年，无吸烟史；偏肉食，每日半斤肉食（猪头肉、烧鸡、涮肉等），每日食盐10g左右；每日有氧运动1~2小时（乒乓球，太极拳），财务工作，管理岗，工作压力大，脾气不佳。

家族史：父亲和姐姐均患脑梗死，1儿体健。

（二）体格检查

体温36.3℃，脉搏84次/分，呼吸16次/分，血压106mm/83mmHg，身高165cm，体重70kg，BMI 25.71kg/m²。发育正常，营养中等，神志清楚，慢性面容，自主体位，查体合作。全身体表淋巴结未触及肿大，口唇无发绀，无贫血貌；伸舌居中；咽无红肿；双侧扁桃体肿大，气管居中，颈静脉无怒张，胸廓正常，无畸形。触诊双侧语音震颤正常；叩诊肺部清音，肺下界和肝浊音界正常。听诊双肺呼吸音正常，未闻及干湿性啰音，未闻及胸膜摩擦音。心前区无异常隆起及搏动，心界不大，律齐，心率84次/分，第一心音、第二心音均正常。各瓣膜未闻及病理性杂音。腹部略膨隆，无皮疹，无静脉曲张，无胃肠形和蠕动波，腹式呼吸，腹软，右侧肋下压痛，无反跳痛，腹部未触及包块，肝脾肋下未触及。墨菲征（-），麦氏点无压痛，移动性浊音（-），肠鸣音4次/分，无液波震颤和振水音，双下肢无明显水肿，双侧足背动脉搏动良好。

（三）辅助检查

1. 血常规　白细胞4.90×10⁹/L，中性粒细胞百分比44.0%，红细胞4.32×10¹²/L，血红蛋白132g/L，血小板180×10⁹/L。

2. 尿常规　尿隐血微量，红细胞27/μl。

3. 便常规　大便潜血（-）。

4. 血液生化　丙氨酸氨基转移酶12.4U/L，门冬氨酸氨基转移酶48.6U/L，γ-谷氨酰转肽酶501U/L，白蛋白37g/L。

5. 心电图　心房心室顺序起搏，心房率79次/分，心室率79次/分，起搏器工作方式为DDD，QT/QTc：454/520ms，Q-Tc延长（病例13图1）。

6. 腹盆腔CT　肝内多发转移瘤，继发肝左叶肝内胆管扩张，大致同前；升结肠局部肠壁增厚累及长度较前略变小，邻近系膜侧结节变化不明显。余大致同前（病例13图2）。

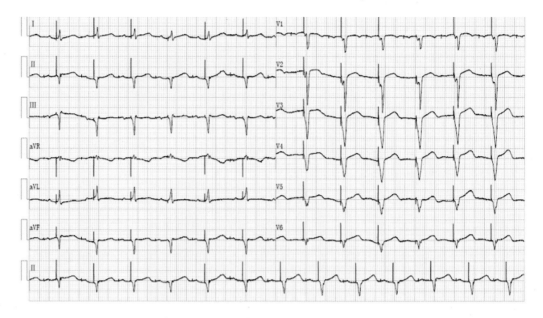

病例13图1　本院心电图（2022-05-05）

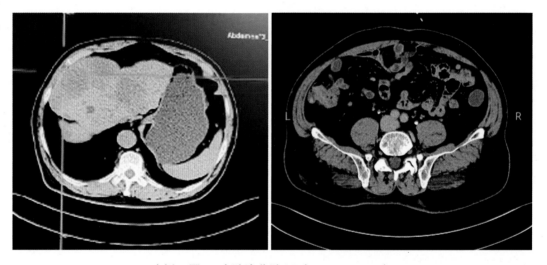

病例13图2　本院腹盆腔CT（2022-03-03）

（四）老年综合评估

患者入院后根据病史采集与简易量表评分进行老年综合评估相关内容的初筛，主要分为五方面：躯体功能、认知与情绪、全面的医疗评估、社会和环境、医疗意愿（病例13表2）。

病例13表2　全人管理——老年综合评估初筛

老年综合评估内容		初筛（病史采集与简易量表）
1. 躯体功能	日常生活能力	ADL、IADL、Barthel：可自理——重点内容
	跌倒评估	近1年无跌倒或害怕跌倒？有无步态异常？——否认
2. 认知与情绪	认知	MMSE量表：29分
	焦虑、抑郁	GAD-7：0分；PHQ-9：1分
3. 全面的医疗评估内容	疾病	升结肠腺癌晚期多程化疗
	用药管理	药物种类、剂量、使用疗程、不良反应——多重用药
	营养	NRS-2002量表：3分
	口咽功能	牙齿、咀嚼、吞咽：正常
	视力、听力	正常
	尿失禁	是否有不能控制排尿而弄湿裤子？是否1年内超过5次？夜尿次数？——否认
	便秘	询问排便次数和性状，是否费时、费力？——是
	慢性疼痛	评估疼痛部位、程度和持续时间？——否认
	睡眠	询问睡眠情况：入睡困难、早醒、多梦、多尿、打鼾？
4. 社会和环境		和谁一起居住？是否有经济负担？谁做家务？子女是否提供支持？——有支持
		住房和居住环境？有无电梯？居家安全性？——良好
5. 医疗意愿		如果自己不能表达意愿时，是否有医疗代理人？—否认
		对生命支持治疗的选择倾向

根据初筛结果，我们对重点内容（老年人日常生活能力）及初筛阳性内容（多重用药、营养、便秘、安宁缓和医疗）开展进一步评估，具体如下：

1. 肌少症　根据老年肌少症的筛查和诊疗流程，测量左侧小腿围31cm，右侧小腿围31cm↓，左侧握力22kg，右侧握力24kg↓，步速：0.5m/s↓，简易机体功能评价（SPPB）：10分（正常）。考虑患者可疑肌少症，可通过DXA进一步测量四肢骨骼肌的含量来确诊。

2. 衰弱评估　根据Frail Scale量表：患者有疲劳感，上一层楼梯有困难，行走一个街区的距离有困难，患有5种以上疾病，评分为4分，符合衰弱。根据Fried衰弱评分：患者近1周内有3天以上做任何事情感到费力或缺乏干劲，握力下降，步速减慢，评分为3分，符合衰弱诊断，主要表现为自觉疲劳和活动能力下降。

3. 多重用药问题　患者应用抗肿瘤药物（伊立替康、贝伐珠单抗）和共病药物（阿司匹林、厄贝沙坦、阿托伐他汀），同时使用了5种药物，符合多重用药。查阅药品说明书及文献后，了解药物可能存在的不良反应及临床处理方案，如伊立替康可能存在的不良反应为：①在应用2个疗程左右时出现脱发；②用药期间可能出现"急性胆碱能综合征"，表现为腹泻、腹痛、出汗、流泪、流口水和瞳孔缩小，可给予阿托品预防；③在用药后24小时至下一疗程前可发生延迟性腹泻，中位发生时间在用药后4～6天，表现为水样大便，严重者可出现血便。一旦出现水样泄，立即服用2片盐酸洛哌丁胺胶囊，随后每2小时服用1片，直至最后一次水样泻出现后12小时，最长用药时间不超过48小时。

4. 营养方面　患者营养初筛应用NRS-2002量表为3分，考虑存在营养不良的风险，根据肿瘤患者专用的PG-SGA营养评估量表，本患者评分为3分，考虑可疑营养不良，建议给予营养教育联合抗肿瘤治疗。

5. 老年综合征　通过询问排便次数、排便性状及排便时是否费时、费力，考虑患者可疑存在便秘问题，结合患者结肠恶性肿瘤病史及化疗药物使用情况，再次详细询问患者便秘前有无排稀水样便或有无排便次数增加情况，考虑患者为便秘与腹泻交替。

6. 安宁缓和医疗　很多人认为安宁缓和医疗只针对生命晚期的患者，这种理解有些片面，安宁缓和医疗包括两部分，其中，缓和医疗是给予那些生存期有限的患者（包括恶性肿瘤和非恶性肿瘤）及其家人进行全面的综合治疗和照护。正如本患者，我们首先判断患者的预期寿命大于6个月，时间—健康曲线如病例13图3所示，健康逐渐下降的过程。因此，此时有必要和患者及家属进行充分沟通，目的是了解患者的意愿并在制订决策时加以考虑。

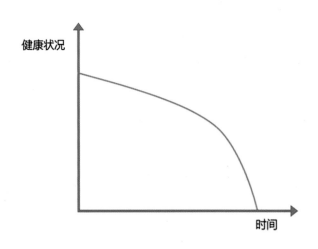

病例13图3　时间—健康曲线

（五）入院诊断

1. 升结肠中分化腺癌（$T_xN_1M_1$）：肠周淋巴结转移，多发肝转移

2. 老年综合征：衰弱状态，肌少症？营养不良，多重用药，便秘腹泻交替

3. 冠状动脉粥样硬化性心脏病：冠脉支架植入术后，心功能Ⅰ级

4. 阵发性心房颤动

5. 心脏起搏器置入术后

6. 高血压3级（极高危组）

7. 高脂血症

8. 脑梗死后遗症

（六）治疗经过

根据患者症状、体征及辅助检查，依靠我们多学科团队（病例13图4），为患者制订个体化的诊疗计划，包括药物治疗及非药物治疗。

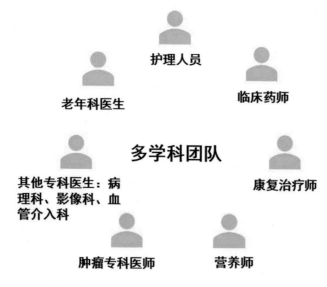

病例13图4　全科管理——老年医学多学科团队

1. 药物治疗　分为肿瘤化疗药物治疗和老年共病药物治疗。在肿瘤化疗药物治疗中参考NCCN指南，并结合该患者身体状态进行个体化方案选择，老年共病的处理原则首先是了解患者的意愿，并制订决策，了解循证医学证据，制订决策时要充分考虑风险、负担、预后及决策，制订以目标为导向的治疗方案，优先关注功能和生活质量的维护，优化及简化治疗，选择获益最大、损害最小、能够改善生活质量的治疗方法，不建议频繁更换治疗药物。因此，考虑患者冠心病、高脂血症、心律失常等慢病尚平稳，继续给予厄贝沙坦、阿司匹林、阿托伐他汀等药物治疗。

2. 非药物治疗　包括营养干预、心理疏导、运动指导、生命教育等多维度的治疗。在营养干预方面，我们给予患者加强营养教育，合理的营养支持可以延长肿瘤患者

的生存期，降低化疗的毒副反应，更能耐受治疗带来的不良反应。对于肿瘤患者来说，我们提倡高蛋白、高脂肪、低糖饮食，避免实用太多碳水化合物的食品，要补充充足的蛋白质。因此，建议食物选择的多样化，适当多摄入富含蛋白质的食物，多吃蔬菜、水果和其他植物性食物，多吃富含矿物质和维生素的食物，限制精制糖的摄入，在抗肿瘤治疗期间和康复期间膳食摄入不足，在经膳食指导仍不能满足目标需要量时，建议给予肠内、肠外营养支持治疗。在运动治疗中我们利用多学科团队的协同作用，由护理小组录制抗阻运动视频，帮助患者开展运动教育（病例13图5）。

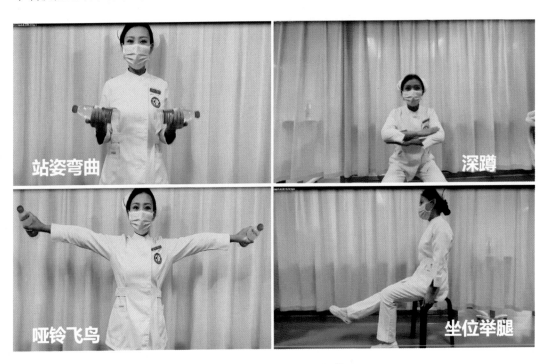

病例13图5　抗阻运动视频截图

二、疾病介绍

结肠恶性肿瘤是我国常见的消化道恶性肿瘤之一，2020年中国癌症统计报告显示：我国结直肠癌发病率、死亡率在全部恶性肿瘤中分别位居第2和第5位，中位发病年龄在45~50岁。近些年，随着人口老龄化、饮食结构的改变，其老年人群的发病率呈逐年上升趋势，临床主要表现为便血、腹痛和排便习惯的改变等，多数患者在确诊时已属于中晚期。按组织学类型，可分为腺癌、腺鳞癌和未分化癌，其中腺癌所占比例最高，约为80%左右。本患者老年男性，诊断为"升结肠中分化腺癌"，临床表现为腹痛，因确诊时已发现肝脏转移，故临床分期为$T_xN_1M_1$ Ⅳ期。在治疗上，结肠癌以手术治疗为主，尽量根治，保护盆腔自主神经，保存排尿、排便功能，提高生活质量；对于晚期患者推荐规律内科治疗，使用的化疗药物包括5-氟尿嘧啶（5-FU）与四氢叶酸（LV）联用、伊立替康、奥沙利铂、卡培他滨、曲氟尿苷替匹嘧啶和雷替曲塞。靶向药物包括西妥昔单抗（推荐用于KRAS、NRAS和BRAF基因野生型患者）、贝伐珠单抗、瑞戈非尼和呋喹替尼。免疫检查点抑制剂药物包括PD-1单抗或PD-L1单抗。联合化疗方案应当作为能耐受化疗的转移性结直肠癌患者的一、二线治疗。姑息治疗4～6个月后疾病稳定但仍然没有手术机会的患者，可考虑进入维持治疗（如采用毒性较低的5-FU/LV、或卡培他滨单药、或联合靶向治疗、或暂停全身系统治疗），以降低联合化疗的毒性。三线治疗可考虑联合伊立替康。本患者在治疗中严格按照指南推荐，进行规律内科治疗，此次行"伊立替康＋贝伐珠单抗"第5程化疗入院。出院后进行定期随访，监测CEA、CA19-9水平，每年复查胸部、腹部和盆腔CT，术后1年内行肠镜检查。

三、病例分析

老年患者个体差异大、风险因素多、常合并衰弱，通过全程、全人、全科管理可以改善预后和危险分层，并有利于医患沟通，指导治疗、提供非肿瘤干预以提高机体功能。

首先，在全程管理中，我们强调要充分了解患者的重要病史及诊疗经过，本案例是临床常见的典型肿瘤患者的治疗案例，其最重要的治疗经过为化疗药物的使用、不良反应和治疗效果等内容。因此，通过我们对患者详细的问诊和既往病历的梳理，将肿瘤治疗经过进行归纳总结，便于我们后期抗肿瘤方案的选择及不良反应的处理。

其次，在全人管理中，有效的老年综合评估（CGA）可了解老年肿瘤患者的多维健康状态，包括功能状态、合并症、药物使用、营养状况、心理状态、社会支持、认知及治疗意愿等，有助于早期识别干扰肿瘤治疗的不利因素，据此调整治疗决策，有利于优化治疗方案，并预测患者生存率。使我们的老年肿瘤内科专业有别于单纯的肿瘤内科专业，成为学科特色突出，有温度的专业！

当然，我们这些复杂的工作，不仅仅依靠老年科医生，更有赖于我们老年医学多学科团队的共同努力，这也正是我们全科管理理念的体现和内涵。

总之，我们希望通过老年医学中的全程、全人、全科管理对我们老年肿瘤患者进行更全面、个性化的治疗。

四、病例点评

该病例将全程、全人、全科的管理理念运用到老年恶性肿瘤患者的诊治中，患者获得了综合性、连续性、可及性的医疗服务。老年综合评估作为一种评估和干预技术应用于老年肿瘤患者的综合管理中，是制订任何抗肿瘤治疗方案的基础，也为患者抵御抗肿瘤治疗不良反应、提高整体生活质量提供了保障。充分发挥多学科整合诊疗团队的优势进行综合诊断、个体化治疗、心理支持、生活方式调整、营养支持、运动指导、随访管理等，提高了治疗效果，改善了患者的生活质量。病例中还体现了安宁缓和医疗的重要作用，让患者在有限的生命中充分表达自己的意愿，满足心愿，了无遗憾地走完生命全程。

（病例提供者：郭　娜　航天中心医院）

（点评专家：闫新欣　航天中心医院）

参考文献

[1]刘晓红，陈彪.老年医学（第3版/研究生）[M].北京：人民卫生出版社，2020.

[2]Cheung JTK，Yu R，Wu Z，et al.Geriatric syndromes，multimorbidity，and disability overlap and increase healthcare use among older Chinese[J].BMC Geriatr，2018，18（1）：147.

[3]Rostoft S，O'Donovan A，Soubeyran P，et al.Geriatric assessment and management in cancer[J].J Clin Oncol，2021，39（19）：2058-2067.

[4]国家卫生健康委员会.中国结直肠癌诊疗规范（2023版）[J].中华胃肠外科杂志，2023，26（6）：505-528.

老年晕厥患者的综合诊治

一、病历摘要

（一）基本信息

主诉：患者男性，93岁，因"一过性意识丧失1周"于2023年3月29日入院。

现病史：患者于2023年3月22日10：30左右无明显诱因出现头晕，之后意识丧失，家人发现时嘴角流涎，伴有上肢抖动（具体不详），无大小便失禁。家人测血压89/54mmHg，血糖5.9mmol/L，指脉氧98%，心率正常（具体不详）。约15分钟后可唤醒，可正常沟通，复测血压120/70mmHg，醒后无法回忆整个过程。无心悸、气短，无胸痛、胸闷等不适。门诊查血生化：血常规、凝血功能正常。颅脑CT示腔隙性脑梗死，脑白质变性，老年性脑改变。脑电图：窦性心律，大致正常心电图。为进一步诊治收入我科。患者起病以来精神可，食欲较前相仿，自述饭量不大，睡眠可，自述小便正常，夜尿4~5次，体重稳定。

既往史：心律失常多年，2011年Holter示频发室性期前收缩，先后口服参松养心胶囊及稳心颗粒，平日无心悸、气短。高血压病史6年，口服倍他乐克（酒石酸美托洛尔片）12.5mg、2次/日，血压控制在110~150/60~80mmHg。前列腺增生病史，长期口服"前列通、盐酸坦索罗辛缓释胶囊0.2mg睡前服用"，有排尿费力。1976年因"胃溃疡、胃不典型增生"行胃大部切除术，曾长期口服"艾司奥美拉唑20mg、1次/日"。高脂血症病史多年，规律口服阿托伐他汀。甲状腺结节病史，未处理。1962年患肺结核，已治愈。听力障碍多年，未佩戴助听器。视力下降多年，未就诊明确。

个人史：否认毒物等接触史。否认吸烟史，偶有饮酒。

家族史：1子有高脂血症，余无殊。

（二）体格检查

体温36.3℃，脉搏86次/分，呼吸14次/分，血压136/76mmHg，血氧饱和度96%，身高179cm，体重82kg，BMI 25.6kg/m²。发育正常，营养不良可，神志清晰，自主体位，安静面容，查体合作。全身皮肤、黏膜未见黄染、出血点、瘀斑、破溃。全身淋巴结未触及肿大。未见肝掌、蜘蛛痣。头颅大小无畸形，无压痛、肿块、结节。眼睑无水肿、下垂，睑结膜无充血、苍白、水肿，巩膜无黄染，双侧瞳孔等大正圆，对光反射灵敏。耳鼻无异常分泌物，乳突无压痛，鼻旁窦区无压痛，双耳听力下降。口唇无发绀，口腔黏膜无溃疡、白斑，咽部无充血，双侧扁桃体无肿大，舌体无胖大，伸舌居中，无震颤。颈软无抵抗，颈静脉无怒张，气管居中，双侧甲状腺无肿大，双侧颈部未闻及血管性杂音。胸廓正常，双肺呼吸运动对称，双侧语颤对称，无胸膜摩擦感。双肺呼吸音清，未闻及干湿性啰音及胸膜摩擦音。心前区无隆起及凹陷，心界正常，心率86次/分，心律齐，各瓣膜听诊区未闻及病理性杂音。周围血管征（-）。腹平软，无压痛、反跳痛、肌紧张，肝脾肋下、剑突下未触及。麦氏点、双侧输尿管点无压痛，墨菲征（-），肠鸣音4次/分，移动性浊音（-）。脊柱无畸形、压痛，四肢关节活动自如，四肢无水肿，双足背动脉搏动正常。生理反射存在，病理反射未引出。

（三）老年综合评估

1. Katz ADL 5分；Lawton IADL 5分；Barthel ADL 90分。

2. 疼痛 有疼痛，部位（右膝关节）；NRS 3分。

3. 体力情况 可上（0）层楼，可步行（1000）米（需要辅具）。

4. 居住环境 和老伴同住。

5. 睡眠 睡眠可，夜尿多。

6. 过去1年跌倒史 无。

7. 认知能力 下降，受教育12年；教育程度：大学；MMSE 19分。

8. 情绪评估 GDS-15：2分；SAS：25分；SDS：31分。

9. 跌倒风险 有，步态不稳、膝关节疼痛、视力下降。

10. 功能状态 握力：20.2kg；步速：未完成。5次起坐：不能完成；3米起立行走：不能完成；并足站立：不能完成；半足距站立：不能完成；全足距站立：不能完成。

11. 衰弱 FRAIL 3分；Fried 4分。

12. 谵妄 无谵妄风险。

13. 尿便情况 尿失禁：无；便失禁：无。

14. 口腔 牙齿（0）颗，义齿（28）颗；吞咽：洼田饮水1级。

15. 营养　MNA-SF 14分；NRS-2002 1分。

16. 内在能力缺2项

运动能力：14秒内完成5次起坐（否）。

活力：过去3个月内非刻意减重情况体重下降大于3kg（否）、是否有过食欲减退（否）。

视力、听力（下降）。

认知：时间及空间定向力：回答正确；回忆三个词汇：正确回忆全部。

有核心抑郁症状：否。

17. 小腿围　36cm。

18. 核对用药　硫酸氢氯吡格雷、稳心颗粒、阿托伐他汀、非那雄胺、盐酸坦索罗辛缓释胶囊、酒石酸美托洛尔。

（四）入院诊断

1. 一过性意识丧失查因

2. 高血压2级（很高危组）

3. 心律失常

4. 高脂血症

5. 胃大部切除术后

6. 前列腺增生

7. 甲状腺结节

8. 听力障碍

9. 视力障碍

（五）入院后检查

1. 血液生化检查

（1）血常规：白细胞5.62×10^9/L，红细胞3.78×10^{12}/L，血红蛋白121g/L，丙型肝炎病毒33.7%。

（2）肝肾功能：丙氨酸氨基转移酶7.5U/L，白蛋白36.7g/L，总胆红素14.3μmol/L，二氧化碳总量24mmol/L，钠142mmol/L，钾3.79mmol/L，尿素氮6.3mmol/L，肌酐78μmol/L。

（3）血脂：总胆固醇3.22mmol/L，甘油三酯1.02mmol/L，高密度脂蛋白胆固醇1.12mmol/L，低密度脂蛋白胆固醇1.85mmol/L。

（4）甲功：促甲状腺激素0.522μIU/ml↓，TT_3、FT_4、FT_3均正常。

（5）糖化血红蛋白5.7%。

（6）凝血功能：纤维蛋白降解产物6.21μg/ml、D-二聚体1.91mg/L。

2. 影像学检查

（1）腹部超声：胆囊胆泥形成，余未见异常。

（2）泌尿系超声：膀胱壁毛糙；前列腺增生伴钙化并不均质改变；双肾未见明显占位性病变；膀胱残余尿量约10ml。

（3）超声心动图：左室射血分数67%，主动脉瓣退行性变，左室舒张功能减低。

（4）颈部血管超声：双颈、双锁骨下动脉硬化伴斑块形成，双椎动脉硬化。

（5）双下肢静脉超声：双小腿部分肌间静脉内径增宽，回流缓慢；双下肢深静脉及部分大隐静脉回流通畅。

（6）甲状腺超声：甲状腺多发结节，左叶结节伴钙化，考虑ACR TI-RADS3类及4类；双侧甲状旁腺区未见明显占位。

（7）脑电图：正常范围内脑电图，脑地形图。

（8）颅脑MRI+MRA：多发陈旧性腔隙性脑梗死。脑白质疏松症；脑萎缩。头颅MRA扫描未见明确病变征象。

（9）动态心电图：窦性心律；偶发房早时成对出现或呈四联律，偶发室早时成对出现，散发于24小时；ST-T未见明显异常；24小时心率变异性降低。

（10）动态血压：全天平均血压150/70mmHg、白天平均143/74mmHg，夜间平均165/79mmHg，清晨平均血压142/73mmHg，反勺型。

（11）右膝关节MRI：髌骨软化症；髌股关节股骨端及股骨内外侧髁剥脱性骨软骨炎，半月板三度退变；内侧副韧带损伤；邻近皮下软组织水肿；骨质增生；关节些许积液；腘窝、后交叉韧带及胫腓关节间隙滑膜囊肿。

（六）治疗经过

1. 本次入院主要解决的问题

（1）晕厥查因：患者发病前后无心悸，完善心电图、动态心电图、心脏超声除外心源性晕厥。患者当时无特定触发因素，无典型的前驱症状，如面色苍白、出汗或恶心，神经反射性晕厥可能性小。入院测卧立位血压发现存在体位性低血压，测量时有头晕症状，追问病史，患者可能时坐位起立时发病，直立性低血压晕厥可能大。

（2）直立性低血压治疗：该患者为高龄老年男性，有高血压病史，平日不爱喝水，跌倒风险较高，首先进行健康教育和生活方式改变，保证每日的饮水量。

（3）药物方面：体位性低血压患者需避免使用利尿剂和β受体阻滞剂，该患者有高血压、期前收缩病史，使用酒石酸美托洛尔多年，将药物停用，更换为钙离子拮抗剂，避免过度使用降压药，收缩压以140～150mmHg为宜。患者无心悸症状，继续观察，定期复查动态心电图。

2．共病管理

（1）前列腺增生：口服非那雄胺和盐酸坦索罗新，夜尿次数多，IPSS评分24分，超声提示残余尿10ml，泌尿外科会诊评估考虑盐酸坦索罗辛缓释胶囊可能引起体位性低血压，暂停该药物，另可能存在膀胱过度活动，加用酒石酸托特罗定，患者诉夜尿次数减少，监测残余尿未增加。嘱其密切关注排尿情况，避免尿潴留。

（2）高血压、心律失常：入院动态血压检查示全天平均血压150/70mmHg，夜间血压高考虑与其夜尿频数有关，查心电图未见期前收缩，动态心电图提示偶发房性及室性期前收缩，鉴于患者体位性低血压的情况，将β受体阻滞剂停用，兼顾血压及期前收缩，更换为非二氢吡啶类钙离子拮抗剂，减少夜尿、改善睡眠，定期复查动态心电图，血压控制目标收缩压140～150mmHg。

（3）高脂血症：高血压、颈部血管斑块，评估10年ASCVD风险中高危，低密度脂蛋白胆固醇达标水平2.6mmol/L，目前低密度脂蛋白胆固醇1.85mmol/L，将他汀减量。

3．老年综合征

（1）睡眠障碍：追问病史，患者睡眠障碍的原因为夜尿次数多，调整为托特罗定后患者夜尿次数减少，睡眠改善。

（2）衰弱、跌倒高风险：营养支持基础上床旁抗阻训练，加强防跌倒宣教。

（3）疼痛：右膝MRI示退行性变，走动多时右膝疼痛为著，休息后缓解，暂不口服止痛药物。

（4）认知障碍：MMSE评分19分，存在认知功能障碍，神经科会诊评估加用盐酸多奈哌齐（安理申）。

（5）听力障碍、视力障碍：眼科评估有白内障，建议可择期手术。针对听力下降耳鼻咽喉科评估后建议佩戴助听器。

（七）出院诊断

1．直立性低血压

2．高血压2级（很高危组）

3．心律失常

4．高脂血症

5．胃大部切除术后

6．前列腺增生

7．甲状腺结节

8．听力障碍

9. 视力障碍

10. 老年综合征：睡眠障碍，疼痛，认知障碍，衰弱，跌倒高风险，多重用药

（八）随访

出院后患者比较注意改变体位时放慢速度，保证每日入量在2000ml左右，加强营养支持、康复锻炼，无心悸、头晕、乏力等不适，收缩压在130~150mmHg，未再出现晕厥。患者已行白内障手术，视力改善。夜尿减少，睡眠质量改善。

二、疾病介绍

晕厥是一种由整体脑灌注不足引起的短暂性意识丧失和姿势性张力丧失，随后可以自发和完全的恢复，无神经后遗症。这种病理生理学将晕厥与其他引起短暂性意识丧失的原因区分开来，包括代谢紊乱、癫痫发作和短暂性缺血发作。晕厥分为神经介导性晕厥（反射性晕厥）、直立性低血压晕厥和心源性晕厥。心源性晕厥又分为心律失常性晕厥和器质性心血管病性晕厥。晕厥是急诊科患者的一个常见临床主诉。晕厥占急诊科就诊总数的1%~3%，占住院总数的1%。晕厥的原因与年龄高度相关。晕厥大致有两个发病年龄高峰：一个是在青春期后期至成年早期（主要是血管迷走性晕厥）；另一个是在晚年，70岁以后急剧上升。在年轻患者中，反射性或神经介导性晕厥是最常见的原因。随着年龄的增长，直立性低血压和心源性晕厥的发生更为频繁。心源性晕厥占老年人晕厥病例的15%。它是由心律失常或左心室血流阻塞的结构性心脏病引起的心输出量受损引起的。慢速或快速性心律失常是心源性晕厥最常见的原因。钙化性退行性主动脉瓣狭窄是老年人最常见的瓣膜病变，也是晕厥最常见的结构性心血管原因。直立性低血压普遍存在于老年人和衰弱人群中，65岁或更年长的老年人中发生率18%，住院老年患者发生率达52%。直立性低血压定义为站立后3分钟内收缩压持续降低至少20mmHg或舒张压为10mmHg。多个大型社区前瞻性队列研究表明，直立性低血压与未来不良结局有关，包括虚弱、骨折、认知衰退和痴呆、抑郁、中风、心血管疾病。过度降压和同时使用三种或三种以上的抗高血压药物与体位性低血压独立相关。利尿剂、硝酸盐、抗精神病药、三环类抗抑郁药和左旋多巴也可诱发体位性低血压。增龄可引起患者药代动力学和药效学的变化，进而导致药物的不良反应和相互作用在老年人中进一步加剧。比如诱导Q-T间期延长和尖端扭转室速的药物（包括抗心律失常药物和抗精神病药物）及可引起慢性心律失常的药物（包括胺碘酮、β受体阻滞剂、钙通道阻滞剂和地高辛）。卧床休息在急性疾病患者或那些身体虚弱的患者或慢性患者中很常见。经过长时间的卧床休息后，老年患者在坐起来时可能会出现晕厥。长时间的卧床会导致肌肉骨骼和心血管系统的退化，这些情况会加重体位性低血压、晕厥和跌倒。

非药物治疗是直立性低血压管理的基础，因为药物干预不能恢复正常的压力反射控制。相反，药物干预经常引发或加重仰卧位高血压。因此，强烈建议采取改善生活方式的措施，因为它们可以避免或减少低血压发作，而不会诱发长期高血压。治疗目标应优先考虑改善患者的症状和日常生活活动的能力，而不是针对特定的血压。应鼓励及早认识预警症状，避免触发事件，如长时间站立、运动后静止、紧张、大量进食富含碳水化合物的食物、饮酒和在温暖的环境中（包括热水淋浴和桑拿浴）。所有药物都应检查其心血管影响，并在适当的情况下进行调整。经常评估核查并停止或减少药物的剂量或频率，不仅仅是降压药物。

三、病例分析

晕厥是指一过性全脑血液低灌注导致的短暂意识丧失，特点为发生迅速、一过性、自限性并能够完全恢复。与晕厥相关的跌倒引起的身体损伤和残疾外，晕厥后的抑郁和对跌倒的恐惧可能会降低老年患者的功能能力和活动能力，并可能导致住院治疗。此外，晕厥会对生活质量产生负面影响，特别是那些年龄较大、有多种并发症并经历晕厥反复发作的患者。该患者为高龄老年男性，基础存在高血压、高脂血症、前列腺增生、心律失常、胃大部切除术后等多种基础疾病，以及衰弱、认知障碍、睡眠障碍、视力障碍、听力障碍、骨关节炎、跌倒高风险等多种老年综合征，此次入院根据患者身体情况及家属和患者自身意愿进行了相关检查，考虑患者直立性低血压晕厥可能大，根据患者生活及饮食习惯对其进行了健康宣教，保证每日水的摄入，根据血压及心率、心律调整了药物，避免引起直立性低血压的药物。患者存在多种老年综合征，例如睡眠障碍，患者反勺型高血压与此相关，而睡眠障碍又与其夜尿增多有关，上述因素相互交叉影响，增加了心脑血管事件及跌倒等不良预后的风险，减少夜尿，改善睡眠，有利于控制血压，减少起夜次数，降低跌倒风险。视力及听力障碍、认知障碍，前两者对认知障碍、跌倒也起到推波助澜的作用，患者个人对视力障碍有进一步干预的想法，而对听力障碍的治疗不积极，反复与患者及家属沟通，告知听力障碍引起跌倒风险增加、抑郁、认知损害等危害，最终患者同意佩戴助听器。

四、病例点评

晕厥的疾病谱广，病因尚不明，反射性晕厥和直立性低血压晕厥属于低危晕厥。直立性低血压的患病率与年龄有关，直立性低血压在老年人中非常常见。直立性低血压与短期和长期的不良结局相关，包括跌倒、心血管事件、认知障碍和死亡率。在诊治过程中需要注意，对于低风险患者应避免不必要的检查，以进行患者教育、改善生活方式及行物理治疗为主。药物相互作用可能增加医源性直立性低血压的风险，特别是在更脆弱的人群中。对于所有出现直立性低血压的患者，建议进行药物检查，优化药物治疗。老年人晕厥因为表现不典型诊断难度增加，经常有多种诱发因素，治疗因潜在的共病、伴随的药物治疗、认知和功能下降及心理社会支持下降而复杂化。着重诊断、检查和治疗方面的晕厥临床治疗指南并不足以解决老年患者的晕厥问题，而将个人医疗状况、躯体功能、认知能力及社会心理因素纳入全面评估的治疗方案会更为合适。采用综合老年病学方法来整合个人的共病、认知和功能，以及医学和社会心理方面，这种综合的方法既是一个诊断又是一个治疗过程，对老年患者更合适和有益。该患者老年男性，衰弱状态，同时合并认知障碍、睡眠障碍、听力及视力下降多重用药等老年问题，家属对于增龄引起的老年综合征不太重视，沟通、宣教是非常重要的。综合评估是老年医学的三大核心之一，通过综合评估，我们可以全面了解患者的疾病、内在能力、社会支持等情况，据此制订可行的治疗干预方案。老年医学的多学科团队工作模式值得提倡和大力推进。

（病例提供者：王丽惠 战略支援部队特色医学中心）

（点评专家：杨 媛 战略支援部队特色医学中心）

参考文献

[1]Brignole M，Moya A，de Lange FJ，et al.ESC scientific document group.2018 ESC guidelines for the diagnosis and management of syncope[J].Eur Heart J，2018，39（21）：1883-1948.

[2]赵爽，张澍.晕厥的诊断流程及危险分层[J].心电与循环，2020，39（1）：2020-3923.

[3]Voichanski S，Grossman C，Leibowitz A，et al.Orthostatic hypotension is associated with nocturnal change in systolic blood pressure[J].Am J Hypertens，2012，25（2）：159-164.

[4]Giulia Rivasi，Andrea Ungar.Monaldi Archives for Chest Disease，2020，90（4）：1254 327-329.

[5]Freeman R，Wieling W，Axelrod FB，et al.Consensus statement on the definition of orthostatic hypotension，neurally mediated syncope and the postural tachycardia syndrome[J].Auton Neurosci，2011，161（1~2）：46-48.

[6]Kamaruzzaman S，Watt H，Carson C，et al.The association between orthostatic hypotension and medication use in the British Women's Heart and Health Study[J].Age Ageing，2010，39（1）：51-56.

[7]Ceccofiglio A，Mussi C，Rafanelli M，et al.Increasing prevalence of orthostatic hypotension as a cause of syncope with advancing age and multimorbidity[J].J Am Med Dir Assoc，2019，20（5）：586-588.

[8]Ungar A，Mussi C，Ceccofifiglio A，et al.Etiology of syncope and unexplained falls in elderly adults with dementia：syncope and dementia（SYD）study[J].J AM Geriatr Soc，2016，64（8）：1567-1573.

[9]Ooi WL，Barrett S，Hossain M，et al.Patterns of orthostatic blood pressure change and their clinical correlates in a frail，elderly population[J].JAMA，1997，277（16）：1299-1304

[10]Kenny RA，Bhangu J，King-Kallimanis BL.Epidemiology of syncope/collapse in younger and older western patient populations[J].Prog Cardiovasc Dis，2013，55：357-363.

[11]Van Dijk N，Sprangers MA，Boer KR，et al.Quality of life within one year following presentation after transient loss of consciousness[J].Am J Cardiol，2007，100（4）：672-676.

[12]CW Wong.Complexity of syncope in elderly people：a comprehensive geriatric approach[J].Hong Kong Med J，2018，24：182-190.

[13]Kapoor WN.Evaluation and outcome of patients with syncope[J].Medicine（Baltimore），1990，69（3）：160-175.

[14]Manolis AS，Linzer M，Salem D，et al.Syncope：current diagnostic evaluation and management[J].Ann Intern Med，1990，112（11）：850-863.

[15]Costantino G，Sun BC，Barbic F，et al.Syncope clinical management in the emergency department：a consensus from the first international workshop on syncope risk stratification in the emergency department[J].Eur Heart J，2016，37（19）：1493-1498.

[16]Wieling W，Kaufmann H，E Claydon V，et al.Diagnosis and treatment of orthostatic hypotension[J].The Lancet：Neurology，2022，21（8）：735-746.

细菌性肺炎合并重度烫伤患者的诊治

一、病历摘要

（一）基本信息

主诉：患者女性，85岁，因"咳嗽咳痰伴发热3天，加重伴嗜睡半天"于2022年8月25日由急诊以"细菌性肺炎、休克"收入院。

现病史：患者3天前受凉后咳嗽咳痰，痰多色白，质黏难咳，伴低热，体温最高38.0℃，自服解热镇痛药，半天前症状加重，出现嗜睡，血压68/39mmHg，就诊于我院急诊，查血常规示白细胞22.58×10⁹/L，中性粒细胞百分比87.2%，C反应蛋白226.79mg/L，查胸部CT示双肺炎性病变可能、双侧胸腔积液，考虑"细菌性肺炎、脓毒性休克"，为求进一步系统治疗，收入我科病房。入院症见：嗜睡状态，发热（体温36.8℃），血压68/39mmHg，咳嗽，咳痰，痰多色白，质黏难咳，胸闷喘息，偶有胸痛，左侧臀部连及背部大面积烫伤，近日纳少，小便不利，大便干。近期体重无明显变化。

既往史：高血压3级10年，未规律治疗；阿尔茨海默病3年，偶有谵妄、躁狂，规律口服喹硫平治疗。左侧臀部、腰背部烫伤9天，初起表现为大量水疱，自行抽液并应用紫药水治疗。2021年12月诊断心功能不全、肾功能不全、低钾血症、低钠血症、低氯血症、低蛋白血症、轻度贫血、反流性食管炎、严重营养不良、便秘、失眠、痔疮、外耳道炎、面神经管炎，未规律服药；2022年2月诊断吞咽困难、进食障碍、躁狂状态、器质性精神病、帕金森综合征，给予喹硫平、多奈哌齐、多巴丝肼等口服对症治疗。半年前因跌倒导致腰椎压缩性骨折，予卧床休息等保守治疗。剖宫产2次，术中输血（具体不详）。否认肝炎、结核等传染病史。否认药食物过敏史。

个人史：否认吸烟、酗酒史，否认疫区、传染源接触史。

月经史：13/50，月经基本规律，无特殊异常。

婚育史：已婚孕2次，产2次，剖宫产2次，育1子1女，配偶陈旧性心肌梗死病史，子女体健。

家族史：否认家族遗传病史。

（二）体格检查

体温36.8℃，脉搏108次/分，呼吸22次/分，血压68/39mmHg，血氧饱和度92%，身高156cm，体重40kg，BMI 16.3kg/m²。发育正常，营养差，嗜睡状态，体形消瘦，平车推入病房，被动体位，查体不合作。皮肤、黏膜无黄染、出血点、瘀点及瘀斑，周身浅表淋巴结未触及肿大。左侧臀部可见10cm×9cm、左侧腰背部可见25cm×6cm Ⅲ度烫伤，表面见紫色用药痕迹，可见散在蜡白色坏死组织，伴有少量渗出。头颅无畸形，乳突及各组鼻旁窦无压痛。双眼睑无水肿，结膜无充血滤泡，巩膜无黄染，双瞳孔等大等圆，直径3mm，对光反射灵敏。口唇无发绀，舌体口腔检查不合作。颈软，无抵抗，颈静脉无怒张，双颈动脉听诊未闻及杂音，气管居中，甲状腺不大。胸廓对称无畸形，双侧呼吸动度一致，触觉语颤一致，双肺叩诊清音，肺肝浊音界位于右侧第五肋间，双肺呼吸音粗，双下肺呼吸音减低，双肺可闻及散在湿性啰音。心前区无隆起，心界无扩大，心率108次/分，律不齐，心音低顿，心音强弱不等，各瓣膜听诊区未闻及明显病理性杂音。腹软，无胃肠形及蠕动波，全腹压痛、反跳痛检查无明显疼痛反应，无肌紧张，肝脾肋下未及，肝肾区无叩痛，移动性浊音（−），肠鸣音正常5次/分。肛门可见外痔，外生殖器无异常。脊柱四肢无明显畸形，四肢末端稍冷，双下肢无明显水肿。四肢肌力检查不合作，肌张力低，双侧巴氏征（−）。舌质暗红，舌苔少，舌下络脉迂曲，脉微弱。

（三）辅助检查

1. 静脉血常规（2022-08-25） 白细胞22.58×10⁹/L，中性粒细胞百分比87.2%；红细胞3.55×10¹²/L，血红蛋白114g/L，血细胞比容34%，血小板210×10⁹/L，C反应蛋白226.79mg/L。

2. 急诊生化 总蛋白59.7g/L，白蛋白31.3g/L，尿酸522μmol/L，尿素9.64mmol/L，肌酐220.3μmol/L，葡萄糖6.96mmol/L。

3. 胸部CT 双肺炎性病变可能，双肺下叶部分肺不张可能，双侧胸腔积液，请结合临床复查。右肺中叶结节，建议密切随诊或进一步检查。心脏略饱满，心包积液；主动脉及冠状动脉硬化。

（四）老年综合评估

1. Katz ADL 0分；Lawton IADL 1分；Barthel ADL 0分。

2. 疼痛　有疼痛，部位（腰臀部）；NRS-2002 7分。

3. 体力情况　长期卧床，生活不能自理。

4. 居住环境　和老伴、儿子同住。

5. 睡眠　睡眠障碍，入睡困难。

6. 过去1年跌倒史　无。

7. 认知能力　下降，教育程度：大专；MMSE 19分。

8. 情绪评估　HAMA 32分，HAMD 14分。

9. 跌倒风险　有，不能行走。

10. 功能状态　握力：不能配合；步速：不能行走；5次起坐：不能完成；3米起立行走：不能完成；并足站立：不能完成；半足距站立：不能完成；全足距站立：不能完成。

11. 衰弱　FRAIL 5分；Fried 5分。

12. 谵妄　存在疼痛、睡眠障碍、营养不良、药物等谵妄风险。

13. 尿便情况　尿失禁：有；便失禁：无。

14. 口腔　牙齿：20颗，义齿：0颗；吞咽：洼田饮水2级；EAT-10 26分。

15. 营养　MNA-SF 8分；NRS-2002 8分。

16. 内在能力缺失5项

运动能力：14秒内完成5次起坐（否）。

活力：过去3个月内非刻意减重情况体重下降大于3kg（是）、是否有过食欲减退（是）。

视力、听力：下降。

认知：时间及空间定向力：部分正确；回忆三个词汇：无法回忆。

有核心抑郁症状：是。

17. 小腿围　21cm。

（五）入院诊断

1. 细菌性肺炎：胸腔积液，双侧肺不张

2. 脓毒性休克

3. 沸水烫伤：Ⅲ度烧伤，皮肤感染

4. 冠状动脉粥样硬化性心脏病：稳定性心绞痛，陈旧性心肌梗死，心功能Ⅳ级（NYHA分级）

5．慢性肾功能不全

6．吞咽困难

7．重度蛋白质—热能营养不良

8．低蛋白血症

9．轻度贫血

10．混合痔

11．便秘

12．阿尔茨海默病

13．帕金森综合征

14．中医诊断：暴咳病（气阴两虚证）

（六）治疗经过

1．本次入院主要解决的问题

（1）纠正休克：患者肺部感染后吞咽困难进一步加重，近日进食水明显下降，且大面积烫伤后创面渗出较多，进一步增加患者液体流失，出现休克状态，并且存在多部位感染，考虑脓毒性休克、低血容量性休克可能性大。首先进行液体复苏，完善血、痰、创面分泌物培养及药敏、降钙素原等检查指导治疗。经计算，其日补液量为2750ml，患者合并心肾功能不全等疾病，静脉补液量不宜过多，予静脉补充晶体液500ml，胶体液250ml，通过胃管进行肠内补液2000ml；并联合血管活性药物，予多巴胺100mg＋间羟胺50mg泵推2ml/h。患者休克状态快速纠正，液体反应性良好。

（2）控制感染：患者肺部感染合并皮肤感染，通过白细胞、C反应蛋白及一般状态，评估为重度感染，经液体复苏后，体温升至39℃，予美罗培南0.5g、静脉注射、1次/8小时抗感染，留取伤口分泌物培养，8月28日回报为奇异变形杆菌、美罗培南敏感，继予美罗培南抗感染治疗。9月2日患者体温基本正常，复查血常规白细胞降至正常范围，C反应蛋白显著下降，降级抗感染治疗方案为头孢米诺1.5g静脉注射、2次/日。9月8日患者再次出现高热，心功不全情况加重，出现呼吸衰竭情况，将抗感染方案升级为美罗培南0.5g、静脉注射、1次/8小时，至9月14日患者生命体征平稳，感染控制良好，暂停抗感染治疗。

（3）烫伤创面修复：患者烫伤面积约有8%，表面覆盖大量坏死组织，伴有大量渗出，予以烧伤再生医疗技术换药，生理盐水清洁创面，以"井"字格形式切割创面腐肉，最深处以露出红肉为度，表面厚涂湿润烧伤膏，外敷湿润烧伤膏制作的油纱条、棉布垫封闭创面，初期渗出较多每日换药2次，后期渗出减少每日换药1次。整体创面恢复良好（病例15图1、病例15图2）。

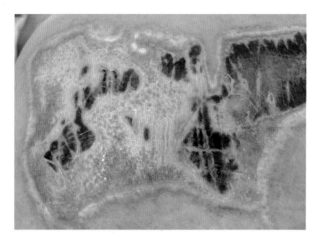

病例15图1　以"井"字格切割腐肉减张

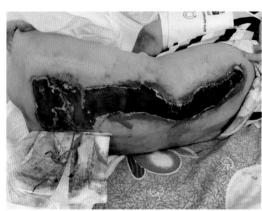

08-26

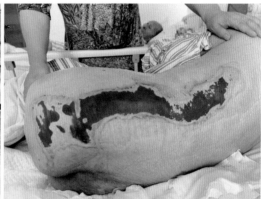

09-02

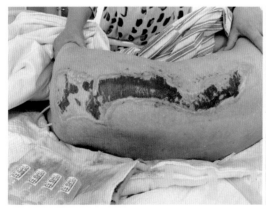

09-06

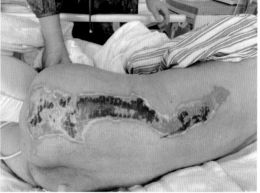

09-09

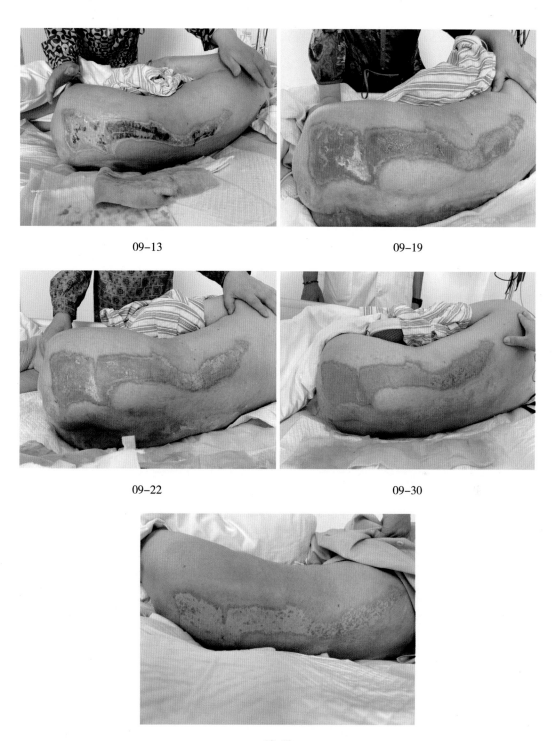

09-13　　　　　　　　　　　　09-19

09-22　　　　　　　　　　　　09-30

10-12

病例15图2　患者创面图

2. 其他基础共病

（1）心功能不全：患者冠心病、陈旧性心肌梗死等因素继发心功能不全，当控制输液速度，并控制出入量平衡，纠正休克状态后予呋塞米利尿减轻心脏负荷。患者存在瘀血证，中药注射液予丹参多酚酸盐活血化瘀。

（2）消化不良：患者消化不良，进食量稍多则出现腹胀，甚至呕吐，长期便秘。交替予多潘立酮、莫沙必利改善胃肠功能，必要时胃肠减压；乳果糖、便通胶囊、利纳络肽保证大便通畅。

3．老年综合征

（1）营养不良：营养科会诊评估NRS-2002 7分，存在营养风险；留置胃管，鼻饲泵予肠内营养乳TPF-D、口服水解蛋白营养支持，静脉予葡萄糖氯化钠注射液、琥珀酰明胶、羟乙基淀粉、人血白蛋白等补充血容量及胶体渗透压。出院后留置胃管，予肠内营养粉集合常规饮食进行营养支持。

（2）焦虑抑郁状态：患者焦虑、惊恐，精神卫生科建议予睡前服用富马酸喹硫平0.05g→0.1g、艾司唑仑1mg，关注患者情绪和睡眠情况。

（3）疼痛：患者创面疼痛，予湿润烧伤膏外敷后，疼痛好转，后期创面瘙痒明显，并出现过敏反应，予氯吡格雷、西替利嗪抗过敏止痒。

（4）衰弱、肌少、跌倒高风险：营养支持基础上床旁抗阻训练，加强防跌倒宣教。

（5）谵妄：尽量缓解患者疼痛、瘙痒等不适症状，维持出入量电解质平衡，家属陪伴。

（6）尿失禁：留置导尿，加强局部皮肤护理。

（7）多重用药：与药师共同进行药物重整。

4．中医治疗　患者入院时发热、咳痰、四肢厥冷、嗜睡，舌暗红少苔，脉微弱，辨为气阴两虚、痰瘀互阻证，治以益气养阴、清肺化痰，予生脉饮合补中益气汤加减，药用党参15g，麦冬15g，五味子15g，炙黄芪30g，炒白术15g，陈皮10g，升麻5g，柴胡5g，当归10g；咳嗽，发热，加鱼腥草15g，连翘15g，芦根15g，天花粉10g；咳嗽，痰多，加法半夏5g，川贝5g，茯苓30g，百部10g；腐肉不去，加乳香5g，没药5g；腹胀、便秘，加莪术10g、焦槟榔20g。

（七）出院诊断

1．细菌性肺炎：胸腔积液，双侧肺不张

2．脓毒性休克

3．沸水烫伤：Ⅲ度烧伤，皮肤感染

4．冠状动脉粥样硬化性心脏病：稳定性心绞痛，陈旧性心肌梗死，心功能Ⅳ级（NYHA分级）

5．慢性肾功能不全

6．低蛋白血症

7．中度贫血

8．低钙血症

9．低钾血症

10．混合痔

11．帕金森综合征

12．老年综合征：谵妄，尿失禁，便秘，衰老，吞咽困难，重度蛋白质–热能营养不良，抑郁状态，焦虑状态，轻度认知障碍，痴呆，睡眠障碍，衰弱状态，肌少症，听力减退，老年性虚弱，老年性骨质疏松

13．中医诊断：暴咳病（气阴两虚证）

（八）随访

病情稳定后出院，出院后无明显咳嗽咳痰，无发热，烫伤皮肤恢复良好，腹胀、便秘情况好转，精神状态尚可，偶有失眠。出院后留置胃管、尿管，每日进食量基本满足需求，随访半年，体重增长3kg。

二、疾病介绍

细菌性肺炎是指在由细菌感染引起的肺部炎症，是老年人的常见疾病，具有较大的社会负担。根据患病的地点通常分为社区获得性肺炎、医院内肺炎和呼吸机相关性肺炎，两者的核心在于病原体的种类不同，社区获得性的典型病原体有肺炎链球菌、流感嗜血杆菌、金黄色葡萄球菌、卡他莫拉菌、大肠埃希菌等。社区获得性肺炎通常选用第二、三代头孢菌素、喹诺酮类，或联合大环内酯类等；重症常用大环内酯类联合第三代头孢菌素，或联合广谱青霉素/β–内酰胺酶抑制剂、碳青霉烯类抗生素；医院内获得常用第二、三代头孢菌素、喹诺酮类、碳青霉烯类等；重症常用喹诺酮类或氨基糖苷类联合抗假单胞菌的β–内酰胺类、广谱青霉素/β–内酰胺酶抑制剂、碳青霉烯类的任何一种，必要时联合万古霉素。

烧伤是一种常见的皮肤损伤，常由于热、电、摩擦或化学物质等因素引起。传统的分级方法中将烧伤的程度分为4级，目前将烧伤深度划分为浅层烧伤、部分皮层烧伤、深部部分皮层烧伤和全层烧伤。浅层烧伤仅累及表皮层，常有疼痛、发红的表现，但无水疱出现，通常2～3天可愈合。部分皮层烧伤累及表皮和部分真皮，包括浅、深Ⅱ度烧伤。浅Ⅱ度烧伤在疼痛、发红的基础上还有水疱形成，通常在7～21日内愈合。深Ⅱ度烧伤累及深层真皮，会破坏毛囊和腺体，仅在按压时有疼痛感，伴有水疱、创面湿润或

呈蜡白样创面，伴有花斑样改变。创面易于感染，通常在2~9周愈合。全层烧伤破坏全层真皮，甚至常常累及皮下组织，伴随感觉减退。皮损的表现可见从蜡白样到焦黑色不等，基本不能完全自行愈合。从治疗的优先级考虑，也可将烧伤分为轻中重三级，轻度烧伤科在门诊进行简单处理，中度烧伤需要住院治疗但通常不需要转诊到烧伤中心，而重度烧伤则需要接受烧伤中心的专业治疗。转诊烧伤中心的指征通常包括烧伤面积（大于体表面积10%）、特殊部位（头面、手足、会阴、生殖器、重要关节）、Ⅲ度烧伤、电烧伤、化学烧伤、吸入性损伤、患者自行不规范治疗导致疾病复杂化、伴有外伤等。中重度烧伤通常在治疗上除了需要大量补液、抗感染，必要时需要结痂切开减张治疗，及时的肠道营养支持并减少胃酸分泌，减弱分解代谢反应。

三、病例分析

患者入院时最突出的问题有三点：肺部感染、皮肤感染及休克状态，从发病的角度考虑，开水烫伤引起的皮肤感染应为原发病，卧床和家庭照顾不佳导致继发性肺部感染，进而进食不佳、烫伤创面渗出液体丢失多、感染消耗等多种因素导致出现休克状态。所以治疗上首先应纠正休克状态，积极补液，但患者合并心功能不全，补液量和补液速度受到限制，所以合并使用血管活性药物以稳定生命体征，为后续治疗争取时间。

患者多部位感染，血常规提示感染严重，经验性予广谱抗感染治疗，根据痰、创面培养及药敏证据调整治疗方案。

烫伤方面，入院时烫伤的创面覆盖紫色药物，皮痂厚度至少2mm，从烫伤的累及层面上，应属于Ⅲ度烧伤；且患者家属自行应用紫药水治疗，进一步损伤了组织、遮盖了创面，导致后续治疗复杂化，从严重程度上分级，属于重度烧伤。建议患者转诊烧伤中心系统治疗，家属讨论后拒绝转诊，遂请创面修复科会诊，予烧伤再生医疗技术换药，创面逐渐修复。

在老年综合征的管理方面，患者营养状况、谵妄、疼痛等问题较为突出，根据患者胃肠功能的耐受程度给予相应的肠内营养支持治疗，患者蛋白丢失量大，前期予人血白蛋白支持治疗。谵妄问题是长期存在的慢性疾病，受疾病的影响较前加重，在休克纠正后表现为躁动、不安、不眠、谵语等症状，予以适量镇静和安抚治疗。

四、病例点评

老年人烫伤的发病率和死亡率都处于较高水平，这与老年综合征关系密切，肌少症、老年性震颤、帕金森、脑血管疾病等会使老年人对肢体控制减弱，同时还有认知障碍、听力、视力减退、感觉减退都增加了烫伤的风险，而且老年人的营养状态也影响着疾病后期的康复，治疗上具有较大的挑战。肺炎是老年人烫伤最常见的并发症，应当采取积极的态度应对。疼痛的管理对于老年烧伤患者意义重大，疼痛控制不充分可以显著增加急性谵妄和认知障碍的可能。但是在止痛药物的选择上需要谨慎，一方面老年人的疼痛评估比较困难，另一方面老年人对药物的代谢能力减弱，容易引发蓄积效应，所以止痛药物应从常规剂量的1/4～1/2用起，并逐渐增加至合适的用量，非药物途径的治疗措施更加安全和推荐。在此基础上，选择应用烧伤再生医疗技术修复创面。

烧伤创疡再生医疗技术是一种创新型医疗技术，用于慢性、难愈合的创面。区别于传统的干性愈合，该技术采用湿性愈合的方式，来隔离创面、减少水分蒸发，为细胞的再生修复提供湿润的环境。湿润环境可以增加组织的血液供应与修复，可以减轻疼痛，相当于新生细胞的"培养基"，并且还具有促进坏死组织脱离吸收的作用。并且操作简单，具有良好的可推广性。在创造湿润环境时，采用的敷料是湿润烧伤膏（MEBO），主要成分是黄连、黄柏、黄芩、地龙、罂粟壳，黄连、黄芩、黄柏具有清热燥湿解毒的功能，其中所含的生物碱类、黄酮类化合物具有抗菌、抗氧化等作用，地龙是传统的活血药物，可以促进血管生成、促进创面修复，罂粟壳具有止痛、收敛的作用，可以极大地减少患者的疼痛感，增强患者的依从性。整体来说，湿润烧伤膏可以起到清热解毒、去腐生肌、收敛止痛的作用，可以保护创面、减少渗出、促进愈合。

同时还需要关注的是患者的临终决策问题，需要对患者进行个体化的评估，判断其康复和存活的可能性。对于重度烧伤的老年患者，生活质量、自理能力、老年内在能力均会受到极大的影响，基于我国的背景，需要与家属及患者本人详细地沟通，共同决定医疗决策，有助于缓解患方的焦虑。

［病例提供者：李金懋 清华大学玉泉医院（清华大学中西医结合医院）］
［点评专家：乔燕燕 清华大学玉泉医院（清华大学中西医结合医院）］

参考文献

[1]Arnold FW，Reyes Vega AM，Vidyulata S，et al.Older adults hospitalized for pneumonia in the united states：incidence，epidemiology，and outcomes[J].Journal of the American Geriatrics Society，2020，68（5）：1007-1014.

[2]Karnes JB.Skin infections and outpatient burn management：outpatient burn management[J]. Family Physician Essentials，2020，489：27-31.

[3]Cords CI，Van Baar ME，Pijpe A，et al.Short-term and long-term increased mortality in

elderly patients with burn injury：a national longitudinal cohort study[J].BMC geriatrics，2023，23（1）：30.

[4]Rani M，Schwacha MG.Aging and the pathogenic response to burn[J].Aging and disease，2012，3（2）：171-180.

[5]Mile S，Peter C，Fangming X，et al.Impaired immune response in elderly burn patients：new insights into the immune-senescence phenotype[J].Annals of surgery，2016，264（1）：195-202.

[6]Lynch EP，Lazor MA，Gellis JE，et al.The impact of postoperative pain on the development of postoperative delirium[J].Anesth Analg，1998，86（4）：781-785.

[7]张向清.从再生医学角度探讨深度烧伤界定与坏死组织层处理方法[J].中国烧伤创疡杂志，2003，15（1）：149：150.

[8]王艮一，范琦琛，张筱茜，等.黄柏及其有效成分促进创面愈合机制研究进展[J].辽宁中医药大学学报，2023，25（9）：151-155.

[9]Xu L，Lin D，Cao B，et al.Effects of traditional Chinese medicine，dilong injection，on random skin flap survival in rats[J].J Invest Surg，2018，31（1）：38-43.

[10]徐荣祥.MEBT/MEBO的基础理论主体与作用的机理要点[J].中国烧伤创疡杂志，1997，9（3）：40.

[11]殷东京，赵贤忠，孙记燕，等.烧伤创疡再生医疗技术联合自体纳米脂肪在慢性难愈合创面中的应用研究[J].中国烧伤创疡杂志，2019，31（1）：9-13.

病例
16

营养不良合并扁平苔藓患者的诊治

一、病历摘要

（一）基本信息

主诉：患者男性，89岁，因"体重减轻伴进食减少2年，加重3个月"于2021年8月16日由门诊以"营养不良、食欲缺乏"收入院。

现病史：患者于2年前因牙齿脱落，义齿佩戴不适等因素出现进食减少、体重下降，期间调整义齿后症状好转，3个月前进食减少情况较前明显加重，食欲减退，乏力，腹胀，每日进食量较前减少70%左右，3个月来体重下降10kg，乏力逐渐加重，行动迟缓，就诊于我科门诊，为求系统诊治，遂收治入院。入院症见：形体消瘦，不思饮食，腹胀，口干，乏力，双足轻度水肿，眠可，夜尿频，大便正常。

既往史：冠心病20年；6年前因心动过缓于我院心内科植入心脏起搏器；高血压病史30年，规律口服苯磺酸氨氯地平片5mg、1次/日，替米沙坦片80mg、1次/日，目前收缩压控制在130~160mmHg；重度骨质疏松6年，规律口服骨化三醇软胶囊0.25μg、1次/日；前列腺增生10年，规律睡前口服非那雄胺片5mg、盐酸特拉唑嗪胶囊2mg；2型糖尿病病史20年，规律口服阿卡波糖片50mg、3次/日；黄斑变性10年，规律口服羟苯磺酸钙胶囊0.5g、3次/日；听力减退10年；扁平苔藓5年，间断外用哈西奈德溶液。无外伤，否认肝炎、结核病等传染病病史，否认输血史，否认食物、药物过敏史。

个人史：生于山西，长期居住北京。否认吸烟、酗酒史，否认疫区、传染源接触史。

婚育史：已婚，育有1子1女，子女体健，配偶冠心病病史。

家族史：否认家族遗传病史。

（二）体格检查

体温36.5℃，脉搏60次/分，呼吸18次/分，血压162/80mmHg，血氧饱和度97%。身高175cm，体重54kg，BMI 17.6kg/m²。发育正常，营养不良，家人陪伴轮椅推入病房，自主体位，查体合作。皮肤、黏膜无黄染、出血点、淤点及淤斑，左臀部外侧可见12cm×10cm红色斑片疹，右臀部外侧可见2cm×2cm红色斑片疹，无渗出和破溃。周身浅表淋巴结未触及肿大。头颅无畸形，耳鼻无异常，外耳道干洁，右耳听力减退。乳突及各组鼻副窦无压痛。双眼睑无水肿，结膜无充血滤泡、无苍白，巩膜无黄染，双瞳孔等大等圆，对光反射灵敏，双眼视力减退，仅存光感。口唇无发绀，口腔黏膜无溃疡，伸舌居中，牙龈不肿。咽部无充血，双侧扁桃体不大。颈软，无抵抗。颈静脉无怒张，气管居中，颈部无明显肿胀，甲状腺无肿大。胸廓对称无畸形，双侧呼吸动度一致，肋间隙不宽，胸骨无压痛，触觉语颤一致，无胸膜摩擦音、皮下捻发音。双肺叩诊清音，肺肝浊音界位于右侧第五肋间，双肺呼吸音清，未闻及明显干湿性啰音。心前区无隆起，无震颤，心尖冲动位于左第五肋间锁骨中线内0.5cm。心界不大，心率60次/分，律齐，各瓣膜听诊区未闻及病理性杂音，未闻及心包摩擦音。腹平软，无压痛、反跳痛及肌紧张，肝脾肋下未触及，肝肾区无叩痛，移动性浊音阴性，肠鸣音2～3次/分。肛门及外生殖器未查。脊柱、四肢无畸形。四肢肌力Ⅴ级，双足轻度可凹性水肿。双侧巴氏征（-）。舌体胖大，舌质淡红，舌苔薄白而少，舌下络脉迂曲，脉弦。

（三）辅助检查（2021-08-17）

1. 血常规　白细胞$5.01×10^9$/L，红细胞$3.48×10^{12}$/L，血红蛋白112g/L，C反应蛋白1.4mg/L，血清淀粉样蛋白A 2.50mg/L。

2. 尿干化学＋有形成分＋沉渣镜检　细菌计数484.8个/μl，白细胞（-），尿蛋白（+），隐血（±）。

3. 生化全项　丙氨酸氨基转移酶22U/L，门冬氨酸氨基转移酶18U/L，总蛋白57.4g/L，白蛋白33.3g/L，尿酸308μmol/L，总胆固醇2.62mmol/L，甘油三酯0.63mmol/L，高密度脂蛋白胆固醇1.20mmol/L，低密度脂蛋白胆固醇1.33mmol/L，尿素5.24mmol/L，肌酐72μmol/L，葡萄糖5.02mmol/L，钾3.12mmol/L。

4. 糖化血红蛋白　5.7%。

5. 血沉　35mm/h。

6. 便常规、甲功五项、肿瘤标志物、凝血、aTnI、NT-proBNP未见明显异常。

7. 心电图　心室起搏心律。

（四）老年综合评估

1. Katz ADL 3分；Lawton IADL 7分；Barthel ADL 70分。

2. 疼痛 无疼痛。

3. 体力情况 生活基本能自理，能行走50m（不需要辅具），可上1层楼。

4. 居住环境 和老伴同住。

5. 睡眠 整日睡眠较多，夜间无明显睡眠困难。

6. 过去1年跌倒史 无。

7. 认知能力 正常，受教育12年，教育程度：本科；MMSE 26分。

8. 情绪评估 HAMA 8分；HAMD 14分。

9. 跌倒风险 有，步态不稳、下肢无力。

10. 功能状态 握力：20kg；步速：能行走0.6m/s；5次起坐：能完成33秒；3米起立行走：能完成20秒；并足站立：5秒；半足距站立：8秒；全足距站立：大于等于10秒。

11. 衰弱 FRAIL 4分；Fried 4分。

12. 谵妄 不存在明显谵妄风险。

13. 尿便情况 尿失禁：无；便失禁：无。

14. 口腔 牙齿16颗，义齿1副；洼田饮水试验2级；EAT-10 12分。

15. 营养 MNA-SF 17.5分；NRS-2002 5分。

16. 内在能力缺失3项

运动能力：14秒内完成5次起坐（否）。

活力：过去3个月内非刻意减重情况体重下降大于3kg（是）、是否有过食欲减退（是）。

视力、听力：下降。

认知：时间及空间定向力：正确；回忆三个词汇：正确。

有核心抑郁症状：否。

17. 小腿围 29cm。

（五）入院诊断

1. 重度蛋白质—热能营养不良

2. 食欲缺乏

3. 低蛋白血症

4. 低钾血症

5. 冠状动脉粥样硬化性心脏病：稳定性心绞痛，具有心脏起搏器状态，冠状动脉支架植入术后状态

6. 高血压3级（很高危组）

7. 重度骨质疏松

8. 前列腺增生

9. 2型糖尿病：2型糖尿病性黄斑变性

10. 听力减退

11. 扁平苔癣

12. 中医诊断：虚劳类病（脾肾两虚证）

（六）治疗经过

1. 本次入院主要解决的问题

（1）营养不良及电解质紊乱：患者进食困难，营养状况差，近日进食水量均不足，入院时呈轻度脱水状态，经补液后患者总蛋白、血钾进一步下降，患者可耐受肠内营养支持，予肠内营养粉200g/d，剩余热量通过软烂饮食补充。患者营养不良状态逐渐恢复，白蛋白33.3g/L→32g/L→34.1g/L。补充饮食后，血钾3.07mmol/L→3.8mmol/L。

（2）食欲缺乏：患者食欲缺乏，不思饮食，进一步询问，诉感觉进食不香，且义齿不适，咀嚼困难。义齿不适问题请口腔科会诊进行调试。进食困难情况通过中药干预，患者乏力、纳谷不馨、口干，舌少苔而干，辨为脾肾两虚、气阴两虚证，治以益气养阴、健脾开胃法，予玉液汤加减：醋五味子6g、红芪9g、酒黄精12g、葛根9g、天花粉9g、桔梗6g、麦冬12g、麸炒山药30g、茯苓15g、麸炒白术9g、甘松6g、炙甘草3g，7剂，水煎100ml，分两次早晚温服。口干、纳谷不馨症状明显改善。

2. 其他基础共病

（1）稳定性心绞痛：患者冠心病心绞痛、陈旧性心肌梗死，心功能不全，应当控制补液量。患者存在瘀血证，中药注射液予丹参多酚酸盐活血化瘀。

（2）高血压：患者多年高血压、糖尿病病史，尿蛋白阳性，考虑糖尿病肾病、高血压性肾病不除外。血压稍高则尿蛋白增多，当严格控制血压，换为沙库巴曲缬沙坦100mg→200mg、1次/日降压。

（3）扁平苔藓：曾应用卤米松、哈西奈德，效果一般仍有明显瘙痒，皮肤炎性浸润明显，予以中药塌渍治疗：苦参20g、白鲜皮30g、防风20g、炒僵蚕20g、蝉蜕10g、鸡血藤30g、赤芍20g、盐蒺藜60g，4剂，水煎200ml，塌渍时使用，每日2次（病例16图1～病例16图3）。

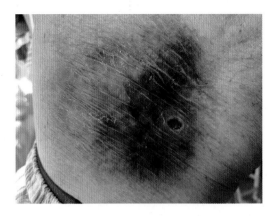

病例16图1　中药塌渍治疗第1天

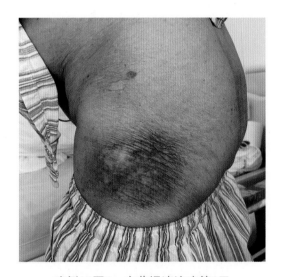

病例16图2　中药塌渍治疗第3天

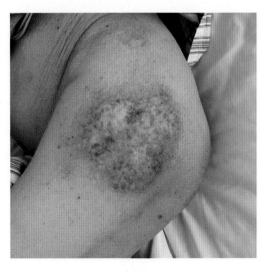

病例16图3　中药塌渍治疗第7天

3．老年综合征

（1）营养不良：同前。

（2）衰弱、肌少、跌倒高风险：营养支持基础上床旁抗阻训练，加强防跌倒宣教。

（3）骨质疏松：碳酸钙、骨化三醇补充骨营养，鲑降钙素注射液抑制骨吸收。

（4）排尿困难：患者无明显尿失禁情况，但有排尿困难、夜尿频的情况，每夜起夜7次，影响睡眠，规律服用非那雄胺、特拉唑嗪未有明显改善。应用中药热奄包热敷、中药汤剂口服进行干预。患者乏力、畏寒、夜尿频，考虑肾阳不足导致固摄失司，予益气养阴、固精缩尿中药：红芪9g、醋五味子6g、太子参9g、陈皮10g、南沙参15g、麦冬12g、天冬12g、麸炒白术12g、木香6g、砂仁（后下）6g、酒萸肉6g、焦神曲6g、焦麦芽6g、盐益智仁6g、红景天6g、葛根6g、炙甘草6g，7剂，水煎100ml，分两次早晚温服。患者夜尿次数由5～7次减少至2～3次。

（5）多重用药：与药师共同进行药物重整。

（七）出院诊断

1．重度蛋白质—热能营养不良

2．食欲缺乏

3．低蛋白血症

4．低钾血症

5．冠状动脉粥样硬化性心脏病：稳定性心绞痛，具有心脏起搏器状态，冠状动脉支架植入术后状态

6．高血压3级（很高危组）

7．重度骨质疏松

8．前列腺增生

9．2型糖尿病：2型糖尿病性黄斑变性

10．听力减退

11．扁平苔癣

12．老年综合征：便秘，衰老，重度蛋白质—热能营养不良，老年厌食症，衰弱状态，肌少症，听力减退，老年性虚弱，老年性骨质疏松

13．中医诊断：虚劳类病（脾肾两虚证）

（八）随访

随访半年，病情稳定后出院，出院后进食量基本稳定，每日5～6餐，体重增长5kg。扁平苔癣、夜尿频、乏力等情况明显好转，随访期间未见明显加重。血压、血糖

较为稳定，随访期间未有心绞痛发作。

二、疾病介绍

老年厌食症是引起老年人群营养不良、肌少症、老年衰弱的重要前端因素，属于老年综合征的范畴。其主要表现为食欲减退，与老年人感官减退、神经内分泌调节异常、胃肠功能减退、胆囊功能减退、胆汁代谢异常、口腔问题等因素密切相关。目前对于老年厌食症的评估尚无统一的标准和工具，现有的研究表明，简化营养食欲问卷在敏感性和特异性方面均有较好的结果。常规的健康教育、锻炼、调整饮食结构等方式难以对老年患者的食欲产生显著改变，通过肠内营养支持、增强食品风味可能对食欲有一定的改善作用。

扁平苔藓是一种罕见的慢性炎症性疾病，预测人群发病率不足1%，其病因尚不明确，可累及皮肤、口腔黏膜、外生殖器、指（趾）甲等部位。皮肤的扁平苔藓常具有明显的瘙痒，皮损特征为紫红色、多角形、扁平丘疹和斑块，好发于手腕、前臂、下肢远端和骶骨前区等部位。该病通常具有自限性，但顽固的瘙痒和疼痛性黏膜糜烂会导致大量继发疾病。目前的一线治疗方法是局部和全身使用皮质类固醇激素，或者使用免疫抑制剂作为激素的代替用药。然而，这些药物往往不足以控制病情，需要进一步的研究来发现新的药物。

三、病例分析

患者入院的主要问题是重度蛋白质-热能营养不良，追溯病因是食欲缺乏、进食减少，而引起食欲缺乏的因素一是口腔问题，义齿佩戴不适；二是胃肠功能减弱，胃排空减慢；三是感觉减退，自觉吃饭没有香味；四是长期养老院生活，饭菜口味不合适。在快速解决电解质紊乱等急性问题后，对于引起食欲缺乏的原因采取逐项解决的方式来改善，对于口腔问题，请口腔科会诊，协助调整义齿；对于胃肠功能减退及感觉减退方面，采取中药治疗的方式，通过患者舌苔少的体征，结合乏力等症状，判断为脾肾两虚、气阴两虚，采用益气养阴、健脾开胃法的治疗方法。患者进食量、食欲获得明显改善；对于饭菜口味不合适的问题，暂时通过肠内营养制剂来补充营养，采用肠内营养粉进行营养支持。

患者髋部、骶尾部多发扁平苔藓，病史多年，外用糖皮质激素不能良好控制病情，口服中药未能顾及扁平苔藓的问题，遂选择外治法治疗。患者皮损颜色紫红、鲜艳，伴有明显瘙痒，考虑与"风邪""血热"等因素有关，选择祛风止痒、清热活血的药物煎汤塌渍治疗，疗效显著。

四、病例点评

老年厌食症在老年综合评估当中占比不大，常常被忽略，其干扰因素较多，包括社会因素、生理衰老因素等，尤其好发生在住院患者和长期在养老院居住的人群身上。目前来说，老年厌食症受关注度小，人们更加重视进一步产生的肌少症或老年衰弱，但厌食症往往是肌少症、营养不良、老年衰弱最重要的原因。在肌肉质量减少前早期发现厌食倾向，对于改善老年人生活质量、节约医疗支出意义重大。目前国际上用于评估老年厌食症的方法较多，但仍未形成金标准，在众多评估方法之中简化营养食欲问卷具有较高的参考性，并且可以用于患者自评，对于长期的管理来说具有较大的优势。不同于神经性厌食，主要是生理性的厌食，所以在干预方法上需要寻找引起老年厌食的原因并逐个"击破"。在解决老年人口腔健康、胃肠功能、口味等问题后，还应当注意家庭心理方面的原因，鼓励患者儿女陪伴老年人进食。

扁平苔藓是一种由T细胞介导的疾病，与患者的免疫情况密切相关，糖皮质激素仍无法满足临床需求，新型的JAK抑制剂等新型药物尚未能全面投入临床使用。基于当前的研究现状，中医有极大的优势和潜力。扁平苔藓在中医里称为"紫癜风"，或因湿热之邪，或因久病血虚生风生燥，或因阴虚内热，或因气滞血瘀，或因肝肾不足导致发病。对于本病例来说，患者属于血虚生风合并瘀血而发病，采用的方剂中，苦参、白鲜皮止痒解毒，防风、炒僵蚕、蝉蜕、蒺藜专功祛风而止痒，鸡血藤、赤芍补血活血而润肤，共同起到活血润肤、祛风止痒的作用。

［病例提供者：李金懋　清华大学玉泉医院（清华大学中西医结合医院）］
［点评专家：乔燕燕　清华大学玉泉医院（清华大学中西医结合医院）］

参考文献

[1]Morley JE，Silver AJ.Anorexia in the Elderly[J].Neurobiol Aging，1988，9：9-16.

[2]Sanford AM.Anorexia of aging and its role for frailty[J].Curr Opin Clin Nutr Metab Care，2017，20（1）：54-60.

[3]Morley JE.Pathophysiology of the anorexia of aging[J].Curr Opin Clin Nutr Metab Care，2013，16（1）：27-32.

[4]Morley JE.Anorexia of ageing：a key component in the pathogenesis of both sarcopenia and cachexia[J].J Cachexia Sarcopenia Muscle，2017，8（4）：523-526.

[5]Nakatsu N，Sawa R，Misu S，et al.Reliability and validity of the Japanese version of the simplified nutritional appetite questionnaire in community-dwelling older adults[J].Geriatr Gerontol Int，2015，15（12）：1264-1269.

[6]Wilson MM，Thomas DR，Rubenstein LZ，et al.Appetite assessment：simple appetite questionnaire predicts weight loss in community-dwelling adults and nursing home residents[J]. Am JClin Nutr，2005，82（5）：1074-1081.

[7]Cox NJ，Ibrahim K，Sayer AA，et al.Assessment and treatment of the anorexia of aging：a systematic review[J].Nutrients，2019，11（1）：144.

[8]Tziotzios C，Lee JYW，Brier T，et al.Lichen planus and lichenoid dermatoses：clinical overview and molecular basis[J].J Am Acad Dermatol，2018，79（5）：789-804.

[9]Guigoz Y，Lauque S，Vellas BJ.Identifying the elderly at risk for malnutrition.The Mini Nutritional Assessment[J].Clin Geriatr Med，2002，18（4）：737-757.

[10]Pietschke K，Holstein J，Meier K，et al.The inflammation in cutaneous lichen planus is dominated by IFN-γ and IL-21-A basis for therapeutic JAK1 inhibition[J].Exp Dermatol，2021，30：262-270.

破解腹痛腹胀的多重密码

一、病历摘要

（一）基本信息

主诉：患者女性，83岁，因"间断腹痛、腹胀半年，加重3周"于2018年5月23日收入我院。

现病史：患者近半年来间断出现上腹部烧灼样疼痛，伴反酸、腹胀，餐后略明显，排气、排便后可减轻。无恶心、呕吐、呕血，排黄色成形便0～1次/日，排便费力，大便干硬，便量较前减少，偶有便不尽感，无黑便、鲜血便、里急后重感。入院前3周腹胀加重，为全腹胀，排便困难（需开塞露灌肠，5～7天排便1次，量少，便色性状同前），排气减少，进食量减至平素的1/3（主食约2两/日，以流食为主），伴乏力、疲倦、夜眠较差，需依赖睡眠药物，体重下降2～3kg，无明显腹痛、呕吐、尿量减少、发热、意识障碍等。

既往史：2012年因便血于我院住院，诊断为缺血性肠病可能性大。高血压病史19年，近2年服用苯磺酸氨氯地平10mg/d。反复关节痛40余年，累及双手近端指间关节、掌指关节、腕关节、肩、肘、膝关节，2007年于外院诊断为类风湿关节炎？近2～3年关节痛疼痛难以耐受、伴关节变形，长期服用芬必得等止痛药物。近20天加用曲马多400mg/d。近1周外用丁丙诺啡透皮贴2贴/日。骨质疏松伴骨痛2年，服用钙剂治疗。2015年诊断为脑供血不足、帕金森病。2015年血管B超检查发现多动脉粥样硬化症（累及双下肢动脉、颈动脉、锁骨下动脉）。2007年诊断为缺铁性贫血，予口服铁剂治疗，未坚持规律服药及监测。否认冠心病、糖尿病、慢性肾脏病、慢性支气管炎、哮喘、精神疾病等病史。否认肝炎、结核等传染病病史。2年前外伤致左肩、左髋骨折，行左髋关节置换术。否认输血史。否认药物过敏史，对海虾过敏。预防接种史不详。

个人史：曾从事油漆工20年；不嗜烟酒；与丈夫同居，发病前可从事日常简单家务。

婚育史：月经14岁，5～6天/30天，38岁绝经，育有2女1子，其女均患有关节疼痛疾患（具体不详）。

家族史：其父早逝，死因不详；其母患冠心病、高血压；否认家族遗传病史。

（二）体格检查

轮椅送入病房，神清，精神稍弱，安静面容，可正确对答，无力体型，血压149/95mmHg，口唇无苍白、发绀，全身浅表淋巴结未及肿大，颈静脉无充盈，颈动脉未闻血管杂音，甲状腺未及肿大、震颤，双肺叩诊呈清音，呼吸音清，双下肺可闻及少量湿性啰音，未闻及哮鸣音，心界无扩大，心率80次/分，律齐，各瓣膜听诊区未闻及杂音，腹部略膨隆，全腹可及压痛，无反跳痛及肌紧张，肝脾肋下未及，左下腹似可及肠管，肠鸣音活跃，可闻及金属音调肠鸣音，双手不自主震颤，双手掌指关节、双肘关节变形，双手掌指关节、腕关节、肘关节、膝关节压痛，双下肢不肿。

（三）辅助检查

1. 血、尿、便常规　白细胞$6.63×10^9/L$，中性粒细胞百分比80.1%，血红蛋白132g/L，血小板$273×10^9/L$。尿常规未见明显异常。粪便常规未见异常，大便隐血（+）。

2. 血液生化　钠136.0mmol/L，钾2.60mmol/L，钙2.11mmol/L，低密度脂蛋白胆固醇2.87mmol/L，总胆固醇5.10mmol/L，癌胚抗原7.64ng/ml。BIL、AST、ALT、Cr、Cys、ALB正常。BNP、TnI均正常。AFP、CA199正常。PCT正常。

3. CRP、ESR、ASO、RF正常，抗CCP抗体246.6U/ml，ANA 1∶320，ANCA及抗ENA抗体阴性。

4. FT3、FT4、TSH正常。

5. D-二聚体1.05mg/L。

6. 免疫球蛋白E、G、A、M、补体C3、C4正常。

7. 立位腹平片　腹部多发肠管扩张、积气，下腹部见散在液气平面。

8. 腹部CT　腹部多发肠管积气，以结肠肝区、横结肠及结肠脾区积气扩张明显降结肠起始部局部管腔明显变窄。肝脏Ⅷ段低密度影，胆囊结石。

9. 胸部CT　双肺陈旧病变，双侧胸膜肥厚，纵隔淋巴结可见。

10. 腹部B超　肝多发结节，血管瘤可能性大，胆囊结石。

11. 肠系膜血管B超　未见明显异常。

12. 胃镜　慢性浅表性胃炎（胃窦部为主）。

13. 结肠镜 未见明显异常。

14. 关节平片 双手骨质疏松，双手骨质退行性改变，左侧腕骨多发异常改变，右肘关节异常改变，类风湿性关节炎？

15. 同位素骨显像 全身骨显像未见骨转移征象，左髋关节置换术后改变，右上颌骨右肘关节、左腕关节、双足骨放射性增高浓聚区考虑为良性病变。

16. 骨密度 腰椎$L_{1~4}$T值-2.2，右侧股骨颈T值-3.0。

（四）老年综合评估

1. ADL（Barthel）：35分。

2. NRS-2002：4分。

3. 焦虑自评量表（SAS）：65分。

4. 抑郁自评量表（SDS）：60分。

5. 衰弱筛查量表（FRAIL）：4分。

6. 四肢疼痛评分（NRS）：6~7分。

7. 核对用药：苯磺酸氨氯地平，普伐他汀，琥珀酸倍他乐克缓释片，法莫替汀，艾司唑仑，劳拉西泮，布洛芬缓释胶囊，盐酸曲马多缓释片，碳酸钙，百乐眠，便通胶囊，氟比洛芬凝胶贴膏，丁丙诺啡透皮贴。

（五）入院诊断

1. 不完全性肠梗阻

2. 高血压3级（很高危组）

3. 类风湿关节炎

4. 重度骨质疏松

5. 脑血管病

6. 帕金森病

7. 多动脉粥样硬化症

8. 胆囊结石

9. 左髋关节置换术后

10. 老年综合征：便秘，睡眠障碍，慢性疼痛

（六）治疗经过

1. 病因探究及治疗 患者发生不完全性肠梗阻为长期便秘、粪便嵌塞、帕金森病的自主神经功能异常、药物、电解质紊乱-低钾血症等综合因素所致。针对上述情况给予患者以下治疗措施：

（1）口服渗透性缓泻药（乳果糖）、胃肠动力药物（枸橼酸莫沙比利）及中药汤

剂改善排便困难症状。

（2）规律应用甘油灌肠，辅助腹部按摩。

（3）减少口服盐酸曲马多用量，停用丁丙诺啡透皮贴。

（4）静脉及口服补钾纠正低钾血症。

（5）肠内及肠外营养支持改善营养不良状态。

经过上述治疗，患者排出较多干硬粪块，腹胀腹痛逐渐缓解，排气恢复，并逐步过渡至每日1～2次的黄色成形或不成形糊状便；食欲有所恢复，逐渐增加进食量，食物性状从流食过渡至半流食及软食，在营养科指导下增加了膳食纤维及益生菌。患者消化道症状缓解，腹部体征消失，精神及情绪改善。

2. 老年综合征的管理

（1）便秘：患者住院前半年余即有排便费力、大便干硬、便量减少、便不尽感，入院前3周症状加重，需应用甘油灌肠剂方可排便，5～7天排便1次，符合便秘的诊断。便秘的治疗包括改善生活方式、增加膳食纤维、口服药物、灌肠、功能训练等多个方面。根据本患者的综合情况，便秘的治疗分成肠梗阻急性阶段和后期便秘治疗两个方面。首先，肠梗阻急性阶段治疗如第一部分病因探究及鉴别诊断所述。肠梗阻缓解后，我们逐步进行了以下工作：①在患者能够耐受的前提下增加每日液体摄入，尝试鼓励患者每日固定时段排便。②在营养科指导下增加膳食纤维及肠道益生菌的摄入。③每日晨起空腹服用乳果糖口服液，枸橼酸莫沙必利5mg，3次/日口服。④减少口服阿片类药物应用。⑤神经内科会诊给予口服普拉克索治疗帕金森病。⑥鼓励患者减少卧床、增加室内活动。并将上述治疗措施告知患者返家后的照护者，以便出院后能够维持治疗。

（2）睡眠障碍及情绪问题：调整助眠药物为酒石酸唑吡坦10mg/d，入睡困难改善，睡眠时间较前延长至5～6小时，日间困倦感减轻。后随腹部及全身情况好转，睡眠问题进一步改善。患者同时存在焦虑、烦躁、情绪低落、兴趣减少、不愿主动交流等情绪问题。经心理科会诊考虑为焦虑抑郁状态，给予口服草酸艾斯西酞普兰治疗，1周后焦虑、烦躁有所减轻，与陪护及医护交流有所增多。

（3）慢性疼痛：患者的疼痛原因主要为两个方面，类风湿关节炎所致多发关节痛，骨质疏松伴骨痛。患者反复疼痛病史40年，累及双手近端指间关节，掌指关节，腕关节，肩、肘、膝关节等多个小关节及大关节，抗CCP抗体高滴度阳性，结合其双手关节像改变，根据2010年美国风湿病学会/欧洲抗风湿病联盟制订的分类标准，该患者评分为8分，符合类风湿关节炎的诊断。消化道疾患诊断明确，症状缓解后给予口服甲氨蝶呤10mg/w治疗。患者的疼痛症状除关节外，还累及腰背部、髋部及双下肢，根据其病史及此次骨密度检查情况考虑存在骨质疏松所致骨痛，故给予鲑鱼降钙素注射及口服骨化三醇、碳酸钙治疗。经过上述治疗患者全身疼痛症状有所减轻，疼痛评分（NRS）从入院时的6～7分逐渐降至3～4分，口服曲马多剂量也得以逐渐减少。

（4）多重用药：本患者在入院时共应用药物13种，包括门诊医生开具的降压、降脂、抑制胃酸、补钙药物，以及患者自行服用的活血、通便的中成药及口服、外用止痛药物，还有患者家属给予的改善睡眠的中成药及1～2种助眠药。药物来源不同、作用不同、服药不规律，未能系统监测药物不良反应，更缺乏定期的药物处方合理性评估。患者应用口服曲马多及丁丙诺啡贴剂镇痛治疗，且均为说明书的最大剂量。便秘是阿片类药物常见的不良反应，无论哪种剂型发生率均大于10%。不合理的联合及大剂量应用是导致患者便秘、肠梗阻发生的重要原因。患者长期应用口服非甾体抗炎药，导致上腹部烧灼样疼痛亦为非甾体抗炎药常见的胃肠道不良反应。且患者未能定期门诊随访监测，是发生肾功能损害高危因素。患者因睡眠问题服用助眠药物，先后服用中成药、艾司唑仑、劳拉西泮，药物种类及剂量均不规律，随意性强，影响药物疗效，是睡眠障碍始终改善不理想的主要原因。入院后调整患者作息时间，规律服用酒石酸唑吡坦，入睡困难减轻，睡眠时间延长，睡眠问题得以改善。

（七）出院诊断

1. 不完全性肠梗阻
2. 高血压3级（很高危组）
3. 类风湿关节炎
4. 重度骨质疏松伴骨痛
5. 慢性浅表性胃炎
6. 脑血管病
7. 帕金森病
8. 多动脉粥样硬化症
9. 胆囊结石
10. 肝血管瘤
11. 低钾血症
12. 左髋关节置换术后
13. 老年综合征：便秘，睡眠障碍，慢性疼痛，焦虑抑郁状态，衰弱，多重用药

（八）出院计划

1. 低盐低脂饮食，规律服用苯磺酸氨氯地平、倍他乐克（酒石酸美托洛尔片）降压及普伐他汀降脂治疗，注意监测血压，定期门诊复查肝肾功能、血脂。

2. 规律进餐，避免刺激性食物及药物，口服替普瑞酮、乳果糖治疗，注意观察排

便情况，按需使用甘油灌肠剂。

3．继续肌注鲑鱼降钙素、口服骨化三醇、碳酸钙治疗，定期监测血钙、尿钙，门诊复查骨密度。

4．规律服用酒石酸唑吡坦、草酸艾斯西酞普兰，心理科随诊调整治疗。

5．规律服用甲氨蝶呤，曲马多已减量至0.1g、1次/12小时，风湿科随诊，监测药物不良反应及治疗效果并酌情调整用药。

6．规律服用普拉克索，神经内科随诊调整用药。

（九）随访

患者出院后2周在家属陪同下于我院门诊复诊，诉关节及全身疼痛有所减轻；食欲恢复，进食量较前增多，无明显腹痛腹胀，排便较规律，1～2天排便1次，基本未应用灌肠剂；每晚睡眠时间约5～6小时，中午可短暂午休20～30分钟；精神状态亦有所改善，可在家属陪护下每日轮椅外出活动1～2小时，间断看电视或听广播，可主动与家人交谈。每日能在家属协助下规律服药、测量血压心率，有意愿继续门诊随诊、按计划复查血液尿液指标。

二、疾病介绍

1．便秘　便秘是老年人最常见的消化系统问题，是常见老年综合征之一。有研究报道，老年人的便秘患病率可达24%～50%。社区居住的老年人中有10%～18%每日应用缓泻药，而在照护机构居住的老年人中这一比例可高达74%。基于美国及英国的流行病学研究，便秘的定义为排便次数少于每周3次。但由于排便的次数常常被低估，上述定义的普遍适用性降低。很多每日均有排便的患者仍然因为排便费力或有便不尽感而饱受困扰。因此国际工作委员会推荐范围更广泛的诊断标准-罗马Ⅵ诊断标准.诊断依据为存在以下情况至少三个月（且症状首发时间至少为诊断前6个月）：①必须满足以下2个条件：A．超过25%的排便感到费力。B．超过25%排便为块状便或硬便。C．超过25%的排便有不尽感。D．超过25%的排便有肛门直肠梗阻/阻塞感。E．超过25%的排便需要采用手法辅助（如手指辅助、盆底支持）。F．自然排便次数少于每周3次。②不使用缓泻药物就很少能排稀便。③不满足肠易激综合征（IBS）的诊断标准。

老年人的便秘可由原发性结直肠功能障碍引起，也可继发于其他致病因素，包括内分泌或代谢失调、神经系统疾病（如帕金森病和脑卒中）、肌源性疾病和用药。在有慢性疼痛或癌痛的患者中，阿片类药物诱发的便秘很常见。另外，老年人存在的一些其他问题，例如社会隔离、活动减少、营养不良、缺乏独立性等亦可能成为便秘的影响因素。因此在便秘的诊疗过程中必须关注上述诸多方面的情况，根据老年患者的特点制订尽可能全面、合理的检查治疗方案。

2. 多重用药　老年人常常患有共病，表现出多种症状，因此使用多种药物（处方药、非处方药和中药制剂）的情况很普遍。美国一项针对社区居住的老年人药物使用情况的研究显示：87%的老年人至少使用1种处方药，36%至少使用5种处方药。在一个紧急住院并在出院后入住专业护理机构的美国医保调查样本中，患者平均被处方了14种药物，其中1/3以上的药物具有潜在加重老年综合征的不良反应。多重用药定义中，药物数量的界定存在差异，通常为5~10种，应把患者使用的处方药、非处方药和草药/保健品都考虑在内。

多重用药增加了药物相关不良反应的发生风险，也和患者的入院风险增加独立相关，还可降低患者的体能和认知功能、增加疾病负担。因此对于老年人，多重用药的处方评估尤为重要，是临床医师和临床药师的重要工作之一。目前应用最广泛的评估标准是Beers标准，该标准列出了5类可能不适合老年患者应用的药物：可能不适合应用于大多数老年人的药物；存在某些病况的老年人通常应该避免使用的药物；需慎用的药物；存在相互作用的药物；根据肾功能需调整剂量的药物。此后又相继引入了老年人处方筛查工具（STOPP）标准、老年人适用清单等多项用药评估标准，为老年人的用药安全提供了保障。在对老年患者开具药物处方的时候，临床医生应在充分了解患者的病情的基础上评估当前的用药情况，进行药物重整，停用不必要的药物，对于治疗过程中新出现的症状充分考量是否为药物相关的反应，滴定药物剂量，简化用药方案，注重非药物性的治疗方法。

三、病例分析

肠梗阻是老年科较为常见的急腹症。当肠腔内容物的正常流动受阻时，就会发生肠梗阻。从发生部位上可分为小肠梗阻和结肠梗阻。从发病机制上可分为功能性肠梗阻和机械性肠梗阻。就程度而言可分为完全性和不完全性肠梗阻。结肠梗阻可急性起病，表现为肠腔骤然梗阻所致突发性腹痛和腹胀；亦可亚急性或慢性起病，表现为肠腔进行性狭窄导致排便习惯在一段时间内改变。本例患者有慢性便秘病史，此次入院前3周腹痛、腹胀进行性加重，排气排便明显减少，但未完全停止。查体腹部饱满，全腹可及压痛，听诊肠鸣音活跃，偶闻及高调金属音。腹平片及CT可见多发结肠肠管扩张积气及液-气平面。根据上述诊断依据考虑不完全性结肠梗阻可诊断。

恶性肿瘤是老年人机械性结肠梗阻最常见的病因，其他良性病因包括结肠扭转、腹部手术导致的粘连性肠病、结肠缺血性或炎症性病变、粪石或异物嵌顿及外压性因素。我们通过病史询问、详细体格检查，并逐步完善了超声、平片、腹部CT、内镜等检查，结合患者的一系列化验结果，在除外了结肠肿瘤、缺血性肠病、炎症性肠病、肠结核、肠扭转、肠粘连等情况的基础上，考虑存在慢性便秘、粪便嵌塞。老年患者往往存在共病、多重用药，故还需从这些方面鉴别肠梗阻原因，比如严重创伤、重症感染、脓毒血症、休克、低钾血症、糖尿病酮症酸中毒、帕金森病、癫痫、中毒及药物等因素亦可因引起结肠麻痹导致肠梗阻发生。本例患者存在低钾血症、阿片类药物应用史，从发病过程分析与其肠梗阻的发生存在一定的相关性。后续针对上述发病因素的治疗使患者的临床情况确实得以改善，进一步验证了我们的诊疗思路。

老年人常常因为患有多种疾病而需要同时服用多种药物。多重用药会增加药物相互作用的风险，增加不良反应的发生率，影响治疗效果并可能导致严重的健康问题。因此，评估老年人多重用药是老年综合评估中重要的组成部分。

患者长期应用多种药物，存在以下问题：①不合理用药：患者在入院前，未明确疼痛原因时同时应用曲马多和丁丙诺啡贴剂两种阿片类药物，且用量较大，药物不良反应发生风险增高，是导致便秘、肠梗阻发生的重要原因。未处于生命终末期的非癌疼痛需慎用用阿片类药物。②长期服用NSAIDs类药物布洛芬缓释片，引起上腹痛、反酸等胃肠道不良反应。因此再服用法莫替丁等抑制胃酸药物治疗，存在药物不良反应引发的处方瀑布效应。③存在睡眠障碍，在不同门诊先后处方艾司唑仑、劳拉西泮及中成药。患者自行服用上述药物，有时1种，有时3种，剂量及药物组合随意性大，服用极不规律，造成药物疗效差，睡眠问题得不到解决，并与其他老年综合征问题形成恶性循环，同时艾司唑仑、劳拉西泮等苯二氮卓类药物增加老年人跌倒风险。针对上述不合理用药，我们与临床药师的共同决策做出了调整：①停用丁丙诺啡透皮贴、口服曲马多减至200mg/d，并给予患者抗类风湿及抗骨质疏松针对病因治疗，患者疼痛症状有所减轻，所需止痛药物剂量进一步减少。②停用口服布洛芬缓释片，按需使用外用贴剂，反酸、上腹疼痛有所减轻。③停用艾司唑仑、劳拉西泮及中成药，规律给予酒石酸唑吡坦辅助睡眠，联合草酸艾斯西酞普兰抗抑郁治疗，睡眠及情绪问题得以逐渐改善。

四、病例点评

肠梗阻在老年科的急危重症救治和住院患者种较为常见，如未能及时诊断及治疗，可能进展迅速、引发严重并发症，危及老年患者生命。老年患者往往同时存在多系统基础病变及多种临床情况，故其发病原因常常非单一因素所致。正如本病例患者不完全性肠梗阻的诊断治疗过程，其多方面发病因素的鉴别很好地体现了老年科的学科特点。同时也再一次强调，作为老年科医生所应具备多角度的临床思维。明晰本源，才能有的放矢、对症下药。

药物治疗是各个学科临床医生诊疗的重要手段，但药物具有两面性，它既可以治疗疾病，又可能引发不良反应。用好、用对药物很多时候可以起到事半功倍的作用，但不合理用药却可以引发一系列的严重后果，危害患者的健康、造成巨大的医疗负担。同时，也降低了临床医生的职业效能感。老年科临床医生应充分了解本学科所涉及的药物，仔细评估患者共存疾病和临床情况，分析老年人药物代谢特点的共性及个体差异，在治疗过程中密切观察药物疗效和不良反应，积极与临床药师沟通和讨论，还应注重患者及照护者的用药宣教，提高患者的治疗效果，维护健康的用药环境。

（病例提供者：郑　辉　首都医科大学附属北京同仁医院）

（点评专家：刘　谦　首都医科大学附属北京同仁医院）

参考文献

[1]Markogiannakis H，Messaris E，Dardamanis D，et al.Acute mechanical bowie obstruction：clinical presentation，etiology，management and outcome[J].World J Gastroenterol，2007，13（3）：432.

[2]Frago R，Ramirez E，Millan M，et al.Current management OF acute malignant large bowel obstruction：a systematic review[J].Am J Surg，2014，207（1）：127.

[3]Wald A，Scarpignato C，Mueller-Lissner S，et al.A multinational survey of prevalence and patterns of laxative use among adults with self-defined constipation[J].Aliment Pharmacol Ther，2008，28（7）：917.

[4]Mearin F，Lacy BE，Chang L，et al.Bowel Disorders[J].Gastroenterology，2016，150（6）：1393-1407.

[5]Qato DM，Wilder J，Schumm LP，et al.Changes in prescription and Over-the-Counter medication and dietary supplement use among older adults in the united status，2005 vs 2011[J].JAMA Intern Med，2016，176（4）：473-482.

[6]Saraf AA，Petersen AW，Simmons SF，et al.Medications associated with geriatric syndromes and their prevalence in older hospitalized adults discharged to skilled nursing facilities[J].J Hosp Med，2046，11（10）：694-700.

[7]Conway R，Konig MF，Graef ER，et al.Inflammatory arthritis in patients with COVID-19[J].Transl Res，2021，232（9）：49-59.

探究高龄老人白细胞减少的"元凶"

一、病历摘要

（一）基本信息

主诉：患者男性，86岁，因"发现白细胞减少5年，加重2日"于2020年7月16日入院。

现病史：患者近5年来监测血常规白细胞减少，为（3.13~3.44）×10^9/L，中性粒细胞（1.43~1.77）×10^9/L，间断服用利可君治疗。1年前因反复牙周感染口服头孢克洛，监测血常规白细胞（2.08~2.71）×10^9/L，中性粒细胞（0.54~1.30）×10^9/L，血红蛋白107~116g/L，血小板正常。3个月余来感乏力、食欲减退，进食量约为平素2/3，反复发作尿路感染，几乎每日均服用抗生素，先后应用左氧氟沙星、磷霉素、头孢类抗生素，同时服用中成药（癃清片）。2天前在我院门诊查血常规示白细胞1.92×10^9/L，中性粒细胞0.58×10^9/L，血红蛋白112g/L，平均红细胞体积103fL，血小板165×10^9/L。无发热、咳嗽、咳痰、腹痛、腹泻，无鼻出血、牙龈出血、痰中带血、咯血，无呕血、黑便、血便，无酱油色尿、茶色尿、肉眼血尿，无关节肿痛、皮疹、骨痛，无皮肤感觉异常。患者自发病以来，神志清楚，精神好，睡眠尚好，食欲如前述，大便如常，近3个月余来尿频、尿急、尿痛，体重下降约1kg。

既往史：2009年因双肾结石、膀胱结石、前列腺增生于我院就诊，行经膀胱前列腺摘除术＋膀胱切开取石术。8日前B超提示右侧肾盂轻度扩张、右肾小囊肿。2011年因右真菌性上颌窦炎行鼻内镜下右上颌窦筛窦开放、病变清除术。2014年反复发作头晕，旋转感，伴恶心呕吐，于我院诊断为缺血性脑血管病，药物治疗后好转。2014年我院B超发现右侧锁骨下动脉、双侧颈动脉、椎动脉、下肢动脉粥样硬化及脂肪肝。2014年诊断为慢性阻塞性肺病，近期无明显咳嗽咳痰，无喘憋。2015年诊为混合痔、内痔III期，行内痔黏膜环切术。高血压病史20年，血压最高160/90mmHg，目前应用缬沙坦、拉西地平、比索洛尔治疗，监测血压130～150/70～80mmHg。2型糖尿病10余年，目前服用二甲双胍、格列齐特缓释片及皮下注射门冬胰岛素降糖治疗，监测空腹血糖7～8mmol/L。血脂异常20余年，目前服用血脂康治疗。便秘40年，目前服用聚乙二醇散剂治疗，每日排便1次。近3个月反复出现尿路感染，先后应用左氧氟沙星、磷霉素、头孢类抗生素治疗，效果欠佳，仍有尿频尿急尿痛。

个人史：无化学性物质、放射性物质、有毒物质接触史；吸烟10年，平均10支/日，戒烟40年，不嗜酒；平素与爱人同住，生活可自理，可从事简单家务及外出活动。

家族史：父亲死于"贲门癌"，母亲死于"肺心病"。

（二）体格检查

体温36℃，脉搏60次/分，呼吸20次/分，血压150/70mmHg，BMI 27.7kg/m^2。神清，精神好，轻度贫血貌，全身浅表淋巴结未及肿大。胸骨无压痛。双肺呼吸音清，未闻及干湿性啰音。心界不大，心率60次/分，律齐，各瓣膜区未闻及杂音。腹略膨隆，腹软，无压痛，肝脾肋下未及，墨菲征（-），肝肾区无叩击痛，肠鸣音正常3次/分。双下肢不肿，双足背动脉搏动尚可。

（三）辅助检查

1. 血常规　白细胞1.92×10^9/L↓，中性粒细胞百分比30.30%，单核细胞百分比25%↑，淋巴细胞0.83×10^9/L↓，中性粒细胞0.58×10^9/L↓，单核细胞0.48×10^9/L，血红蛋白112g/L↓，平均红细胞体积103fL↑，MCH、MCHC正常偏高，血小板165×10^9/L。

2. 尿常规　白细胞满视野/HP，红细胞近满视野/HP，尿蛋白（3+），酮体（+-）。

3. 肺部CT　右肺中叶、左肺上叶舌段及双下肺慢性炎症或陈旧性病变；纵隔多发增大淋巴结，较前未见明显变化；主动脉及冠脉粥样硬化；双侧胸膜略增厚；胸椎退行性变。

（四）入院诊断

1. 白细胞减少原因待查

2. 尿路感染

3. 高血压2级（很高危组）

4. 2型糖尿病

5．血脂异常

6．缺血性脑血管病

7．多动脉粥样硬化

8．慢性阻塞性肺疾病

9．脂肪肝

10．便秘

11．混合痔

12．前列腺增生

（四）入院后检查

1．感染相关

（1）血沉81mm/h；降钙素原<0.05ng/ml；C反应蛋白正常。

（2）尿沉渣：白细胞近满视野/HP，红细胞3个/HP。

（3）风疹病毒抗体IgM（发光法）37.00AU/ml，EBV–IgM、CMV–IgM、单纯疱疹病毒抗体IgM、乙型肝炎表面抗原、丙型肝炎抗体、艾滋病联合试验均为阴性。

（4）尿细菌及真菌培养：（－）。

（5）结核杆菌γ–干扰素释放试验432.1pg/ml（＋）；尿液抗酸杆菌（＋）；结核杆菌荧光定量检测（Xpert MTB）（＋）；利福平耐药基因检测（Xpert RIF）（－）。

（6）泌尿系CTU（病例18图1）：右侧上肾盏、双侧输尿管下段壁增厚，管腔狭窄，考虑炎性改变可能性大；膀胱壁弥漫性不规则增厚，考虑膀胱炎性改变可能性大，符合尿路结核改变。

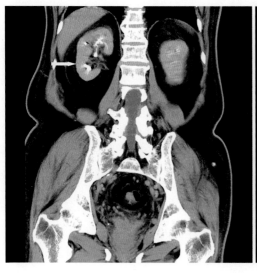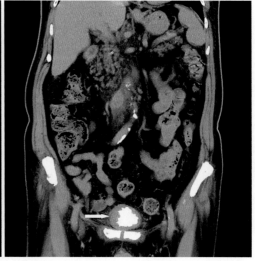

病例18图1　泌尿系CTU

2. 血液系统恶性肿瘤、自身免疫疾病、造血原料、营养相关

（1）外周血涂片未见异常；网织细胞2.2%。

（2）尿本周氏蛋白定性（−）。

（3）血清铁、叶酸、维生素B_{12}正常；白蛋白39.3g/L。

（4）骨髓细胞学：粒系增生。骨髓流式细胞学、骨髓病理无异常。

（5）ANA 1∶100；RF、ASO、ANCA、HLA−B27、抗dsDNA、ENA抗体谱（−）。

（五）老年综合评估

1. Katz ADL：6分；Lawton IADL：6分；Barthel ADL：90分。

2. 衰弱（FRAIL评分）：3分。

3. 认知情况：MMSE：28分，大学本科学历。

4. 营养：MNA−SF：10分。

5. 疼痛：无。

6. 体力情况：可步行200m（不需要辅具，不需要人辅助）；上下楼梯需部分帮助。

7. 居住环境：和老伴同住。

8. 睡眠：尚可，6~8小时。

9. 过去1年跌倒史：无。

10. 跌倒风险：有，步态不稳、下肢无力。

11. 尿便情况：尿失禁：无；便失禁：无。

12. 核对用药 缬沙坦，拉西地平，比索洛尔，二甲双胍，格列齐特缓释片，血脂康，赛洛多辛，聚乙二醇散剂，癃清片，门冬胰岛素，头孢克洛。

（六）治疗经过

1. 病因探究及鉴别诊断 高龄老人，发现白细胞减少5年，2日前复查发现白细胞较前进一步下降。入院后结合患者病例特点进行相关的辅助检查，发现其存在泌尿系结核、风疹病毒抗体IgM阳性、轻度贫血等问题，故鉴别诊断如下：

（1）感染：多种病毒（如肝炎、HIV、EB病毒）、细菌、寄生虫及立克次体感染可引起白细胞减低。患者无肝炎及HIV感染病史，入院后完善相关病原学检查可除外EBV、CMV感染。根据其尿液抗酸杆菌阳性、结核杆菌γ−干扰素释放试验阳性、泌尿系CTU典型影像学表现，泌尿系结核诊断明确。虽然患者风疹病毒抗体IgM阳性，但结合本地流行病学情况及患者无发热、皮疹等相关症状体征，不支持风疹病毒感染。追问患者病史，诉近5年来反复发作泌尿系感染症状，与其出现白细胞减少的时间相符，故首先考虑泌尿系结核为导致白细胞减少的主要原因。入院后予口服利可君对症治疗，建

议患者于专科医院治疗结核。

（2）药物不良反应：患者近1年来反复应用多种抗生素，监测血常规白细胞较前进一步下降。查阅相关抗生素的药物不良反应：头孢克洛可引起短暂性白细胞减少、粒细胞缺乏症（非罕见）；左氧氟沙星可引起粒细胞减少症（较不常见0.1% ~ 1%）；磷霉素的说明书未提示血液系统不良反应。同时梳理患者应用抗生素与白细胞下降的时间关系（病例18表1），发现其在1年前及2天前复查白细胞减少加重时均有应用头孢克洛的病史，结合ADR因果关系判定标准，考虑其白细胞的进一步下降与应用头孢克洛相关。入院后予停用抗生素。

病例18表1　血常规白细胞、中性粒细胞水平与药物应用时间关系

	5 年前	1 年前	3 个月前	2 天前	入院后 5 天
WBC（ ×10^9/L）	3.13 ~ 3.44	2.08 ~ 2.71	ND	1.92	2.59
NEU（ ×10^9/L）	1.43 ~ 1.77	0.54 ~ 1.30	ND	0.58	0.9
症状及治疗方案	间断尿急尿痛 1 ~ 2 次 / 年	反复牙周感染 口服头孢克洛	乏力、食欲减退、进食量为平素 2/3；反复尿路感染：先后应用左氧氟沙星、磷霉素、头孢克洛	停用所有抗生素	

（3）骨髓增生异常综合征（MDS）：几乎所有MDS患者均存在贫血，平均红细胞体积可能正常或偏高，约半数MDS患者出现白细胞减少。该患者白细胞减低伴轻度贫血，应考虑MDS可能，但骨髓相关检查不支持，故可以除外。

（4）其他可引起白细胞减少的疾病：如维生素B$_{12}$及叶酸缺乏、风湿性疾病、再生障碍性贫血、其他血液系统恶性肿瘤，根据目前造血原料、自身免疫抗体及骨髓相关检查可以除外。

2. 老年综合征管理

（1）衰弱：患者FRAIL评分3分，存在衰弱状态，与康复科共同制订锻炼计划，鼓励患者在可以耐受的情况下进行蹬车锻炼，利用弹力带进行上下肢肌肉力量的锻炼。

（2）营养不良风险：MNA-SF评分为10分，存在营养不良风险，合并糖尿病，与营养科医师商讨营养配餐方案，在保证营养摄入的同时减少对血糖的影响。

（3）便秘：目前应用聚乙二醇散剂治疗，排便正常，继续应用。

（4）跌倒高危人群：予陪护并加强宣教，加强护理，减少跌倒风险。

3. 共病管理

（1）糖尿病：2型糖尿病10余年，目前服用二甲双胍、格列齐特缓释片及皮下注射门冬胰岛素治疗。入院后监测空腹血糖6 ~ 8mmol/L、餐后2小时血糖12 ~ 15mmol/L，查

糖化血红蛋白7.8%。血糖不达标为患者感染结核杆菌的危险因素之一，同时高龄老人应用磺脲类降糖药存在低血糖风险，故入院后调整降糖方案，改为甘精胰岛素联合阿卡波糖、二甲双胍、西格列汀治疗，减少低血糖风险，同时减少注射胰岛素的次数，增加了治疗依从性。监测空腹血糖6~7mmol/L，餐后2小时血糖8~9mmol/L。

（2）高血压、缺血性脑血管病、慢性阻塞性肺疾病等基础疾病稳定，维持原有治疗方案不变。

（七）出院诊断

1. 白细胞减少

2. 泌尿系结核

3. 轻度贫血

4. 2型糖尿病

5. 高血压2级（很高危组）

6. 血脂异常

7. 缺血性脑血管病

8. 多动脉粥样硬化

9. 慢性阻塞性肺疾病

10. 脂肪肝

11. 便秘

12. 混合痔

13. 前列腺增生

（八）出院计划

1. 规律应用降糖药物，监测血糖，定期复查糖化血红蛋白。

2. 规律锻炼，保证营养支持。

3. 结核专科医院就诊。

（九）随访

抗结核治疗50天后，尿路刺激征消失，白细胞1.86×10⁹/L，尿X-pert（+），但含量极低，停药。之后加用中药辅助治疗、提高免疫功能，半年后复查白细胞3.34×10⁹/L，无尿路刺激征，一般情况尚可，日常生活仍可自理。1年后电话随访：因有尿路刺激症状再次服用抗结核药物已50天，随访时复查血常规示白细胞4.80×10⁹/L，中性粒细胞3.02×10⁹/L，无尿路刺激征。

二、疾病介绍

在全球范围内，目前结核病仍是单一传染病导致死亡的主要原因。营养不良、艾滋病毒感染、嗜酒、吸烟（尤其是男性）和糖尿病为新发结核病的五大危险因素。长期以来对肺结核的研究较多，而肺外结核在一定程度上被忽视。泌尿生殖系统结核是第2~3位常见的肺外结核，起病隐匿，通常诊断较晚，进而导致发生一系列并发症，如尿道或输尿管狭窄、肾衰竭、不孕症等，早期诊断和治疗可以有效避免或减少上述并发症的发生，因此需要引起临床医生的关注。有关结核感染与白细胞减少的相关研究较少，Fei-Shen Lin等人的一项横断面研究入组了1904例结核患者，在新诊断结核的患者中白细胞减少占到了10.4%。其白细胞减少的危险因素包括女性、高龄及既往抗结核治疗时间较长（>6个月），而继发性肺结核、BMI较高（24~27.9）、受教育程度较高（高中以上学历）为保护性因素。分析认为这可能与女性免疫功能比男性低、老年人免疫功能下降、高学历患者更容易有良好的健康和生活习惯有关。

三、病例分析

高龄老人，慢性病程，以白细胞减少为主要临床表现，通过详细地收集病史资料，并完善相关的辅助检查，除外了血液系统恶性肿瘤、再生障碍性贫血、骨髓增生异常综合征、维生素B_{12}及叶酸缺乏、风湿性疾病等原因。最终考虑泌尿系结核为导致白细胞减少的主要原因，而近期口服头孢克洛导致其白细胞减少进一步加重。在诊疗过程中，我们充分发挥老年医学科的优势，对其存在的老年综合征及共病进行综合管理，从而改善患者的预后。

一般成年人血常规白细胞低于4×10^9/L可以诊断白细胞减少。在大多数情况下，白细胞减少为中性粒细胞减少所致。中性粒细胞减少症（NP）是各种原因导致中性粒细胞绝对值（ANC）低于正常水平下限的一组疾病。成人中性粒细胞减少通常定义为ANC$<1.5 \times 10^9$/L，世界卫生组织（WHO）以1.8×10^9/L作为下限。NP的严重程度根据ANC减少程度分为轻度（ANC$\geq 1.0 \times 10^9$/L）、中度（0.5×10^9/L$\leq$ANC$<1.0 \times 10^9$/L）和重度（ANC$<0.5 \times 10^9$/L）。该患者病史中中性粒细胞绝对值最低为0.54×10^9/L，考虑为中度中性粒细胞减少。通过抗结核治疗及老年科的综合管理，患者的白细胞及中性粒细胞水平已恢复正常。

作为老年科医生，面对这种高龄的泌尿系结核患者，伴随有白细胞减少、合并糖尿病，在标准抗结核治疗不能耐受的情况下，我们给予积极控制危险因素，包括管理血糖使血糖达标，同时改善其营养状态，加一些辅助的治疗，包括中药，给予足够的家庭支持。通过这种综合的管理，使我们的老年患者在无法完全清除结核杆菌的情况下，仍能保持一种良好的生活状态，最大限度地维持各项功能，也同样达到了治疗目标，符合老年医学的治疗理念。

四、病例点评

该病例从一位高龄老年患者的白细胞减少情况入手，通过对病史详细的了解、体格检查及辅助检查结果，初步将病因锁定在感染、抗生素不良反应两个方面。在对泌尿系感染的病原学情况进行鉴别诊断时，注重了对结核分枝杆菌感染的鉴别，继而抽丝剥茧，不但明确了导致此次白细胞减少的病因，还解决了多年来为什么患者反复发生泌尿系感染的问题。患者在治疗的过程中存在治疗矛盾，作为老年科医生，我们利用老年医学的理念，注重全人的管理，在常规的抗结核治疗同时，关注营养、衰弱、社会及家庭支持等多个方面，在不能完全清除结核杆菌的情况下，尽可能保证患者的生活质量、维持内在能力及功能状态，改善了患者的预后。

（病例提供者：刘 倩 首都医科大学附属北京同仁医院）

（点评专家：刘 谦 首都医科大学附属北京同仁医院）

参考文献

[1]Valent P.Low blood counts：immune mediated，idiopathic，or myelodysplasia[J].Hematology Am Soc Hematol Educ Program，2012，2012：485-491.

[2]Boxer LA.How to approach neutropenia[J].Hematology Am Soc Hematol Educ Program，2012，2012：174-182.

[3]Bagcchi S.WHO's global tuberculosis report 2022[J].Lancet Microbe，2023，4（1）：e20.

[4]Figueiredo AA，Lucon AM，Srougi M.Urogenital Tuberculosis[J].Microbiol Spectr，2017，5（1）：1.

[5]Jagodziński J，Zielonka TM，Peplińska K，et al.Tuberculosis of the urogenital tract in adults in a tertiary referral center[J].Adv Exp Med Biol，2018，1040：29-37.

[6]Lin FS，Wu MY，Tu WJ，et al.A cross-sectional and follow-up study of leukopenia in tuberculosis patients：prevalence，risk factors and impact of anti-tuberculosis treatment[J].J Thorac Dis，2015，7（12）：2234-2242.

病例
19

科学营养评估与干预：高龄老人营养不良的破局之道

一、病历摘要

（一）基本信息

主诉：患者男性，90岁，因"纳差1个月"于2018年6月28日入院。

现病史：患者于入院前1个月无明显诱因出现进食水减少，每日进少量主食及牛奶200～300ml，饮水500ml左右。入院前半个月食欲进行性下降，每日仅饮水500ml左右，几乎不进食，精神差，卧床状态，半个月未排便，有排气，小便少，未测体重。入院前4天开塞露灌肠后排少量黄色不成形便，无黑便、黏液脓血便及鲜血便，无怕冷、淡漠、眼睑及下肢水肿，无发热、咳嗽、咳痰，无尿频、尿急、尿痛、脓尿及肉眼血尿，无心悸、多汗，无胸闷、憋气，无头晕、言语不利、饮水呛咳、吞咽障碍、口眼歪斜，意识丧失。

既往史：2年前患脑梗死，遗留左侧肢体活动障碍。平素未规律服药及定期就诊检查。2015年、2016年于我院行双眼白内障手术，术后间断分泌物增多，未复查。否高血压、糖尿病、心脏病史。

个人史：无吸烟饮酒史。

家族史：无特殊。

（二）体格检查

体温36.1℃，脉搏102次/分，呼吸20次/分，血压120/70mmHg，身高155cm，体重35kg，BMI 14.6kg/m²。发育正常，恶病质，神志清晰，被动体位，慢性病容，查体合作。肢端凉，皮肤干燥，皮肤、巩膜无黄染，眼窝深陷，左眼分泌物较多，双肺叩诊过清音，双肺呼吸音低，未闻及干湿性啰音，心界不大，心率102次/分，律齐，各瓣膜听诊区未闻杂音，腹软，脐周可疑压痛，无反跳痛、肌紧张，左下腹及右下腹可及条索状物似肠管，肝脾肋下未及，墨菲征（－），肝区叩痛（+－），肠鸣音4次/分，左侧肢体偏瘫，肌力0级，右侧肢体肌力Ⅴ级，肌张力正常，双下肢不肿，双足背动脉搏动近消失。

（三）辅助检查

1. 血常规　白细胞（3.52～5.45）×10^9/L，淋巴细胞百分比56.2～78.5%，血小板（116.0～252.0）×10^9/L，入院时血红蛋白142g/L，补充入量后逐渐下降101g/L→86g/L→85g/L，考虑入院时存在血液浓缩；贫血六项提示叶酸3.1ng/ml↓，血清铁、维生素B_{12}正常范围。

2. 尿常规　入院时存在尿酮体，考虑饥饿性酮症，进食后复查转为阴性。

3. 生化常规　入院时钾4.09mmol/L，钠145.1mmol/L，氯105.2mmol/L，磷1.27mmol/L，血糖6.06mmol/L，尿素氮20.1mmol/L，肌酐141.0μmol/L，尿酸928μmol/L，白蛋白46.0g/L，丙氨酸氨基转移酶25U/L，天门冬氨酸氨基转移酶44U/L；考虑存在血液浓缩及肾前性急性肾损伤。补充入量后复查肌酐及尿酸均降至正常范围，白蛋白降至29.0g/L；考虑患者存在肌少症，肌酐水平不能准确反映肾功能，采用CKD-EPI法估测肾小球滤过率39ml/（min·1.73m²）。肌钙蛋白T50ng/L；B型钠尿肽136.0pg/ml；肿瘤标志物CA199 43.0U/ml，余大致正常。

4. 甲功　游离T_3 3.29pmol/L，游离T_4 12.42pmol/L，促甲状腺激素0.842μIU/ml（正常）。糖化血红蛋白5.5%。

5. 营养指标　最低血红蛋白85g/L，白蛋白27.1g/L，前白蛋白10.2mg/dl，转铁蛋白131.62mg/dl。

6. 心电图　窦性心律，Ⅱ、Ⅲ、aVF、$V_{4～6}$导联ST段压低0.10～0.15mV。

7. 心脏超声　主动脉瓣钙化、二尖瓣钙化，射血分数69%。

8. 胸片　双侧肺野透亮度增加，肺气肿不除外，双肺陈旧性病变，主动脉硬化。

9. 骨密度　双髋T值-3.0～-3.4。

10. 骨代谢四项　骨钙素9.27ng/ml↓，25羟维生素D_3 4.88ng/ml↓，总Ⅰ型前胶原氨基末端肽60.8ng/ml，Ⅰ型胶原羧基端肽β特殊序列2.090ng/ml。

11. 腹盆腔CT　胆囊腔密度增高，泥沙样结石？胆汁淤积？双肾体积小；腹水伴肠系膜、大网膜渗出；心包积液；膀胱腔泥沙样结石？直肠壁增厚，盆腔内部分肠管内见高密度影。

12. 前列腺B超　前列腺增生伴钙化、囊肿，前列腺体积25.5ml，内腺体积约8.6ml。

（四）老年综合评估

1. ADL Barthel 25分，重度依赖（可控制大小便，家人帮助下少量进食），IADL 0分。

2. 感觉：听力、视力有下降略影响生活。

3. 体力情况：卧床状态，近1年无跌倒史。

4. 衰弱：FRAIL 5分。

5. 谵妄：存在高龄、认知功能障碍、视力障碍、营养不良等谵妄风险。CAM评估谵妄阴性。

6. 尿便情况：便秘，尿失禁：无；便失禁：无。

7. 口腔：牙齿0颗，义齿0颗。

8. 营养：NRS-2002 4分，GNRI 70.8分。

9. 呛咳评估：洼田饮水试验4级。

10. 压疮危险因素评估：皮肤危险因素评分（Braden量表）14分，中危；足跟皮肤压疮Ⅱ度。

11. 管路滑脱危险评分：6分，低危。

12. 跌倒/坠床危险评分：16分，低风险。

13. 家庭支持和居住环境：居家，老伴去世多年，2子1女，大儿子及女儿照顾为主，小儿子经常探望，但均无专业护理经验。

（五）入院诊断

1. 纳差待查：消化道恶性肿瘤？甲状腺功能异常？神经系统病变？

2. 陈旧性脑梗死

3. 慢性结膜炎

4. 营养不良

5. 衰弱

6. 重度失能

（六）诊疗经过

1. 病因分析　主因纳差入院，非急性病程，不伴发热、恶心、呕吐、腹痛、腹泻、皮肤黄染，血象正常，急性胃肠道及胆系感染不支持；高龄老人，肿瘤标志物CA19-9轻度增高，不除外消化道肿瘤，腹部B超及CT未见占位病变，患者一般情况差，不能耐受内镜检查；B型钠尿肽阴性，肌酐轻度升高，心肾功能不全所致纳差不支持；血糖、甲功、糖化血红蛋白正常，糖尿病、甲状腺功能异常所致纳差可除外；有陈旧脑梗死基础，但无新发神经系统症状、体征，急性脑血管病无依据；衰老、脑功能退化致认知功能障碍、衰弱、便秘等老年综合征是导致主动进食减少及纳差的主要原因。

2. 老年综合征管理

（1）营养不良：营养评估NRS-2002 4分，GNRI评分70.8分，结合患者BMI 14.6kg/m²，根据GLIM标准，可诊断严重营养不良，需要营养干预（病例19表1）。

病例19表1 营养干预方案

日期	类别	能量（kcal）	途径	入量（ml）	尿量（ml）
06-28	匀浆膳＋静脉滴注晶体液	300	经口及静脉滴注	640	100
06-29	TP、匀浆膳	300	下胃管，鼻饲	1460	200
07-03	TP	500	30ml/h 鼻饲泵入	1640	360
07-04	TP	500	100ml 鼻饲 5id	2302	770
07-09	TP 500ml + TP-HE 250ml	875	150ml 鼻饲 5id	1520	1300
07-10	匀浆膳 500ml + TP-HE 250ml	875	150ml 鼻饲 5id	1450	1400
07-14	匀浆膳 750ml ＋牛奶 250ml ＋乳清蛋白粉 10g ＋水溶性膳食纤维 10g	890	150～200ml/次鼻饲，每日 5～7 次	1250	850

注：TP，TP-HE 肠内营养乳剂

病例19表2 营养干预过程中实验室指标变化

日期		06-28	07-03	07-05	07-11	07-14
血常规	WBC（×10⁹/L）	5.45	4.01		5.34	3.52
	Hb（g/L）	142	101		86	85
	PLT（×10⁹/L）	216	116		252	238
生化常规	K（mmol/L）	4.09	4.47	3.44	5.10	4.26
	Na（mmol/L）	145.1	137	133	134	133
	P（mmol/L）	1.27	0.44	0.88	0.61	0.85
	Mg（mmol/L）		0.89	0.82	0.89	0.97
	BUN（mmol/L）	20.1	7.9		6.7	7.9
	Cr（μmol/L）	141.0	113.7		95.8	101.7
	UA（μmol/L）	928.0	357.8		194.6	256.5
	ALT（U/L）	25	38	35	50	35
	AST（U/L）	44	41	45	43	31
	ALB（g/L）	46	27.1		29	
	前白蛋白（mg/dl）			10.2	11.3	18.2

（2）预防再喂养综合征：患者营养摄入减少＞10天，BMI＜16kg/m²，营养干预过程中出现再喂养综合征风险高，故营养补充以先少后多、先盐后糖，先慢后快为原则，热量补充300kcal/d起始，先补充晶体液，后鼻饲饮食，同时补充维生素B₁及纠正低磷血症，7～14天达目标热量，干预过程中未出现再喂养综合征。营养干预方案及干预过程中实验室指标变化见病例19表1、病例19表2。

（3）便秘、粪嵌塞：患者入院前半个月未排便，入院查体左下腹及右下腹可及条索状物似肠管，腹盆腔CT提示横结肠、降结肠、乙状结肠粪石，予温盐水灌肠，但保留时间短，效果欠佳，改予鼻饲橄榄油、中药，甘油栓灌肠，排出较多干硬便，初为棕黑色，部分呈球状，1周后可排黄软便，加用聚乙二醇4000鼻饲通便治疗。

3．共病管理

（1）贫血：入院初查血红蛋白142g/L，考虑血液浓缩，补液后复查为85g/L，存在中度贫血，原因考虑营养不良性贫血及肾性贫血，予营养支持、促红素及造血原料补充。

（2）慢性肾脏病、急性肾损伤：入院时肌酐141μmol/L，B超双肾小，考虑存在慢性肾脏病，增加入量后肌酐降至101.7μmol/L，计算肾小球滤过率39ml/（min·1.73m²），考虑入院时存在肾前性因素所致急性肾损伤。

（3）上消化道出血：鼻饲后胃管内出现咖啡色物质，查内容物潜血阳性，考虑应激性溃疡致消化道出血，予PPI抑酸，复查便潜血阴性。

（4）骨质疏松：骨密度双髋T值-3.0～-3.4，25-羟维生素D₃ 4.88ng/ml，存在骨质疏松及维生素D缺乏，予骨化三醇补充。

（5）前列腺增生：患者感排尿困难，前列腺B超示前列腺增生，予赛洛多辛鼻饲效果欠佳，改予特拉唑嗪后症状改善。

（七）出院诊断

1．严重营养不良：低磷血症，低钠血症，低钾血症，低蛋白血症，中度贫血

2．粪便嵌塞

3．衰弱

4．重度失能

5．骨质疏松

6．慢性肾脏病，3期：肾性贫血

7．急性肾损伤

8．上消化道出血：应激性溃疡

9．维生素D缺乏

10. 前列腺增生

11. 陈旧性脑梗死

12. 慢性结膜炎

（八）出院计划

1. 保留胃管，继续鼻饲匀浆膳、牛奶、乳清蛋白及水溶性膳食纤维。

2. 鼻饲聚乙二醇4000散剂及四磨汤，每日入量1500ml以上，若连续2日未排便，予开塞露或甘油灌肠剂通便。

3. 重组人促红素注射液3000U，每周二、五皮下注射，鼻饲叶酸片、复合维生素B片、琥珀酸亚铁片。

4. 鼻饲骨化三醇补充活性维生素D，考虑到便秘严重，暂未补充钙剂。

5. 特拉唑嗪治疗前列腺增生。

（九）随访

护工随患者回家继续照护，按照上述出院计划执行，1个月后患者可自主规律排便，食欲改善，除鼻饲饮食外，经口进食平素爱吃的卤煮、炒肝等，无呛咳。家属与我们分享了家中录制的视频，视频中患者大儿子拉二胡伴奏，患者向我们表演了京剧选段，持续约15分钟，眼神、表情、手势到位，表演结束无气短，抱拳向我们表示感谢。

二、疾病介绍

营养不良指因能量、蛋白质或其他营养素缺乏，对机体功能乃至临床结局发生不良影响的现象。老年人是营养不良的高发人群。

导致老年人营养不良的原因很复杂，主要包括：①年龄相关性身体改变（如生长激素、胰岛素、雄激素分泌减少）和人体对激素的敏感性发生改变。②老年人味觉嗅觉下降、唾液分泌减少、易饱、食欲下降导致老年人进食更少。③抑郁、卒中、肿瘤、甲状腺疾病、肠道疾病（吸收障碍）、痴呆、牙科疾病、吞咽功能障碍、药物因素、嗜酒等可引起营养不良。④社会问题比如照护不足、营养知识缺乏、社会隔离等，导致营养不良。

《营养风险及营养风险筛查工具营养风险筛查2002临床应用专家共识（2018版）》建议住院患者采用营养风险筛查2002（NRS-2002）进行营养风险筛查，NRS-2002包括三部分：营养状态评分、疾病严重程度评分和年龄评分。NRS-2002应用简便快捷、灵敏度高，适用于住院患者营养风险筛查。如果筛查结果≥3分，即存在营养风险，需进行一定的营养干预。

营养不良的规范治疗应遵循五阶梯治疗原则，即首先选择营养教育，然后依次向上晋级选择口服营养补充（ONS）、全肠内营养（TEN）、部分肠外营养（PPN）、全肠外营养（TPN）。参照欧洲肠外肠内营养学会（ESPEN）指南建议，当下一阶梯不能满足60%目标能量需求3～5天时，应该选择上一阶梯。需要营养干预的患者，经营养教育与膳食指导后，经口进食仍不能满足机体需求，则推荐肠内营养，首选口服营养补充（ONS）；因进食障碍等原因而摄入不足时可考虑管饲喂养；如经口进食＋肠内营养仍不能满足机体需要或肠内营养不可行，推荐肠外营养。

再喂养综合征（RFS）是指机体经过长期饥饿后因提供喂养（包括经口进食、肠内、肠外营养）后，出现以电解质紊乱（低磷血症、低钾血症、低镁血症）、维生素缺乏和水钠潴留为特征的一系列症状，主要临床表现为心律失常、心力衰竭、休克、呼吸困难等。英国国家卫生与临床优化研究所（NICE）在《成人营养支持疗法指南（2016）》中提出再喂养综合征有4个主要危险因素：营养摄入减少＞10天，BMI＜16kg/m^2，3～6个月内非意愿性体重下降＞15%，再喂养前血清钾、镁或磷水平低于正常值。再喂养综合征多于补充营养后4～7天出现，机制为营养不良患者胰岛素水平低，营养补充后胰岛素分泌增加，导致钾、磷、镁转移入细胞内，低磷血症为主要表现，可合并维生素B_1、B_{12}及叶酸缺乏。补充原则：先少后多、先盐后糖，先慢后快，逐步过渡。

粪便嵌塞被认为是慢性和未经治疗的便秘急性并发症，患者无法感知直肠中大便的存在并做出反应。主要危险因素包括结肠运动减退和膳食纤维摄入不足。体格检查可能显示轻度心动过速，左下腹触及管状结构。腹部和骨盆的CT扫描显示结肠和直肠中存在大量粪便负荷可诊断粪便嵌塞。治疗旨在解除粪便嵌塞并纠正病因以防止复发。建议用手指法粉碎较大的粪块，促进其通过肛管，随后给予温水和矿物油灌肠以软化嵌塞粪渣并辅助直肠和远端结肠排空粪便。多次小容量灌肠可能比单次大容量灌肠更有益。粪便嵌塞解除后，可通过口服或经鼻胃管给予润肠通便药物（如聚乙二醇）以预防复发。

三、病例分析

高龄老人，严重营养不良诊断明确，经鉴别诊断，无感染消耗、严重消化道疾病、恶性肿瘤、内分泌疾病的确切依据，分析其原因：①一侧肢体活动障碍，未坚持二级预防用药，未康复治疗，逐渐出现失能，患者为减少如厕，主动减少进食纤维素及饮水量；②牙齿松动、脱落后未就医，引发咀嚼功能障碍；③居家养老，子女照护，但无家庭照护失能老人经验，亦未获得相关专业指导。在喂养过程中不知将饭菜加工成糊状或购买口服营养补充剂，仅提供牛奶等简单流食。卧床、液体和纤维素摄入不足导致便秘、粪便潴留，长期热量及营养素摄入不足导致营养不良、肌少症、衰弱。

四、病例点评

营养不良是常见的老年综合征之一，与衰弱、失能、急性病恢复、术后并发症增加、再入院率增加、感染、压疮等事件密切相关；营养风险是指与营养因素相关的导致患者出现不利临床结局的风险，营养风险与营养不良概念不同，营养风险更强调临床结局。无论是社区、门诊和病房，均应重视老年人的营养管理问题。

本例因多种因素导致严重营养不良，入院后完善相关评估，并进行营养干预，尤其是营养干预过程中注意了再喂养综合征的预防，首先纠正水、电解质紊乱，再逐渐给予肠内营养，热量补充循序渐进，规范的进行了营养干预，改善了患者的整体状况。在诊治过程中建议增加小腿围、皮下脂肪厚度测量、握力等评估指标及血镁水平的监测。

在营养管理中，应遵循"筛查-评估-诊断-干预"的流程（病例19图1）。所有老年人，包括超重和肥胖者，无论疾病如何，均应进行营养筛查。可应用快速简易筛查（包括2个问题：①是否有非意愿性体重下降？与平时体重相比，6个月内体重下降≥10%或3个月内体重下降≥5%。②与平时相比，经口摄食量是否减少？）。MNA-SF适用于门诊和住院患者筛查，住院患者也可选用NRS-2002进行筛查。年龄>65岁，预期生存期≥3个月的住院老人存在营养风险，都应该进行营养评估（程度、病因或诱因、不良预后）。在评估过程中，注意营养不良的风险因素识别，包括衰老、非生理性原因（Meals-On-Wheels）、急性疾病或住院相关因素。

全球领导倡议的营养不良（GLIM）诊断标准是目前国际最新标准，三项表型指标之一：非自主的体重减轻、低体重指数、肌肉量减少，加二项病因型指标之一：食物摄入或吸收减少、疾病或炎症。GLIM标准根据体重下降的程度、年龄结合体重指数、肌肉质量下降程度，可分为中度或重度营养不良。

2020年ESPEN提出了关于再喂养综合征的诊断标准：①血磷、血钾、血镁（其中一项、两项或三项）下降10%～20%（轻度）、20%～30%（中度）、>30%和（或）由于三种电解质紊乱和（或）维生素B$_1$缺乏导致的器官衰竭（重度）；②在起始营养干预或增加热量的5天之内发生。中国老年患者肠外肠内营养应用指南（2020）建议，有再喂养综合征风险的老年患者，往往缺乏钾、磷、镁、维生素B$_1$等，同时合并有水钠潴留，给予EN前需要纠正。给予营养时，应该遵循循序渐进的原则，最初给予总需要量的25%，3～5天后达到目标量。目前RFS相关的推荐意见来自于共识，缺乏高质量的研究证据，尚需临床开展进一步研究。

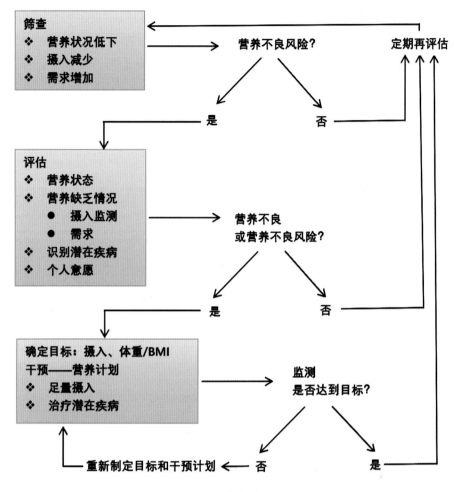

病例19图1　营养管理流程图

（病例提供者：郭　英　首都医科大学附属北京同仁医院）

（点评专家：刘　谦　首都医科大学附属北京同仁医院）

参考文献

[1]许静涌，杨剑，康维明，等.营养风险及营养风险筛查工具营养风险筛查2002临床应用专家共识（2018版）[J].中华临床营养杂志，2018，26（3）：131-135.

[2]Dent E，Wright ORL，Woo J，et al.Malnutrition in older adults[J].Lancet，2023，401（10380）：951-966.

[3]de Sire A，Ferrillo M，Lippi L，et al.Sarcopenic dysphagia，malnutrition，and Oral frailty in elderly：a comprehensive review[J].Nutrients，2022，14（5）：982.

[4]Nutrition support for adults：oral nutrition support，enteral tube feeding and parenteral

nutrition.London: National Institute for Health and Care Excellence (NICE), 2017.

[5]Louwagie V, Steinman MD, Wang MH.Fecal impaction in adults[J].JAAPA, 2023, 36 (5): 19-22.

[6]da Silva JSV, Seres DS, Sabino K, et al.ASPEN consensus recommendations for refeeding syndrome[J].Nutr Clin Pract, 2020, 35 (2): 178-195.

[7]Jensen GL, Cederholm T, Correia MITD, et al.GLIM Criteria for the diagnosis of malnutrition: a consensus report from the global clinical nutrition community[J].JPEN J Parenter Enteral Nutr, 2019, 43 (1): 32-40.

老年重症后失能的康复之路

一、病历摘要

（一）基本信息

主诉：患者男性，87岁，因"发热、咳嗽、咳痰、喘息4天"于2022年12月15日收入院。

现病史：患者于4天前接触发热患者后出现发热，体温最高37.9℃，咳嗽、咳黄白黏痰，症状逐渐加重伴喘息。1日前急诊查血常规示白细胞7.6×10^9/L，中性粒细胞百分比76.2%，淋巴细胞1.59×10^9/L。血气分析（FiO_2 53%）示酸碱度7.36，氧分压75mmHg，二氧化碳分压51mmHg，血氧饱和度96.4%，实际碱剩余2.4mmol/L，血乳酸1.4mmol/L，计算氧合指数141.5mmHg，呼吸频率30～40次/分。肺部CT示左肺多发斑片渗出影。入院当日晨意识模糊，喘憋加重，脉搏氧饱和度下降至80%～83%，转入ICU治疗。患者发病以来，精神弱，入院当日晨意识模糊，纳差，小便量少，大便如常，体重无明显变化。

既往史：高血压病史5年，最高160/90mmHg，平素服用苯磺酸氨氯地平2.5mg/d，监测血压120～130/50～60mmHg，平素服用阿司匹林。慢性支气管炎10年，既往每年冬季均发热，伴咳嗽、咳痰加重，抗感染后好转，平素偶咳嗽、咳痰。前列腺增生10年，平素服用非那雄胺治疗。1年前行疝气修补手术。

个人史：吸烟30年，戒烟10年，否认酗酒史。发病前与子女同住，生活自理，可外出活动。

家族史：父母高龄去世，否认家族性遗传病史。

（二）体格检查

平车送入ICU，喘息貌，意识模糊，血压90/53mmHg，血氧饱和度82%，双肺呼吸音粗，双肺满布湿性啰音，可闻及散在哮鸣音。心音低钝，律齐，心率116次/分。腹软，肝脾肋下未及，未及包块，肠鸣音减弱，双下肢不肿。四肢末端湿冷。

（三）辅助检查

1. 入院初

（1）血常规：白细胞13×10^9/L，中性粒细胞百分比90.9%，淋巴细胞0.89×10^9/L，血红蛋白150g/L，血小板90×10^9/L。C反应蛋白260mg/L。

（2）血气分析（FiO_2 53%）：酸碱度7.5，氧分压97mmHg，二氧化碳分压35mmHg，血氧饱和度97%，实际碱剩余4.3mmol/L，血乳酸1.4mmol/L，计算氧合指数141.5mmHg。

（3）生化常规：钾3.6mmol/L，钠137.0mmol/L，钙2.13mmol/L，氯100.4mmol/L，白蛋白36.5g/L，肌酐222μmol/L，胱抑素C 1.70mg/L，天冬氨酸转移酶46U/L，丙氨酸氨基转移酶20U/L，超敏C反应蛋白191.4mg/L，肾小球滤过率23.14ml/min，肌钙蛋白I 3325.3ng/L，B型钠尿肽4807pg/ml，D-二聚体1.07mg/L。

（4）肺CT：左肺上叶下舌段及下叶可见斑片渗出影。

（5）心电图：窦性心律，完全性右束支传导阻滞，Ⅰ、Ⅱ、$V_{4 \sim 6}$导联ST段压低$0.1 \sim 0.15$mV。

（6）超声心动图：左心右房大，室间隔左室壁运动幅度普遍减低，主动脉瓣关闭不全（中度），左室收缩功能减低，射血分数39%。

（7）SOFA脓毒症评分：16分。

2. 感染治愈后

（1）血常规：白细胞6.2×10^9/L，中性粒细胞百分比54.8%，淋巴细胞1.0×10^9/L，血红蛋白97g/L，血小板84×10^9/L，C反应蛋白3.1mg/L。

（2）血气分析（FiO_2 33%）：酸碱度7.42，氧分压88mmHg，二氧化碳分压46mmHg，血氧饱和度98%，实际碱剩余3mmol/L，血乳酸0.7mmol/L，计算氧合指数266mmHg。

（3）生化常规：钾4.4mmol/L，钠149.0mmol/L，钙2.26mmol/L，白蛋白29g/L，肌酐111.9μmol/L，肾小球滤过率50.68ml/min，肌钙蛋白I 40ng/L，B型钠尿肽171pg/ml。

（4）肺部CT：左肺上叶下舌段及下叶可见斑片渗出影，较前有所吸收，双侧少量胸腔积液，少量心包积液。

3. 康复后

（1）血常规：白细胞5.6×10^9/L，中性粒细胞百分比51.8%，血红蛋白108g/L，血小板112×10^9/L，C反应蛋白5.2mg/L。

（2）脉氧饱和度（未吸氧）：96% ~ 99%。

（3）生化常规：钾4.36mmol/L，钠138.9mmol/L，钙2.18mmol/L，白蛋白35.4g/L，肌酐106.4μmol/L，肾小球滤过率53.86ml/min，肌钙蛋白I 35.3ng/L，B型钠尿肽170pg/ml。

（4）肺部CT：双肺陈旧性病变，双侧胸腔积液，较前减少，心包积液，较前减少。

（四）老年综合评估

1．ADL（Barthel）：入院时0分，感染治愈后10分，康复2个月后75分，康复3个月后85分。

2．NRS-2002：4分

3．MMSE：康复1个月后18分，康复3个月后23分。

4．衰弱筛查量表（FRAIL）：5分

5．跌倒/坠床危险因素风险评估：19分，为高危人群。

6．CAM（转入老年病房后）：4分，符合谵妄。

患者和家属的意愿：选择入住ICU，同意有创抢救。

（五）入院诊断

1．重症肺炎：Ⅱ型呼吸衰竭

2．脓毒性休克

3．冠状动脉粥样硬化性心脏病：急性非ST段抬高型心肌梗死（NSTEMI），心功能Ⅳ级（Killip分级）

4．高血压2级（高危组）

5．肾功能不全

6．慢性支气管炎

7．谵妄

8．重度失能

（六）治疗经过

1．重症感染相关治疗 入ICU时，患者意识模糊，脉氧饱和度显著下降，病情危重，立即予气管插管、有创呼吸机辅助通气，容量控制通气模式，VT 460ml，FiO_2 50%。血压90/53mmHg，四肢湿冷，予间羟胺泵入，血压可维持，复查血气分析示：酸碱度7.34，氧分压93mmHg，二氧化碳分压49mmHg，碳酸氢根26.4mmol/L，实际碱剩余0.6mmol/L，血乳酸2.6mmol/L，血氧饱和度97%，计算氧合指数186mmHg，较前改善。于ICU住院共30天，主要存在感染、呼吸衰竭、急性心肌梗死、急性肾损伤、意识障碍、衰弱等问题，下面逐一介绍诊疗经过。

（1）感染：患者肺部细菌感染诊断明确，先后应用头孢哌酮舒巴坦、美罗培南、利奈唑胺等药物治疗，后继发真菌感染，应用氟康唑治疗。肺部细菌、真菌感染反复，病程1个月。转出ICU时体温正常，复查血象及C反应蛋白正常。

（2）呼吸衰竭：入院初，患者Ⅱ型呼吸衰竭合并意识障碍，予气管插管、有创呼吸机辅助通气，随着感染得到控制，逐渐下调支持条件，于住院15天后进行脱机训练，住院20天后成功拔除气管插管，改为高流量湿化氧疗，FiO$_2$ 33%，流量35L/min，脉氧饱和度可维持在96%～99%。

（3）急性心肌梗死：患者存在NSTEMI，考虑感染、低氧等因素诱发2型心肌梗死、急性心功能不全，在控制诱发因素同时予抗凝、抗血小板治疗，但因气管镜下见气道内有较多血痰，且血小板呈下降趋势，停用抗凝、抗血小板药物，后随氧合改善，心肌缺血亦改善。

（4）急性肾损伤：入院初，患者有休克、急性心肌梗死，监测肾小球滤过率＜30ml/min，考虑肾前性、肾性因素所致急性肾损伤，经保证入量、维持血压、纠正呼吸衰竭后，肾小球滤过率恢复至50.68ml/min。

（5）意识障碍：患者入ICU初意识模糊，后气管插管、有创呼吸机辅助通气期间，持续应用瑞芬太尼、丙泊酚、右美托咪定镇痛镇静，RASS -2，CPOT 0分，拔除气管插管后，间断出现谵妄，应用奥氮平治疗，症状好转。

（6）支持治疗：患者APACHE Ⅱ 12分，FRAIL 5分，NRS-2002 4分。入院初，气管插管状态，初始给予肠外营养，生命体征稳定后予下胃管，鼻饲营养液。有轻度贫血及低蛋白血症，间断予输血、输注白蛋白。患者改为高流量湿化氧疗后，洼田饮水试验3级，暂缓经口饮食，继续鼻饲。可进行简单对话，可于床上进行简单活动，存在ICU获得性肌无力，感染治愈后，上肢肌力Ⅲ级，下肢肌力Ⅱ级，较平素肌力明显下降。存在营养不良、吞咽功能障碍、肌无力等问题。

2. 康复治疗　患者于ICU治疗后，感染已治愈，并成功脱机，拔除气管插管，但遗留失能、吞咽功能障碍、肌无力、心肺功能下降、谵妄等ICU后综合征表现，转入老年科继续治疗，我们给予患者积极的、有针对性的康复训练，最终患者的躯体功能、吞咽功能、肌力均有所恢复，顺利出院，回归正常生活。

（1）吞咽功能康复：患者转入普通病房后，继续经胃管鼻饲饮食。行洼田饮水试验仍为3级，存在口腔部及咽部吞咽功能障碍，予患者咽部低频神经肌肉电刺激，并加强陪伴，引导患者吞咽时进行体位调整（如吞咽时低头），进行自主吞咽训练，增强口咽部肌肉力量并改善肌肉运动协调性。食物的选择方面，先从较黏稠的糊状饮食开始口服，逐渐过渡至水及其他流体食物。患者转至普通病房1个月后，经口进糊状饮食无呛咳，2个月后经口饮水无呛咳，洼田饮水试验1级，拔除胃管。

（2）四肢肌力及核心肌力康复：患者于ICU治疗时间长达1个月，出现ICU获得性肌无力，考虑感染所致肌肉消耗及失用性肌萎缩共同导致。转入老年科病房初，上肢肌力Ⅲ级，下肢肌力Ⅱ级。我们首先给予患者徒手辅助主动训练，1个月后患者上肢肌力恢复至Ⅳ级，下肢肌力恢复至Ⅲ级，继续四肢肌力训练，同时予腰背肌核心肌力训练，2个月后患者四肢肌力Ⅴ-，可床旁站立，经人搀扶可步行至卫生间如厕。随后进行平衡训练、步行训练及踏车训练，3个月后患者可于病区走廊内看护下行走100余米。

（3）心功能康复：患者高龄，卧床时间长，心功能康复训练首先从床上活动开始，指导患者练习手体操、捏皮球，增强上肢力量，此后进行坐位训练，这是重要的康复起始点。开始时坐位有依托，适应之后，逐步过渡到无依托独立坐。在患者肌力改善后，进行步行训练，从床边站立开始，先克服直立性低血压，在站立无问题后，开始床旁步行，使心脏功能适应逐渐增加的躯体活动需求。

（4）肺功能康复：患者转入老年科病房后，首先给予高流量湿化氧疗过渡，后改为鼻导管吸氧。随后我们开始对患者进行肺功能康复。腹式呼吸有利于扩大胸腔容积，改善肺通气及换气，我们指导患者有意识地多进行腹式呼吸，同时指导患者有效的咳嗽，整个过程包括深吸气、声门关闭、腹肌收缩。经过训练，患者自主咳痰有力，避免了感染反复。

（5）排便训练：于ICU治疗期间，患者于病床上卧位排便，但卧位排便时心脏负荷和能量消耗均大于坐位排便，因此，转入老年科病房后，我们于患者床旁放置简易坐便器，尽早让患者坐位排便，同时辅以通便药治疗，保持大便通畅。2个月后患者肌力恢复，可步行至卫生间马桶处如厕。

（6）神志和认知功能改善：患者转入老年科病房后，间断发作谵妄，给予非药物治疗干预，必要时给予奥氮平。患者谵妄缓解，病情平稳后行MMSE，提示认知功能障碍，加用多奈哌齐及甘露特钠，同时加强陪伴，嘱陪护人员及家人多与患者交流，予患者桌面益智玩具训练，出院前患者认知功能有所改善，简单对答正确。

（七）出院诊断

1. 重症肺炎：Ⅱ型呼吸衰竭

2. 脓毒性休克

3. 冠状动脉粥样硬化性心脏病：急性非ST段抬高型心肌梗死，心功能Ⅳ级（Killip分级）

4. 急性肾损伤

5. 慢性肾脏病3A期

6. 双侧胸腔积液

7. 心包积液

8. 高血压2级（高危组）

9. 慢性支气管炎

10. 轻度贫血

11. 低蛋白血症

12. 营养不良

13. ICU获得性肌无力

14. 老年综合征：住院相关性失能，衰弱，便秘，谵妄，认知功能障碍

（八）出院计划

1. 继续于康复科进行康复训练。

2. 规律服用硝酸酯、多奈哌齐、甘露特钠、坦索罗辛等药物治疗，1个月后复查血红蛋白、白蛋白、血肌酐及胱抑素C。

（九）随访

出院1个月后，患者在家属陪同下门诊复诊，精神状态好，对答正确，门诊区域内可独立行走，就诊时坐位无靠背，姿势维持好。诉食纳、夜眠可，体重增长2kg，复查化验示血红蛋白、白蛋白较前改善，肾功能稳定在CKD3A期，肺部CT示肺部炎症已吸收，胸腔积液、心包积液有所吸收，ADL Barthel 85分。

二、疾病介绍

近年来，随着ICU治疗的发展，使得很多重症感染、多器官功能障碍的老年患者得以存活，但存活的患者当中，有一定比例出现了失能、认知功能障碍、谵妄等问题，这些表现被称为ICU后综合征（PICS）。

一项观察性队列研究纳入在ICU接受过生命支持的患者，发现在治疗后3个月和12个月时，有相当一部分患者（比例分别为64%和56%）存在新发的日常生活能力丧失、认知功能障碍。

ICU获得性肌无力是最常见的ICU治疗后问题，在ICU生存者中患病率可达25%。一项多中心研究结果示，64%的患者（平均年龄62岁）在6个月时仍存在活动问题，25%的患者自我报告每周需要50小时以上的照护。BRAIN-ICU研究结果示，32%的患者在3个月时存在日常生活活动能力丧失，26%的患者存在工具性日常生活活动能力丧失，而且在12个月时大多数患者仍持续存在这种情况。

认知功能方面，既往文献显示，危重病后有25%～78%的生存者会发生认知功能障碍。同样是BRAIN-ICU研究，其纳入821例因休克和（或）需要机械通气的呼吸衰竭而

收入ICU的患者，研究结果表明，虽然基线时有6%的患者存在认知功能障碍，但是转出ICU后3个月时，这一比例达到26%，转出ICU后12个月时，认知功能障碍的比率并没有明显降低。

本例患者为高龄老人，发病前生活可自理，无认知功能障碍，在经历ICU治疗后，出现了ICU获得性肌无力、失能、谵妄、认知功能减退的表现，但经过营养支持、早期有针对性的康复训练，患者肌力恢复，可独立行走，经口饮食无呛咳，认知功能亦有所改善，未再出现谵妄。由此可见，对于危重症患者，ICU治疗救治了患者的生命，转出ICU后，我们需要高度关注PICS问题并给予积极干预，最大可能维持患者的功能状态，提高患者的生活质量，帮助患者回归正常生活。

三、病例分析

患者发病前生活自理，可与亲属正常交流。此次急性起病，细菌合并真菌感染，病情危重，于ICU住院治疗1个月，应用气管插管、有创呼吸机辅助通气、鼻饲饮食。经积极治疗，感染治愈，其他急性问题得到很好控制，但出现衰弱、失能、吞咽功能障碍、ICU获得性肌无力、谵妄、认知功能下降等问题，上述问题可归纳为ICU后综合征。转入老年科后，给予营养支持、有针对性的康复训练，最终患者可自主行走，经口饮食无呛咳，拔除胃管，自主排便，谵妄好转，认知功能改善，回归日常生活。

肌力康复方面，通过被动和主动运动的方式，逐步恢复患者四肢及腰背部核心肌群的力量，使患者拥有正常肌力，维持正常体位，同时帮助患者提高平衡、协调能力，维持正常步态。

心功能康复方面，患者经历重症感染、ICU长时间卧床，一方面导致全身有效循环血量减少，循环功能减退，运动能力降低，特别是直立位时心脏每搏输出量减少，导致运动耐力降低；另一方面，长期卧床可导致血流缓慢，血液黏滞性增加，容易产生血栓性栓塞。通过心功能康复，改善了患者的心血管功能状态，使之能够适应逐渐增加的躯体活动，并有效预防了下肢深静脉血栓形成。

肺康复方面，患者重症感染、气管插管、有创呼吸机使用后状态，需要进行肺功能康复，一方面增强肺通气功能，促进自主咳痰、痰液引流；另一方面增强肺换气功能，改善氧合，提高日常活动能力。膈肌在通气中起到重要作用，我们在康复训练中，帮助患者重建腹式呼吸，有效改善肺通气。此外，咳嗽是呼吸功能训练的重要组成部分，我们指导患者进行有效的咳嗽，促进排痰，有效降低了反复感染的风险。

排便训练方面，病初患者卧位排便，因臀部位置提高，导致回心血量增加，心脏负荷加重，且卧位排便时必须克服体位所造成的重力，需要额外用力，因此卧位排便时心脏负荷和能量消耗均大于坐位排便。在康复训练中，我们尽早让患者恢复坐位排便，减轻心脏负荷，同时坐位排便，患者主观上更容易接受，减轻患者的心理负担。

四、病例点评

老年人由于内在能力下降，存在衰弱、共病，经历急性疾病打击后，更易出现住院相关问题（如谵妄、深静脉血栓、导管相关性感染等）和失能。老年医学的宗旨是治疗疾病，最大限度地维护老年人的功能和生活质量。

本病例为高龄老人，罹患重症肺炎（细菌＋病毒＋真菌感染）、Ⅱ型呼吸衰竭、脓毒性休克、急性非ST段抬高型心肌梗死、急性心力衰竭、急性肾损伤，根据患者及家属的意愿积极进行治疗，选择入住ICU、进行气管插管呼吸机辅助通气、针对病因治疗及支持治疗，危重症救治非常成功。但是，患者同时出现了PICS，转入老年医学科后，主诊医疗组充分重视急性病后的相关问题的筛查和管理，发挥多学科团队作用，针对主要问题做好评估，积极进行营养支持及康复治疗，遵循老年医学倡导的评估→干预→再评估的原则，积极管理营养不良、谵妄、失能等老年综合征，做到了尽最大可能维护老年人功能和生活质量，使这位高龄老人经历了重病、失能之后，基本恢复到了发病前的状态。

随着年龄的增长，失能对老年人临床结局的影响可能超过疾病本身。急性病和住院是老年人躯体功能下降的危险因素，而住院相关性失能（HAD）十分常见，具有其他老年综合征的特点，可导致住院时间延长、增加出院后的照护负担、增加长期失能风险、死亡风险和医疗花费。已有荟萃分析结果提示老年人群中HAD的患病率为31%。

HAD的危险因素包括发病前的基础状况（高龄、认知障碍、失能、衰弱、共病、其他老年综合征、疾病种类、疾病严重程度）、疾病因素（疾病种类、疾病严重程度）、医院相关因素（医务人员缺乏识别意识、活动受限及束缚、营养不良、多重用药、缺乏自主性的激励、住院时间、置管、谵妄）及出院后因素（出院计划的质量、居住环境、社区支持、资源可获得性）。疾病因素是HAD的促发因素，新发疾病如流感和其他呼吸道疾病可使老年人躯体功能下降，有研究表明肺炎比心肌梗死新发失能更加严重，因肺炎住院的老年人合并衰弱时更易发生HAD。

为降低HAD，应注意以下几点：①将老年人住院期间的功能状态看作生命体征，建议记录基线ADL（发病前和入院时）、活动能力和认知功能，注重动态评估功能状态。应进行简易的活动能力评估，患者在无其他人帮助的情况下是否能够从床上坐起、站立并行走，活动能力差与HAD密切相关。推荐所有患者在入院时进行认知评估，认知功能障碍与谵妄的发生密切相关。②通过康复治疗、鼓励下床活动进行积极干预，鼓励患者活动，去除不必要的管路，如吸氧管、导尿管、静脉输液；院前出现功能下降应及时启动营养干预；尽量避免使用镇静药和抗组胺药；与多学科团队成员充分沟通。③不仅仅在某个科室推广老年人急性病医护单元（ACE）或老年人评估和管理单元（GEM）模式，还应扩展至整个医院。④注重出院后的过渡期照护，制订完善的出院计划、提供中期照护和对照护者的支持。

（病例提供者：何　玉　首都医科大学附属北京同仁医院）

（点评专家：刘　谦　首都医科大学附属北京同仁医院）

参考文献

[1]燕铁斌，姜贵云，吴军，等.物理治疗学（第3版）[M].北京：人民卫生出版社，2018.

[2]Maley JH，Brewster I，Mayoral I，et al.Resilience in survivors of critical illness in the context of the survivors' experience and recovery[J].Ann Am Thorac Soc，2016，13（8）：1351-1360.

[3]Hodgson CL，Higgins AM，Bailey MJ，et al.Comparison of 6-Month outcomes of survivors of COVID-19 versus Non-COVID-19 critical illness[J].Am J Respir Crit Care Med，2022，205（10）：1159-1168.

[4]Pandharipande PP，Girard TD，Jackson JC，et al.Long-term cognitive impairment after critical illness[J].N Engl J Med，2013，369（14）：1306-1316.

[5]Griffiths J，Hatch RA，Bishop J，et al.An exploration of social and economic outcome and associated health-related quality of life after critical illness in general intensive care unit survivors：a 12-month follow-up study[J].Crit Care，2013，17（3）：R100.

[6]Needham DM，Dinglas VD，Morris PE，et al.Physical and cognitive performance of patients with acute lung injury 1 year after initial trophic versus full enteral feeding. EDEN trial follow-up[J].Am J Respir Crit Care Med，2013，188（5）：567-576.

走出感染后的纳差与乏力泥潭

一、病历摘要

（一）基本信息

主诉：患者男性，87岁，因"纳差、乏力5个月余"于2023年5月4日收入院。

现病史：患者于5个月前患病毒性肺炎后出现纳差，进食量减至平素1/4～1/3，伴乏力、双手弯曲受限、多个指间及掌指关节轻度肿胀、四肢麻木、针刺样疼痛，症状持续不缓解，日常活动较前显著减少，基本卧床。发病前生活自理，可从事简单家务及外出活动。2个月前，诊断为周围神经病变，口服甲钴胺，症状无缓解。5个月来，精神弱，情绪低落、纳差，便秘，2～3天排便1次，尿量相应减少，入睡困难，睡眠时间缩短（每日3小时左右），体重下降5kg。

既往史：1999年因急性心肌梗死行冠状动脉旁路移植术，2014年复查冠脉造影，1根桥血管闭塞，平素规律二级预防治疗，无胸闷、胸痛，2023年4月自行停用阿司匹林。2022年12月患病毒性肺炎，治愈后仍有咳嗽、咳痰症状，2023年4月行肺部CT示右肺上叶实性结节，较前（2023-03-13 CT）未见明显变化。2023年3月因乏力、四肢麻木、针刺样疼痛于我院神经内科住院，肌电图、脊椎MRI、颅脑MRI、头CT、副肿瘤综合征抗体、周围神经病抗体等检查均未见明显异常，诊断周围神经病可能性大，予营养神经、改善循环等治疗，症状无明显改善。2型糖尿病40年，近年应用诺和灵50R联合瑞格列奈治疗，2022年12月病毒性肺炎后进食量及活动明显减少且不规律，血糖波动于2.1～20.1mmol/L，停用胰岛素。2023年4月发现缺铁性贫血，未治疗。

个人史：否认吸烟酗酒史。与老伴同住，发病前生活自理，可从事简单家务及外出活动。

家族史：母亲患糖尿病，妹妹患乳腺癌。

（二）体格检查

血压140/58mmHg，BMI 22.32kg/m^2。轮椅送入病房，神清，精神稍弱，情绪低落，面部表情减少，可正确对答。全身浅表淋巴结未及肿大。双肺呼吸音清，左下肺呼吸音略减低，右下肺可闻及velcro啰音。心界不大，心率68次/分，律齐，各瓣膜听诊区未闻及病理性杂音。腹软，左下腹可疑压痛，无反跳痛，未及包块，肝脾肋下未及。双下肢不肿，双侧足背动脉搏动可。双手第二、三、四掌指关节、右第一、左第二近端指间关节及腕、肘、肩、膝关节压痛，双手第二、三、四掌指关节、右第一近端指间关节轻度肿胀，未及结节。四肢肌力Ⅴ$^-$级，病理征阴性。

（三）辅助检查

1. 血尿便常规　白细胞9.0×10^9/L，中性粒细胞百分比60.9%，血红蛋白93g/L，血小板393×10^9/L。尿常规未见明显异常，大便隐血一次阴性，一次阳性。

2. 降钙素原正常，痰找结核杆菌阴性，痰培养未见致病菌。

3. 血液生化　钠135.0mmol/L，钙2.11mmol/L，磷0.81mmol/L，白蛋白27.3g/L，低密度脂蛋白胆固醇2.34mmol/L，高密度脂蛋白胆固醇0.79mmol/L。BIL、AST、ALT、Cr、Cys均正常。BNP、TnI均正常。CEA、AFP、CA199均正常。

4. C反应蛋白55.0mg/L，红细胞沉降率119mm/h，ASO及RF均正常。抗CCP抗体：>3200U/ml。ANA 1：320，抗ENA均正常。

5. 甲功：FT$_3$、FT$_4$、TSH、皮质醇（8am、4pm、0am）均正常。

6. D-二聚体5.45mg/L，铁蛋白518.2ng/ml。

7. 糖化血红蛋白7.4%，尿白蛋白/肌酐155.53mg/g。

8. 甲状腺超声：甲状腺多发结节，倾向良性。

9. 胃肠B超：胃、小肠、结肠未见明显占位，未见明显游离性积液。

10. 双手平片双手骨质增生。

11. 24小时动态心电图：窦性心律，偶发室性、室上性期前收缩，未见室上性心动过速，未见RR间期>2000ms。平均心率84次/分（68~125次/分），ST段无明显偏移。ABP：所测血压基本波动于116~132mmHg（SBP），54~70mmHg（DBP），平均124/62mmHg。

（四）老年综合评估

1. 日常生活能力（Barthel）：70分。

2. NRS-2002：4分。

3. 焦虑自评量表（SAS）：75分。

4. 抑郁自评量表（SDS）：61分。

5. 衰弱筛查量表（FRAIL）：5分。

6. 四肢疼痛评分（NRS）：4~5分。

7. 跌倒风险评估：18分，为跌倒高危人群。

（五）入院诊断

1. 纳差乏力待查

2. 2型糖尿病：糖尿病周围神经病变

3. 冠状动脉粥样硬化性心脏病：陈旧性心肌梗死，CABG术后，心功能Ⅱ级（NYHA分级）

4. 老年综合征：衰弱，营养不良，便秘，睡眠障碍

（六）诊疗经过

1. 病因探究及鉴别诊断　老年人，症状不典型，感染、心功能不全、肝肾功能不全、肿瘤、甲状腺功能减低、皮质醇功能减退等疾病均可以纳差、乏力为主要症状，患者有明显焦虑抑郁情绪，还应警惕心理问题所致纳差、乏力等躯体症状。

（1）感染：患者2022年12月患病毒性肺炎后，有慢性咳嗽、咳痰症状，此次入院前咳痰有所加重。入院后查血常规示白细胞9.0×10^9/L，中性粒细胞百分比80.9%，C反应蛋白55.0mg/L，红细胞沉降率119mm/h。肺部CT示双下肺间质改变，伴小片状渗出影，左侧少量胸腔积液。故肺间质病变合并感染诊断明确，多次痰培养、痰找结核杆菌均为阴性，经验性应用西他沙星治疗6日后血象正常，呼吸道症状缓解。但患者仍食欲无改善，进食量无增加，仍乏力，故不能以肺部感染解释。

（2）心功能不全：患者既往有冠心病、陈旧心肌梗死、慢性心功能不全病史，近期无胸闷、喘息症状及液体潴留表现，TnI、BNP均正常，心电图未见动态改变，心功能不全、心肌缺血所致纳差、乏力不支持。

（3）肝肾功能不全：亦为老年患者常见的纳差、乏力原因，患者既往无慢性肝肾疾患病史，多次肝肾功能检查未见明显异常，此诊无依据。

（4）肿瘤：患者有乏力、纳差、体重下降、贫血等慢性消耗表现，曾大便隐血阳性，D-二聚体5.45mg/L，铁蛋白518.2ng/ml，还应警惕肿瘤，但肺部CT、腹部、胃肠、甲状腺及前列腺超声、颅脑MRI均未见明显占位，肿瘤无确切依据。

（5）甲状腺功能减低、皮质醇功能减退：FT_3、FT_4、TSH、甲状腺超声、皮质醇水平（8am、4pm、0am）均正常。上述内分泌疾患所致纳差、乏力不支持。

（6）心理问题：患者发病以来易焦虑，情绪低落，兴趣减退，主动交流及面部表情减少，查房时曾有2次与症状程度不相符的哭泣。在除外器质性疾患所致纳差等症状后，考虑心理疾患可能，行以下量表进行筛查（病例21表1）。

病例21表1　筛查量表

量表	标准分	临床意义
焦虑自评量表（SAS）	75	存在比较严重的焦虑症状
抑郁自评量表（SDS）	61	存在轻微到轻度的抑郁症状

经心理科共同评估，诊断焦虑抑郁状态，给予草酸艾司西酞普兰治疗，10天后症状稍有好转，食欲有所恢复。

（7）类风湿关节炎（RA）：患者情绪、进食有所改善后，仍诉乏力、四肢麻木、针刺样疼痛，且伴有关节僵硬、压痛及肿胀，累及多个指间、掌指、腕、肘、肩、膝关节，以双手关节表现为著。肺部感染治愈后，复查炎性指标仍高，C反应蛋白48.8mg/L，红细胞沉降率124mm/h。结合患者症状、体征，高度怀疑类风湿关节炎可能。进一步行双手平片示双手骨质增生。ASO、RF均正常，但抗CCP抗体＞3200U/ml，呈强阳性结果，经风湿科会诊，符合类风湿关节炎活动期的诊断，应用甲氨蝶呤、叶酸片、雷公藤多甙治疗。1周后，患者乏力、关节僵硬肿痛、四肢麻木、刺痛等症状有减轻趋势，情绪、食欲进一步好转。

2. 老年综合征的筛查和管理

（1）营养不良：患者近5个月摄入不足、体重下降，NRS-2002评分为4分，伴有贫血、铁缺乏、低蛋白血症，存在营养不良。鼓励患者经口进食，调整食物性状，以软食为主，联合肠内营养粉剂、蛋白粉口服营养补充剂，加用肠道益生菌及膳食纤维改善胃肠功能治疗。

（2）睡眠障碍：患者近5个月夜眠差，入睡困难，且睡眠时间短，每日3小时左右，予艾司唑仑、草酸艾司西酞普兰治疗后，睡眠改善。

（3）便秘：患者近5个月便秘，2~3天排便1次，予乳果糖对症治疗，症状有所好转，患者进食、情绪改善后，便秘亦缓解。

（4）跌倒高危人群：予陪护，多次向患者及家属、陪护进行宣教，加强护理，避免跌倒。

3. 共病管理

（1）糖尿病：患者入院初食欲不佳，未予降糖治疗，后随着情绪改善，进食增多，空腹及餐后血糖升高，加用甘精胰岛素治疗。老年人，糖化血红蛋白目标值可适当放宽至7%，该患者合并营养不良，且入院前曾多次出现低血糖发作，糖化血红蛋白目标值可进一步放宽至8%，该患者7.4%，已达标。患者已合并糖尿病肾病Ⅲ期、糖尿病周围神经病变、多动脉粥样硬化，尚无糖尿病视网膜病变，需定期复查糖尿病大、微血管损害的相关检查。

（2）冠心病：患者既往有冠心病、陈旧心肌梗死、冠状动脉旁路移植术后病史，应规律二级预防治疗。此次住院，肌钙蛋白I、心肌酶及B型钠尿肽正常，心电图无动态ST-T改变，无急性冠脉综合征，予恢复阿司匹林，继续他汀调脂治疗。血压偏低，心率不快，暂不应用ACEI及β受体阻滞剂。

（七）出院诊断

1. 类风湿关节炎

2. 肺间质病变合并感染

3. 2型糖尿病：糖尿病周围神经病变

4. 冠状动脉粥样硬化性心脏病：陈旧性心肌梗死，CABG术后，心功能Ⅰ级（NYHA分级）

5. 轻度贫血

6. 缺铁性贫血

7. 低蛋白血症

8. 老年综合征：焦虑抑郁状态，衰弱，营养不良，便秘，睡眠障碍

（八）出院计划

1. 规律服用甲氨蝶呤、叶酸片、雷公藤多甙治疗，内科随诊，定期复查血常规、肝肾功能。

2. 规律服用草酸艾司西酞普兰，心理科随诊，避免突然自行停药。

3. 规律应用胰岛素，监测血糖，定期复查糖化血红蛋白。

4. 保证每日热量摄入，继续口服营养补充，改善营养状态，监测体重变化。

（九）随访

出院2周后，患者在家属陪同下门诊复诊，精神状态好，能够主动交流，诉出院后食欲好，进食量恢复，乏力、关节僵硬、疼痛等症状缓解，便秘及失眠亦有所好转，规律应用草酸艾司西酞普兰、甲氨蝶呤、雷公藤多甙及胰岛素治疗，自测空腹血糖6～8mmol/L。入院时日常生活能力量表为70分，复诊时为85分。

二、疾病介绍

类风湿关节炎（RA）是一种以侵蚀性关节炎症为主要临床表现的自身免疫疾病，典型表现为关节炎，不同程度的疼痛肿胀。当患者出现典型的关节改变时，做出RA的诊断并不难，但老年患者症状可不典型，RA可能以关节外表现为首发症状就诊。因此，作为老年科医生，我们还应了解RA关节外的受累表现，做到早诊断早治疗。RA的关节

外表现，除常见的肺间质改变，还包括心血管系统疾患，最为常见的是心包积液，其他还包括心肌炎、充血性心力衰竭、心肌梗死、心律失常、心脏瓣膜增厚等。最为重要的是，RA是发生冠状动脉疾病的独立危险因素。RA亦可引起周围神经病变，发生机制与血管炎及缺血性神经病有关。RA的关节外表现还包括贫血、乏力、体重下降等，这些症状影响患者的预后和生活质量，亦需关注。患有RA的高龄老人，还易合并认知功能障碍、营养不良、尿失禁、失能等老年综合征，因此对于患有RA的老年人，应注意筛查老年综合征。RA一旦诊断，应予早期规范治疗，改变病情抗风湿药（DMARDs）可有效控制或延缓疾病的发展。甲氨蝶呤作为基石药物，中华医学会风湿病学分会制定的《类风湿关节炎诊疗规范》首选推荐应用，治疗过程中，需监测骨髓抑制、肝肾功能损伤等药物不良反应，定期复查。

三、病例分析

患者老年，慢性病程，病毒性肺炎后出现纳差、乏力，持续时间长达数月，自主生活能力明显下降，上述症状严重影响生活质量。经全面、细致的问诊及查体，在除外感染、心功能不全、肝肾功能不全、肿瘤、甲状腺功能减低、皮质醇功能减退等可导致纳差的病因后，考虑心理疾患所致，通过相关心理评估量表筛查，请心理科会诊，诊断焦虑抑郁状态，应用药物治疗后情绪、食欲有所好转。感染可为焦虑抑郁状态的一个诱发因素。在这名患者的诊疗过程中，我们充分发挥老年科医生以人为本，全面评估患者健康状况的优势，临床管理涉及呼吸、循环、消化、内分泌、心理等多个系统，通过综合诊治，缓解症状，管理并存的老年综合征和共病，改善预后，提高患者生活质量。

此外，患者有乏力、四肢麻木、刺痛症状，日常活动能力明显下降，曾于神经内科诊为周围神经病，对症治疗后，症状无明显缓解。经细致全面的查体，我们发现患者有关节僵硬、压痛及肿胀，累及多个指间、掌指、腕、肘、肩、膝关节，以双手关节改变为著。肺部感染治愈后，C反应蛋白、红细胞沉降率等炎症指标仍明显升高，抗CCP抗体大于检测上限，据美国风湿病学会/欧洲抗风湿病联盟制定的分类标准，该患者评分为8分，符合RA的诊断。确诊RA后，还需评估疾病活动度，以确定治疗方案。目前最常用的是基于28个关节疾病活动度评分（DAS28）、临床疾病活动指数（CDAI），以及简化疾病活动指数（SDAI）。该患者DAS28>5.1分，为高疾病活动度。关节X线未见骨质疏松、骨质破坏、关节畸形。关节超声对滑膜炎有较高的检出率，有助于判定RA活动性，可治疗后动态随访。RA亦可引起关节外表现，如肺间质改变、周围神经病变，后者发生机制与血管炎及缺血性神经病有关，患者近期诊断周围神经病变，亦不能除外与RA有关。

患者出现RA相关症状前，有病毒感染，病毒感染是否为RA诱因？近期文献提示，病毒感染后部分患者可出现反应性关节炎，女性患者多见，主要累及下肢关节，受累关节不对称，与该患者情况不相符。亦有文献报道，病毒感染可能是风湿性关节炎等炎症性关节炎的诱发因素。两者的相关性，还有待进一步研究。

患者有多种共病及焦虑抑郁状态，是依从性差、停服药物的危险因素，我们对患者加强疾病宣教，嘱其定期门诊随访，据病情变化及不良反应，酌情调整治疗。

四、病例点评

病毒性肺炎是老年患者常见的呼吸道感染。社区获得性肺炎的相关研究一致表明病毒是仅次于肺炎链球菌的位列第二的病原体，可占确诊病例的13%～50%。根据病毒的致病力、患者的年龄和共病、免疫功能状况的不同，病毒性肺炎即可以是轻度的自限性疾病，也可以表现为严重的低氧血症、呼吸衰竭、广泛性肺实变，甚至还可以引发包括心血管、中枢神经、内分泌、消化、泌尿生殖等多系统损害，危及患者的生命。流感病毒、呼吸道合胞病毒、腺病毒、副流感病毒、冠状病毒、鼻病毒都可以引发社区获得性肺炎。目前的研究发现除急性期表现外，病毒感染还可能引发多种亚急性或慢性的不良的健康后果。

该患者病毒感染后5个月余，咳嗽咳痰持续未能缓解，肺部CT可见间质纤维化改变。纳差、食欲下降、便秘、乏力、运动障碍、睡眠及情绪问题，从时间顺序及发病过程分析，亦应考虑与之相关。这些症状对患者的身心造成了极大的影响，患者的生活质量极度下降。因此，关注老年患者病毒感染后多系统问题也是老年科医生临床工作中的重要内容。随着大量临床与基础研究的不断深入，更多的发现有待我们持续的关注与学习。

类风湿关节炎是内科常见的自身免疫性疾病，通常发生于中老年，高发年龄在65～80岁。老年发病的类风湿关节炎常表现为全身症状和关节受累。对于此病的诊疗2010年ACR/EULAR指南及2018年中国指南都做了明确的表述。但对于多病共存的老年患者，在本病的早期临床表现往往不典型，易被临床医生忽视，甚至漏诊。本文中的患者高龄、既往无相关家族史，以肢体僵硬、肌无力、针刺样疼痛为表现，关节疼痛及肿胀不显著，易与神经系统病变相混淆。入院后经主管医师仔细问诊及体格检查，追踪炎症指标变化，完善类风湿因子、抗CCP抗体、关节影像学检查，明确疾病的诊断及活动度评估，为进一步治疗提供了精准的起点。

老年疾病常以临床表现不典型、多病共存、易发生并发症、病情进展迅速为特点。多系统疾患及老年综合征互为因果、相互作用，甚至形成恶性循环，给患者的救治带来了诸多的治疗矛盾，治疗难度增大，是老年科医生面临的极大挑战。除了急性危重医疗外，老年患者的慢病管理、健康评估、疾病预防、心理及康复治疗、功能维护亦是老年医学的重要组成部分，需要一个精诚合作的多学科团队。作为老年医学的临床医生，我们需要拥有善于捕捉蛛丝马迹的慧眼、抽丝剥茧勤于分析总结的头脑，以及常常去帮助、总是去安慰的真诚之心。

（病例提供者：何　玉　首都医科大学附属北京同仁医院）

（点评专家：郑　辉　首都医科大学附属北京同仁医院）

参考文献

[1]耿研，谢希，王昱，等.类风湿关节炎诊疗规范[J].中华内科杂志，2022，61（1）：51-59.

[2]Conway R，Konig MF，Graef ER，et al.Inflammatory arthritis in patients with COVID-19[J]. Transl Res，2021，232：49-59.

[3]Pal A，Roongta R，Mondal S，et al.Does post-COVID reactive arthritis exist? Experience of a tertiary care centre with a review of the literature[J].Reumatol Clin（Engl Ed），2023，19（2）：67-73.

[4]Smolen JS，Landewé RBM，Bergstra SA，et al.EULAR recommendations for the management of rheumatoid arthritis with synthetic and biological disease-modifying antirheumatic drugs：2022 update[J].Ann Rheum Dis，2023，82（1）：3-18.

[5]McCulley CB，Barton JL，Cannon GW，et al.Body mass index and persistence of conventional DMARDs and TNF inhibitors in rheumatoid arthritis[J].Clin Exp Rheumatol，2019，37（3）：422-428.

[6]Niksolat F，Zandieh Z，Roshani F，et al.Geriatric syndromes among patients with rheumatoid arthritis：A comparison between young and elderly patients[J].Ethiop J Health Sci，2022，32（4）：791-798.

[7]Rawla P.Cardiac and vascular complications in rheumatoid arthritis[J].Reumatologia，2019，57（1）：27-36.

高龄患者不适当用药致高钙危象、急性肾损伤的诊治

一、病历摘要

（一）基本信息

主诉：患者女性，85岁，因"乏力、纳差2个月余，加重伴嗜睡1周余"于2017年4月28日收入院。

现病史：患者于2个月余前起感乏力、易困倦，睡眠较前增多，食欲欠佳，纳差，食量约减少1/2，伴腰部及右髋疼痛行走时明显，1周后因高血压住院期间查血肌酐150～180μmol/L，尿素氮10.1～10.7mmol/L，血清钙2.54mmol/L，无机磷0.97mmol/L，白蛋白34.1g/L，血红蛋白87～90g/L，呈正细胞正色素性贫血，经完善检查诊为慢性肾脏病3期、肾性贫血，予复方α酮酸、重组人促红细胞生成素等治疗，乏力、纳差等曾有所好转。近1周余感乏力、纳差加重，咀嚼、吞咽能力下降，进食量明显减少，伴恶心、呕吐胃内容物2次，伴手抖、持物不稳、不能自主站立行走，精神萎靡，嗜睡，睡眠时长约20小时/日。近2个月余体重下降约10kg。

既往史：高脂血症20余年，发现多动脉粥样硬化5个月余，近年坚持服用普伐他汀钠片。高血压3级16年，坚持降压药物治疗，2个月来服用非洛地平及厄贝沙坦。"骨质疏松"10余年，坚持服用骨化三醇及钙剂等。右膝关节退行性病变6年，间断应用仙灵骨葆、金天格胶囊。近3年记忆力减退，近1年加重，伴少语，反应缓慢，5个月前诊为认知功能减退，予口服安理申治疗。高尿酸血症2年余，长期服用碳酸氢钠，间断服用苯溴马隆或别嘌醇。5个月余前胃镜提示慢性萎缩性胃炎。否认外伤、药物过敏史。

个人史：离休医生，否吸烟饮酒史。

婚育史：适龄婚育，丧偶，G2P2，女儿体健，46岁绝经。

家族史：否认家族性遗传性疾病病史。

（二）体格检查

体温36.6℃，脉搏74次/分，呼吸18次/分，血压160/90mmHg，血氧饱和度96%。身高165cm，体重54kg，BMI 19.8kg/m^2，发育正常，嗜睡状，全身浅表淋巴结未触及肿大。睑结膜苍白，双侧瞳孔等大正圆，对光反射灵敏。口唇略苍白。颈软无抵抗，双侧颈部未闻及血管性杂音。双肺呼吸音清，双下肺可闻及少许湿性啰音，未闻及胸膜摩擦音，心界正常，心率74次/分，心律齐，主动脉瓣第一、二听诊区可闻及2/6级收缩期杂音。腹平软，无压痛，无反跳痛，未及包块，肝脾肋下未及，肝肾区无叩痛，腹部及双侧肋脊角未闻及血管杂音，肠鸣音正常，双下肢不肿，双足背动脉搏动可。病理征阴性，腱反射减弱。

（三）辅助检查

1. 血常规　白细胞6.87×10^9/L，中性粒细胞百分比77.1%，血红蛋白86g/L，血小板291×10^9/L。

2. 血液生化　血糖5.98mmol/L，尿素氮24.9mmol/L，肌酐724μmol/L，二氧化碳结合力26.2mmol/L；钾3.54mmol/L，钠136.9mmol/L，氯91.7mmol/L，钙3.52mmol/L，镁1.02mmol/L，磷2.34mmol/L，白蛋白34g/L，碱性磷酸酶262U/L；B型钠尿肽526pg/ml。

3. 动脉血气分析（未吸氧）　酸碱度7.427，二氧化碳分压42mmHg，氧分压65mmHg，血氧饱和度91%，实际碱剩余4mmol/L。

4. 心电图　窦性心律，一度房室传导阻滞，完全性右束支传导阻滞。

（四）老年综合评估

1. Barthel ADL 30分；Lawton IADL 0分。

2. 疼痛：有，右髋及右膝，NRS 3分。

3. 体力情况：乏力、疲倦，不能自主站立行走。

4. 居住环境：楼房有电梯，和子女同住，有保姆。

5. 睡眠：嗜睡。

6. 听力：正常；视力：有下降但不影响生活。

7. 过去1年跌倒史：无。

8. 跌倒风险：有，下肢无力，行走困难。

9. 情绪评估：无焦虑、抑郁核心症状。

10. 尿便情况：尿便失禁：无。

11. 认知能力：减退。

12. 谵妄：无，存在谵妄风险：高龄、认知功能减退、疼痛、电解质紊乱。

13. 功能状态：不能配合握力、站立、行走等检查。

14. 口腔及进食：有缺齿、义齿，咀嚼吞咽能力下降，无呛咳。

15. 体重变化：1个月内体重下降5%。

16. 营养风险：MNA-SF 3分。

17. 衰弱：FRAIL 4分；Fried 4分。

18. 核对用药：住院前用药见病例22表1。

病例22表1　住院前用药清单

名称	用法	起止时间	备注
阿司匹林肠溶片	0.1g，1次/日	2010年至住院	
普伐他汀	40mg，每晚1次	2010年至住院	
非洛地平缓释片	5mg，1次/日	2017-02至住院	
厄贝沙坦	150mg，1次/日	2017-02至住院	
骨化三醇软胶囊	0.25μg，2次/日	2016-09至入院	
钙尔奇D	1片，1次/日	2016-09至2017-02	含元素钙200mg，维生素D 125U
善存银	1片，1次/日	2007年至入院	含元素钙200mg，维生素D 400U，维生素A 5000U
复方α酮酸	2.52，3次/日	2017-02至入院	每日剂量含元素钙600mg
碳酸氢钠	0.5g，3次/日	2017-02至入院	
多奈哌齐	5mg，1次/日	2016-12至入院	
仙灵骨葆	3粒，2次/日	2017-04-14至入院	
金天格	3粒，3次/日	2017-04-14至入院	
萘丁美酮	0.5g，2次/日	2017-04-14至入院	

（五）入院诊断

1. 高钙危象

2. 高磷血症

3. 急性肾损伤

4. 慢性肾脏病，肾性贫血

5. 高血压3级（极高危组）

6. 血脂异常

7. 多动脉粥样硬化

8. 高尿酸血症

9. 骨关节炎

10. 慢性萎缩性胃炎

11. 老年综合征：认知功能减退，营养不良，多重用药，衰弱，重度失能，跌倒高风险

（六）入院后检查（病例22表2、病例22表3）

病例22表2 血液检查

日期	血钙（mmol/L）	血钙校正后（mmol/L）	血磷（mmol/L）	血肌酐（μmol/L）	PTH（pg/ml）	碱性磷酸酶（U/L）	Hb（g/L）	治疗
04-28	3.52	3.62	2.34	724	12.2	262	82	
04-29	2.98	3.08	1.99	643.5		289		水化、利尿
04-30	2.69	2.79	1.42	564.7				鲑鱼降钙素
05-01	2.63	2.73	1.23	542				（50U Q8H）
05-02	2.34		1.07	485		591	75	EPO（1万U/
05-05	2.01		0.95	320.4				周）蔗糖铁
05-09	1.93	1.94	0.92	213.5	282.8	565	92	复方α酮酸
05-16	2.19	2.21	0.88	138.7	84.20	438	105	（2.52g Tid）骨化三醇
05-21	2.26	2.26	1.00	136		369	107	（0.25μg Qd）

病例22表3 尿液检查

日期	尿量（L/d）	尿钙（mmol/24h）	尿磷（mmol/24h）	尿蛋白（mg/24h）	尿酸（μmol/24h）	尿肌酐（μmol/24h）	尿PH
05-01	1.8	5.99	2.90 ↓		1816.2	6444	6.5
05-05	1.15			789.1 ↑			7.0
05-09	1.51	1.92 ↓	9.56 ↓	842.58 ↑	709.7 ↓	6879.6	
05-17	1.20	2.18 ↓				5480.4	6.5
06-06	1.40	2.37 ↓	1.06 ↓				

便常规＋潜血、肿瘤标志物、自身免疫组套、尿本周蛋白、免疫球蛋白测定、FT_3/FT_4/TSH、皮质醇、ACTH等未见异常。

骨代谢四项：骨钙素＞300.00ng/ml↑↑，25-羟维生素D_3 10.66ng/ml↓，总Ⅰ型前胶原氨基末端肽＞1200ng/ml↑↑，β-胶原降解产物0.561ng/ml。

同位素全身骨显像：代谢性骨病，伴异位钙化（累及双肺、胃，可能累及双肘关节、双膝关节、双肾）。

同位素甲状旁腺扫描：未见异常。

骨盆X线：双侧髋臼边缘、骶髂关节面骨质增生硬化，软组织内多发高密度影。

双能X线骨密度：腰椎$L_1 \sim L_4$ T值：$1.1 \sim 4.2$，股骨颈T值：左-1.3，右-2.0，全髋T值：左-0.7，右-1.1。

甲状腺B超：甲状腺多发结节良性可能性大。

乳腺及泌尿系B超：未见明显异常。

腹部B超：胆囊多发结石。

妇科B超：绝经期盆腔。子宫多发肌瘤，较大者1.4cm×1.0cm，部分伴钙化。

肺纵隔CT：双肺多发陈旧性病变，右肺下叶外基底段、左肺下叶背段可见多发钙化结节影。

骨髓细胞形态学检查：符合增生性贫血，结合临床考虑肾性贫血。

骨髓活检：未见明显异常。

（七）治疗经过及鉴别病因

1. 紧急处理高钙危象、高磷血症、急性肾损伤 低钙低磷饮食，停用复方α酮酸、善存银及骨化三醇、仙灵骨葆等升血钙药物，给予静脉滴注生理盐水、袢利尿剂利尿、鲑鱼降钙素降钙治疗（4天），口服磷结合剂碳酸司维拉姆降血磷。停用厄贝沙坦、阿司匹林及萘丁美酮等。患者血钙、血磷于入院6天后降至正常范围，心电图P-R间期正常，约2周后血肌酐降至138.7μmol/L并基本稳定，神经精神状态、食欲、体力等明显好转，可下地行走十余米。

2. 寻找高钙高磷血症及急性肾损伤原因 经积极完善相关检查，未发现原发性及三发性甲状旁腺功能亢进、甲状腺功能亢进、肾上腺皮质功能不全、肿瘤、结核、结节病等，回顾病史发现自2016年10月起即出现轻度高钙血症，结合其用药史，考虑高钙血症的主要原因为补充钙剂、维生素D剂量过多，因未被发现，未能及时调整用药，高钙血症逐渐加重乃至出现高钙危象，导致患者出现神经精神系统、心血管、消化系统症状和异位钙化，特别是出现了急性肾损伤、高磷血症。入量不足及NSAIDs药物等亦进一步加重急性肾损伤。

3. 治疗共病

（1）高血压：既往控制较好，但近2个月因高钙血症及肾功能恶化引起血压波动，入院后停用厄贝沙坦，非洛地平加量，随血钙正常、肾功能好转，血压逐渐平稳，经评估存在直立性低血压，适当减少非洛地平用量。

（2）慢性肾脏病：高龄、多年高血压病史，可使肾小球动脉硬化导致慢性肾脏病，正细胞正色素性贫血，骨髓细胞学提示增生性贫血，虽重度高钙血症时可反馈抑制PTH分泌，但其PTH在血钙明显下降后复查明显升高，考虑存在肾性贫血、继发性甲旁亢（矿物质与骨异常）。经给予重组人促红细胞生成素、补铁治疗，血红蛋白由75g/L升至107g/L。谨慎加用复方α酮酸（每日剂量共含600mg元素钙）和骨化三醇0.25μg/d，一周后血钙、血磷、PTH正常。

4. 老年综合征

（1）营养不良：鼓励经口进食，少食多餐，少渣软食，辅以肠内营养粉剂。

（2）认知功能减退：待病情相对平稳后行MMSE为22分（大学教育程度），较半年前（27分）下降明显，提示认知功能减退较快，将多奈哌齐更改为盐酸美金刚治疗。

（3）疼痛：停用口服NSAID类镇痛药物，予消痛贴等对症。

（4）衰弱、失能、跌倒高风险：待可下地行走后评估握力23kg、步速0.62m/s、能完成并足站立，但半/全足距站立、5次起坐不能完成，3米起立行走18秒，加强营养支持，逐步体能康复训练，以床旁抗阻训练为主，加强防跌倒宣教。

（5）预防谵妄：充分镇痛，维持出入量电解质平衡，家属陪伴。

（6）多重用药：与药师共同进行药物重整。

（八）出院诊断

1. 高钙危象

2. 高磷血症

3. 急性肾损伤

4. 慢性肾脏病3期，肾性贫血，矿物质与骨异常

5. 高血压3级（极高危组）

6. 直立性低血压

7. 血脂异常

8. 多动脉粥样硬化

9. 高尿酸血症

10. 骨关节炎

11. 慢性萎缩性胃炎

12. 低蛋白血症

13. 老年综合征：认知功能减退，营养不良，多重用药，衰弱，重度失能，跌倒高风险

（九）出院计划及用药

合理饮食，适量运动，遵嘱用药，定期监测血压、血脂、肾功、电解质（血钙、血磷）、PTH、尿钙、血红蛋白等，及时调整相应治疗，酌情恢复应用阿司匹林。慎用NSAIDs类药物，如慢性疼痛需用药，可予对乙酰氨基酚。加强照护，避免走失、跌倒等。重整用药后如下：重组人促红素注射液10 000U、1次/周，琥珀酸亚铁0.1g、2次/日，复方α酮酸2.52g、3次/日，骨化三醇0.25μg、1次/日，非洛地平缓释片5mg、1次/日，盐酸美金刚10mg、1次/日。

（十）随访

出院后随访1年半，坚持上述用药，并恢复阿司匹林、他汀类药物，体力逐渐恢复，Barthel ADL 80~90分，血压控制平稳，定期复查血钙、血磷、尿钙磷、PTH等正常，肾功能稳定，血红蛋白维持110g/L左右。

二、疾病介绍

高钙血症是临床常见的代谢紊乱之一。成人血清钙的正常水平为2.25~2.75mmol/L，高于2.75mmol/L即为高钙血症，按血钙升高程度分为轻度、中度和重度，轻度高钙血症为血钙值2.75~3mmol/L，中度为3~3.5mmol/L，重度为＞3.5mmol/L。当血钙＞3.5mmol/L导致一系列严重的临床症状，甚至危及生命时，称为高钙危象。

高钙血症可影响全身多器官功能：①神经肌肉骨骼：乏力、腱反射减弱、手抖、肌肉无力、疼痛、软组织钙化、骨关节痛、骨质疏松、骨折、情绪不稳定、认知功能障碍，严重患者可出现精神行为异常、嗜睡、木僵和昏迷。②心血管系统：心律失常（Q-T间期缩短、房室传导阻滞等）、血压波动、瓣膜及血管壁钙化。③消化系统：食欲缺乏、纳差、恶心、呕吐、消化不良、腹痛、腹泻或便秘、急性胰腺炎，消化性溃疡。④泌尿系统：烦渴、多饮、多尿、尿路结石或肾实质钙盐沉积，以及肾小管坏死、晚期肾间质纤维化致急慢性肾损伤。高钙性急性肾损伤机制包括脱水、肾动脉收缩及肾微血管痉挛导致肾小球缺血，以及肾小管损伤、坏死或肾小管内梗阻等。

高钙血症临床表现多样、复杂，早期或轻者可无症状，重者可危及生命，取决于血钙浓度及血钙升高速度，存在个体差异。故对于血钙升高者，特别是老年人，应注意排查原因（病例22表4），最常见病因为原发性甲状旁腺功能亢进症和恶性肿瘤（约占90%）。

轻度或无症状高钙血症暂无特殊处理，对有症状的中度高钙血症患者及重度高钙血症无论有无症状，均需要积极、合理的个体化治疗，包括：①补液：胃肠道和静脉补液同时进行。静脉输注生理盐水或5%葡萄糖生理盐水。老年患者及心肾功能不全的患者使用时要注意预防心力衰竭。②利尿，血容量补足后可使用袢利尿剂，促进尿钙排泄。③抑制骨质吸收：降钙素及双膦酸盐类药物。降钙素起效快，经降钙素治疗约80%的患者血钙可降低，但不易降至正常水平。静脉双膦酸盐类药物是迄今为止最有效的治疗方法，起效需2～4天，肾衰竭和高磷患者禁用。④糖皮质激素：抑制肠钙吸收，增加尿钙排泄，适用于血液系统恶性肿瘤如淋巴瘤和多发性骨髓瘤导致的高钙血症，也用于治疗维生素D或A中毒或肉芽肿病导致的血钙水平升高。⑤腹膜或血液透析方法：对于上述治疗无效或不能应用上述药物的高钙危象患者，宜采用低钙或无钙透析液。⑥对抗PTH分泌：合理应用骨化三醇、拟钙剂。⑦祛除病因。高钙危象得到控制以后，应及时对因治疗，手术时机应安排在血钙下降到相对安全的水平时。

病例22表4　高钙血症的病因分类

PTH 依赖性	非 PTH 依赖性
原发性甲状旁腺功能亢进症 三发性甲状旁腺功能亢进症 锂相关性高钙血症	肿瘤性高钙血症 PTHrP 介导性 其他体液性综合征 转移性溶骨性病变及骨髓瘤 VD 过多 　VD 摄入过多 　维生素 D_3 中毒 　应用大剂量 VD 类似物 　肉芽肿性病变（结节病、结核、淋巴瘤等） 甲状腺功能亢进症 肾上腺皮质功能不全 肾衰竭（急性和慢性） 长期制动 器官移植后、急性胰腺炎、腹膜透析、AIDS 等 家族性低尿钙性高钙血症（钙受体基因突变） 药物（维生素 A、维 A 酸、噻嗪类利尿剂、氨茶碱等）

注：PTH，甲状旁腺激素；VD，维生素 D；三发性甲旁亢指在继发性甲旁亢基础上发生具有自主分泌 PTH 的甲状旁腺结节或腺瘤；PTHrP，甲状旁腺激素相关蛋白

三、病例分析

患者高龄女性，有高血压、高血脂、认知功能减退、骨关节病等多种共病，入院前用药12种，存在多重用药。隐匿起病，表现为乏力、困倦、食欲减退、食量减少等非特异症状，初期以慢性肾脏病、贫血解释，予以抗贫血治疗后症状仍有进展，出现神经肌肉骨骼、消化、心血管及肾功能等多系统损害，结合化验检查提示存在高钙危象、急性肾损伤、高磷血症。

高钙危象需紧急处理，积极寻找病因。该患经有效降钙磷治疗肾功能改善，症状缓解。经完善相关检查结合用药史，其高钙血症原因考虑为不适当用药，存在治疗及保健药品叠加导致钙剂、维生素D摄入过多。应加强对家属及患者的合理用药宣教。

在控制血压、延缓肾功能进展、改善贫血等基础上，注意避免肾损伤药物，应用钙剂、骨化三醇改善继发性甲旁亢、矿物质及骨异常时，应注意监测血尿钙磷、PTH水平，避免出现高钙高磷血症等引发及加重异位钙化。

该患并存衰弱、失能、营养不良、跌倒及谵妄高风险多种老年综合征，在治疗基础疾病、纠正水、电解质紊乱过程中应加以重视，加强营养支持，适当抗阻训练，改善并维持其躯体功能，加强防护，避免跌倒。

四、病例点评

由于老年人群共病多见，多重用药十分普遍，因此应高度关注老年人的多重用药的风险管理，医生、药师、患者及家属均应提高安全用药的意识，医生在处方前应详细询问患者的用药史，包括处方药、非处方用药、中药及保健品，避免重复用药及潜在不适当用药。

本例患者以乏力、纳差、嗜睡来诊，入院后快速做出诊断——高钙危象、高磷血症、急性肾损伤，及时停用升高血钙的药物，给予规范治疗后，病情好转，高钙危象纠正，症状缓解，肾功能恢复到既往水平。同时主诊医疗组详细的用药史询问、高钙血症的鉴别诊断，为找到其病因起到了关键作用，进一步明确由于钙剂、维生素D过量应用所致。

由于维生素D缺乏、骨质疏松在老年人群中的患病率较高，目前老年人群补充钙剂及维生素D较为广泛，应关注药物、相关保健品中钙及维生素D含量。每日钙摄入量包括膳食和钙补充剂中的元素钙总量，营养调查显示我国居民每日膳食约摄入元素钙400mg，故尚需补充元素钙500～600mg/d；维生素D缺乏者首先尝试每日口服维生素D_3 1000～2000U，2～3个月后检测25-OH维生素D3的水平，维持在30μg/L以上，超过150μg/L时可能出现高钙血症。使用活性维生素D（如阿法骨化醇、骨化三醇）不能纠正维生素D缺乏或不足；骨质疏松患者应用活性维生素D期间，25-OH维生素D3的水平检测不能反映其剂量是否合适，用药1个月后需监测血尿钙磷及PTH水平，尤其是慢性肾功能不全患者，用药剂量要慎重，避免发生过量，需要严密监测及时调整用量。

同时，强调合理使用骨化三醇，避免PTH被过度抑制而出现低动力性骨病及血管、软组织钙化等并发症。根据KDOQI CKD-MBD指南，不同的CKD分期PTH的合理水平应不同，CKD 3期iPTH应为25～70pg/ml，CKD 4期PTH应为70～150pg/ml，CKD 5期PTH应为150～300pg/ml。当继发性甲旁亢患者血钙、血磷处于正常上限水平时，使用活性维生素D发生高钙危象风险高，可选择拟钙剂如西那卡塞，它既可以有效降低甲状旁腺素，还可以兼顾降钙和降磷。

已有研究表明，药物重整能够显著降低药物不良事件的发生率。药物重整的主要流程包括收集用药清单、重整医嘱用药、发现不适当用药、调整治疗药物、形成新的用药清单。应重点关注：①用药适应证及是否存在重复用药问题；②用量用法是否正确；③是否存在不适当用药；④关注需要根据肝肾功能调整剂量的药物；⑤关注有临床意义的药物相互作用；⑥评估新出现的症状是否与药物有关；⑦关注对症治疗药物；⑧警惕药物对检查的影响；⑨生命末期患者的用药管理。

老年共病人群并存多种老年综合征如认知功能减退、衰弱、跌倒高风险，同时应对照护者进行安全教育，注意多重用药，及时筛查不合理用药，尽量避免医源性损害。

（病例提供者：梁颖慧　首都医科大学附属北京同仁医院）

（点评专家：刘　谦　首都医科大学附属北京同仁医院）

参考文献

[1]Rahman H，Dupont P，Cohen M，et al.A case of profound hypercalemia and acute kidney injury[J].BMJ，2013，347：f6744.

[2]Nguyen T，Joe D，Shah AD.Forget the phosphorus：a case of hypervitaminosis D-induced symptomatic hypercalcemia[J].Clin Nephrol Case Stud，2021，9：1-3.

[3]Peter JT，Ravinder JS，Rajiv K.Vitamin D-Mediated hypercalcemia：mechanisms，diagnosis，and treatment[J].Endocr Rev，2016，37（5）：521-547.

[4]Marcella DW，Elizabeth S.Hypercalcemia：a review.JAMA，2022，328（16）：1624-1636.

[5]邢小平，孔晶，王鸥.高钙危象的诊治[J].临床内科杂志，2012，29：590-592.

[6]刘晓红，陈彪.老年医学[M].第3版.北京：人民卫生出版社，2020：239-241，265-269.

不可小觑的鼻出血

一、病历摘要

(一)基本信息

主诉:患者女性,81岁。因"痰中带血2日"于2023年4月26日收入院。

现病史:患者于入院前2日前晨起漱口时发现口腔分泌物中可见鲜血及少量小血块,后自行轻咳,共咳出3口血性分泌物,伴轻度乏力。皮肤磕碰后可见瘀斑,偶有牙龈出血。无头晕、心悸、黑矇、意识障碍;无发热、腹痛、呕血、黑便、肉眼血尿;无头痛、肢体活动及言语不利;无新发皮疹、关节疼痛加重、口腔溃疡。1日前于外院查血常规示白细胞9.0×10^9/L,中性粒细胞百分比77.5%,血红蛋白137g/L,血小板24×10^9/L,凝血功能、肝肾功能正常。鼻窥镜示右侧中鼻道、下甲后端、鼻咽部可见血涕,未见新生物。自行停用长期口服药物利伐沙班。患者食欲尚可,平素夜眠欠佳,需药物助眠,二便如常,近期体重无变化。

既往史:阵发心房颤动10年,曾行射频消融术后恢复窦律,2年前房颤复发,应用美托洛尔缓释片、地高辛控制心率,利伐沙班抗凝治疗至今。平素轻微磕碰后出现皮肤瘀斑。2007年因"不稳定性心绞痛"行冠脉造影(具体不详),于左前降支、回旋支共植入支架3枚,术后坚持二级预防药物治疗。高血压40余年,最高170/90mmHg,口服缬沙坦氨氯地平,血压控制于130~140/60~70mmHg。糖尿病20余年,近期口服伏格列波糖、磷酸西格列汀,自诉血糖控制可。发现血脂异常16年,颈动脉、锁骨下动脉、双下肢动脉粥样硬化伴斑块。双膝骨关节病22年,近3年加重,走路时疼痛明显。双下肢静脉曲张近20年,间断水肿。12年前行右乳腺癌根治术,术后阿那曲唑内分泌治疗5年。

个人史:无吸烟、饮酒史。育有2女,与老伴同住,发病前生活自理,可从事简单家务及外出活动。

家族史：无特殊。

（二）体格检查

步入病房，神清，精神可，正力体型，血压132/67mmHg，结膜无苍白，巩膜无黄染，唇甲无发绀，颜面、双前臂及手背皮肤可见散在瘀斑，浅表淋巴结未及肿大，右乳缺如，双肺清，心界不大，心率68次/分，律绝对不齐，杂音（−），腹软，无压痛，肝脾肋下未及，未及包块，移动性浊音阴性，肠鸣音4次/分，双下肢可见曲张静脉，双下肢轻度指凹性水肿，双足背动脉搏动可及。

（三）辅助检查

1．外周血细胞形态：中性分叶核粒细胞79%，血小板少，形态尚可。

2．ESR、PCT、TnI、甲功3项、贫血7项、肿瘤5项、凝血7项、网织红细胞均正常。

3．糖化血红蛋白7.40%。

4．风湿三项：hs-CRP 0.2mg/L，RF 63.70U/mL↑，ASO 20.0U/ml。

5．甲状腺抗体、自免肝组套、免疫球蛋白组套、抗ENA组套、抗ds-DNA抗体、ANCA、抗磷脂抗体2项、抗CCP抗体、免疫固定电泳组套均阴性。CD3/4/8均正常范围。

6．呼吸道病毒六重核酸检测均阴性，病毒五项均阴性，乙肝五项：HBcAb阳性，余指标均阴性，HBV核酸检测阴性，COVID-19抗体IgG及IgM均阴性。

7．^{13}C呼气试验：DOB 98.7强阳性。

8．细小病毒B19IgM阴性，IgG阳性。

9．血小板相关免疫球蛋白阴性。

10．腹部彩超　胆囊切除术后；胰颈部多房囊性结节；双肾多发囊肿。

11．骨髓细胞学检查　取材、涂片、染色均良好，增生较活跃；粒系占54.5%，红系占32.5%，粒红比1.68∶1；粒系各阶段细胞比例形态大致正常；红系中早幼红、中幼红、晚幼红各占4.5%、7.0%和21.0%，形态大致正常；淋巴细胞、单核细胞、浆细胞比例形态大致正常；巨核细胞可见，全片见16个巨核细胞，其中产板巨1个，裸核15个，血小板可见（通观2张骨髓涂片共见35个巨核细胞，其中产板巨2个、裸核33个）；未见其他异常细胞及寄生虫。诊断：血小板减少。

12．骨髓活检病理　骨及骨髓组织，造血组织增生活跃，粒红比大致正常，巨核细胞较易见（约12个/HP）。免疫组化：CD20（少+），CD3（少+），CD61（+），CD117（+），E-cad（灶状+），CD34（血管+），MPO（+），Ki67（+）；特殊染色：Ag（+）。

13．全身骨显像　未见明确骨转移征象。

14. 颅脑MRI 双侧额顶叶及侧脑室周围白质缺血性脱髓鞘改变；右侧基底节区软化灶；老年性脑改变；空泡蝶鞍。颅脑MRA：双侧颈内动脉粥样硬化改变，左侧C3段局限性膨大。请神经外科阅片不支持动脉瘤。

15. 24小时动态心电图 心房颤动，偶发室性期前收缩1次/24小时。可见R-R间期＞2000ms 574次，最长R-R间期3460ms，发生于23：03，无不适。平均心率61次/分（28～109次/分），CH1通道ST段持续水平压低0.1～0.2mV。

16. 动态血压监测 血压基本波动于111～125/54～66mmHg，平均118/60mmHg，SBP≥140mmHg 0/24次，DBP≥90mmHg 0/24次。

（四）老年综合评估

1. 日常生活能力评估：Katz ADL 6分；Lawton IADL 8分；Barthel ADL 95分（需要部分帮助上下楼梯扣除5分）。

2. 衰弱评估：FRAIL量表2分 衰弱前期。

3. 跌倒风险评估表：入院9分 中危，出院前9分。

4. 认知能力：教育程度：大专；MMSE：28分 正常。

5. 情绪评估：GDS-15：2分；无。

6. 睡眠：匹兹堡睡眠质量指数量表（PSQI）入院16分，睡眠质量很差，出院前13分，睡眠质量一般。

7. 营养状态评估：MNA-SF 12分；正常营养状态。

8. 尿便情况：尿失禁：无；便失禁：无。

9. 家庭与社会评估（APGAR量表）：10分，目前无家庭功能问题。

10. 社会支持评定量表（SSRS）：21分，一般社会支持度。

11. 头晕DHI量表：入院46分，中度头晕；出院前12分，轻度头晕。

（五）入院诊断

1. 血小板减少

2. 鼻出血

3. 冠状动脉粥样硬化性心脏病

4. PTCA＋支架植入术后

5. 心功能Ⅱ级（NYHA分级）

6. 心律失常：心房颤动，心脏射频消融术后

7. 高血压2级（很高危组）

8. 2型糖尿病

9. 血脂异常

10. 多动脉粥样硬化

11. 双下肢静脉曲张

12. 双膝骨关节病

13. 右乳腺癌术后

14. 头晕

15. 衰弱前期

16. 失眠

（六）诊疗经过

1. 病因诊断及治疗经过

（1）首先评估出血情况：患者出血量不大，仅表现为鼻腔少量出血、皮肤磕碰后瘀斑，偶有牙龈出血，无严重内脏出血依据，血红蛋白不低。

（2）病因诊断：多次复查血常规及手工计数，除外假性血小板减少。否认发热、上呼吸道感染、腹痛、腹泻、关节痛加重及新发皮疹等感染症状，查呼吸道六重病毒核酸、病毒5项均阴性，不支持常见病毒感染所致血小板减少；甲功、甲状腺抗体、自身免疫相关检查均阴性，不支持甲亢、类风湿关节炎、系统性红斑狼疮等自身免疫性疾病导致血小板减少；行骨髓细胞形态检查、骨髓活检、骨扫描及免疫固定电泳等检查，不支持骨髓增生异常、多发性骨髓瘤、白血病、淋巴细胞增生性疾病、恶性肿瘤骨转移所致血小板减少；近期无可疑新加药物，不支持药物介导的血小板减少。检查阳性结果：①乙肝核心抗体阳性，但肝炎病毒对骨髓细胞生长和分化的抑制多为丙肝病毒，乙型肝炎病毒所致血小板减少可能性不大；②^{13}C呼气试验强阳性，HP感染可能与血小板减少有关。③细小病毒B19 IgM阴性，IgG阳性。细小病毒B19感染可能造成ITP。根据目前检查结果，考虑诊为成人免疫性血小板减少症（ITP）。

（3）治疗：根据2016年版《中国成人原发免疫性血小板减少症出血评分系统》4分，为高危，入院后给予静脉输注血小板。首先给予一线治疗，患者高龄，存在较多基础疾病，包括高血压、糖尿病、冠心病、血脂异常，地塞米松予半量：20mg/d静脉治疗4日×2疗程。但观察血小板无明显升高，考虑激素治疗无效。换用rhTPO治疗，血小板明显升高，逐步减量至2次/周（病例23图1）。血小板升高至$50×10^9$/L后恢复应用利伐沙班10mg/d抗凝治疗。择期加用抗HP治疗。住院治疗期间密切监测患者未再出现皮肤、黏膜出血，无深部组织器官出血表现。

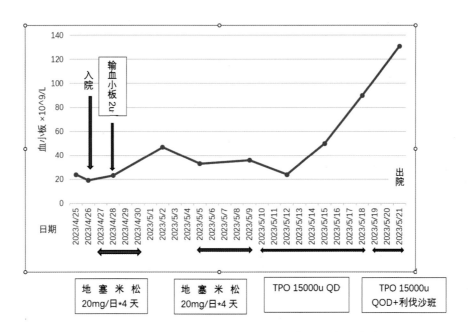

病例23图1　入院前及住院期间血小板变化及治疗方案

2．老年综合征的评估和管理

（1）头晕：患者入院后即主诉头晕，走路不稳，运用眩晕障碍量表（DHI）对患者进行评估，得分为46分，为中度眩晕。测量卧立位血压除外体位性低血压，完善头颅MR除外严重脑血管病，24小时动态心电图提示存在缓慢性心律失常，逐步减少美托洛尔剂量。

（2）衰弱：患者有乏力症状及五种以上疾病，FRAIL评分2分，诊衰弱前期。住院期间请营养师到病房对患者进行一对一的指导，并指导患者在糖皮质激素冲击期间饮食调整。专科护士指导下进行病房内适当锻炼。

（3）跌倒风险：患者跌倒风险评估为9分，中风险，合并头晕，进一步加重跌倒风险。在积极寻找并干预可能加重头晕的病因的同时，由专科护士对患者做好防跌倒的健康宣教，指导患者减慢活动速度，教会患者正确更换体位的方法，并告知患者助行器使用的必要性。

3．共病管理

（1）糖尿病：患者应用大剂量糖皮质激素过程中监测患者血糖波动明显，加用口服二甲双胍及甘精胰岛素后血糖得以控制。根据《中国老年糖尿病诊疗指南（2021）》该老年患者健康状态为良好，目标血糖水平：空腹5～7.2mmol/L，睡前5～8.3mmol/L，糖化血红蛋白<7.5%即可，监测基本达标。患者目前合并冠心病、外周动脉粥样硬化，尚无糖尿病视网膜病变、糖尿病肾病等微血管并发症情况，建议年度复查。

（2）冠心病、高血压、心房颤动：规律二级预防药物治疗，心脏情况相对平稳，监测血压平稳。住院期间查肌钙蛋白Ⅰ、心肌酶及B型钠尿肽正常，血脂达标，心电图无动态ST-T改变。此次诊断ITP暂停用抗血小板及抗凝治疗，监测血小板>5×10⁹/L可恢复利伐沙班10mg/d抗凝治疗。

（七）出院诊断

1. 免疫性血小板减少症

2. 幽门螺旋杆菌感染

3. 细小病毒B19感染

4. 鼻出血

5. 冠状动脉粥样硬化性心脏病

6. PTCA＋支架植入术后

7. 心功能Ⅱ级（NYHA分级）

8. 心律失常：心房颤动，心脏射频消融术后

9. 高血压2级（很高危组）

10. 2型糖尿病

11. 血脂异常

12. 多动脉粥样硬化

13. 双下肢静脉曲张

14. 双膝骨关节病

15. 右乳腺癌术后

16. 头晕

17. 衰弱前期

18. 失眠

（八）出院计划

1. 出院后rhTPO减至每周两次皮下注射，严密监测血小板变化，可更换为口服艾曲泊帕或海曲泊帕治疗。2个月后复查骨穿。严密监测有无出血表现。

2. 按时服药，监测血糖、血压、心率，若心率仍偏慢，同时血压不高，可停用美托洛尔缓释片，必要时停用地高辛。

3. 四联抗HP治疗2周，停药至少4周后复查¹³C呼气试验。

4. 门诊随诊，定期复查血常规、便常规＋便隐血、肝肾功能、电解质、糖化血红蛋白、眼底检查、腹部超声、甲状腺超声。

5. 加强营养，适当锻炼，清理家中环境，增强照明，预防跌倒，老年专科门诊

随诊。

（九）随访

患者出院前查血小板131×10⁹/L，依嘱TPO减为1针/周。回家当晚起夜时跌倒，额头血肿。此后间断应用rhTPO并监测血小板（病例23图2），并开始口服海曲泊帕2.5mg、1次/日。

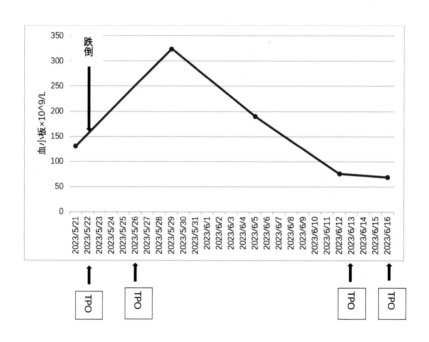

病例23图2　出院后随访

二、疾病介绍

原发免疫性血小板减少症（ITP）是一种获得性自身免疫性出血性疾病，以无明确诱因的孤立性外周血血小板计数减少为主要特点。国外报道的成人ITP年发病率约为（2～10）/10万，但中国尚无准确统计数据，60岁以上老年人是高发群体。该病临床表现变化较大，无症状血小板减少、皮肤黏膜出血、严重内脏出血、致命性颅内出血均可发生，且老年患者致命性出血发生风险明显高于年轻患者。ITP主要发病机制是血小板自身抗原免疫耐受性丢失，导致体液和细胞免疫异常活化，共同介导血小板破坏加速及巨核细胞产生血小板不足。ITP的诊断基于临床排除法，须除外其他原因所致血小板减少。诊断要点包括外周血涂片血细胞形态无明显异常，脾不大及骨髓细胞学可见巨核细胞增多或正常，伴成熟障碍。治疗原则应个体化，在治疗不良反应最小化基础上提升血小板计数至安全水平，减少出血事件，关注患者健康相关生活质量。

三、病例分析

本例患者为老年女性，出现血小板减少的具体时间不详，根据半年前曾查血常规未见异常，推测应该是亚急性或急性病程。入院后首先复查血常规、结合外周血涂片除外检验误差或EDTA抗凝剂引起血小板聚集导致的假性血小板减少；其次，应详细问诊、查体、结合血红蛋白的动态变化明确其出血部位及出血量，应用出血评分系统量化出血情况及风险评估，并在整个住院过程中持续动态监测，同时做好输注血小板或丙种球蛋白冲击治疗的急症处理准备。

ITP的诊断需要排除其他原因所致血小板减少。通过病史、体格检查和辅助检查，该患者可以排除自身免疫性疾病、甲状腺疾病、淋巴系统增生性疾病、骨髓增生异常综合征、再生障碍性贫血、各种恶性血液病、慢性肝病、脾功能亢进等原因导致的继发性血小板减少及血小板消耗性减少、药物所致血小板减少。患者既往有乳腺癌根治术后病史，但骨扫描未提示骨转移灶，肿瘤浸润导致的继发性血小板减少无依据。患者有细小病毒B19 IgG阳性，有报道该病毒感染可能造成ITP，还可能导致贫血甚至再生障碍性贫血，但关联强度难以估计。该患者同时HP强阳性，有指南提出，不明原因的ITP应筛查有无HP感染，其机制：HP感染诱导机体产生CagA抗体，该抗体可与血小板表面的糖蛋白发生交叉反应，从而引起吞噬细胞吞噬导致血小板减少，同时HP还可以增强单核巨噬细胞系统对血小板的吞噬及破坏。因此如果无禁忌证应予以根除HP治疗。

针对本患者ITP的治疗原则应个体化，充分考虑患者的年龄、健康状态、共病情况及家庭支持等。在密切监测血小板数量的前提下，首先应用了一线治疗方案——糖皮质激素，并根据患者个体情况半量应用，期间密切监测血糖、血压、电解质情况，根据血糖波动调整降糖治疗，同时也加用了PPI抑酸，钙剂、骨化三醇预防骨质疏松治疗。但经过2个疗程血小板计数增加不到基础值的2倍，判定无效（NR）。此后予以二线治疗方案——rhTPO，短期观察血小板升高明显，根据血小板水平调整rhTPO用量，并在出院后序贯应用口服的TPO受体激动剂海曲泊帕。结合患者有持续房颤、冠心病、PTCA＋支架术后病史，综合考量，建议长期将血小板控制在3×10^9/L以上即可，并在血小板大于5×10^9/L以后加用利伐沙班10mg/d。

患者自入院起主诉头晕、走路不稳。入院后对患者以个案管理的方式进行了全面的老年综合评估，发现该患者合并多个老年问题：头晕（DHI量表46分）、跌倒中风险（跌倒风险评估9分）、多重用药、睡眠障碍（匹兹堡睡眠质量指数16分）及衰弱前期。针对头晕完善血压监测、立卧位血压测量、TCD、头颅MR、24小时动态心电图等检查，发现存在心率偏慢及长间歇，将美托洛尔缓释片逐渐减量后症状好转。由老年专科护士指导患者进行预防跌倒的健康宣教，同时指导患者进行下肢肌肉力量及平衡能力的锻炼。通过指导患者穴位刺激、按摩及音乐、芳香疗法改善睡眠质量。出院前的再次评估头晕症状及睡眠质量有改善，但跌倒仍为中风险。

四、病例点评

ITP在老年科并非常见疾病，但对于本例中的这样一位共病多（近20个诊断），多重用药（>10种），并长期口服抗凝药物的高龄老人，出现自发性出血应予以高度重视。患者为新诊断的ITP（确诊3个月以内），虽然目前治疗效果满意，但血液专科意见：该患骨髓片提示增生活跃，粒系、红系大致正常，巨核细胞数量正常，但巨核细胞仅可见少量产板巨核细胞和较多裸巨核细胞，不符合成熟障碍，因此诊断上尚存疑问，除ITP外，还应考虑低巨核细胞性血小板减少症。该病较少见，需要通过长期随访及2～3个月后复查骨髓穿刺进一步除外，但目前治疗与ITP方案相同。提示该患者还需要长期随访和密切监测。

入院后由专科护士对患者进行了全面的老年综合评估，该患者虽高龄，多种共病，但整体评估日常生活能力、健康状态、认知功能、营养状态、情绪及家庭支持均良好，但仍存在多个老年问题，包括头晕、跌倒高风险、多重用药、睡眠障碍。由医生进行药物调整及老年专科护士进行健康宣教和锻炼指导，并通过多种方法改善睡眠后，出院前再次评估患者头晕症状及睡眠质量均有改善，但跌倒风险无变化。遗憾的是，随访得知患者出院当晚即在家中起夜时发生跌倒，前额血肿。追问家属可能与服用艾司唑仑及家中光线暗有关，提示老年跌倒风险高的患者不能忽视所有可能导致跌倒发生的高危因素。

（病例提供者：张瑞华　首都医科大学附属北京同仁医院）

（点评专家：郑　辉　首都医科大学附属北京同仁医院）

参考文献

[1]中华医学会血液学分会血栓与止血学组.成人原发免疫性血小板减少症诊断与治疗中国指南（2020年版）[J].中华血液学杂志，2020，41（8）：617-623.

[2]Neunert C，Terrell DR，Arnold DM，et al. American society of hematology 2019 guidelines for immune thrombocytopenia[J].Blood Adv，2019，3（23）：3829-3866.

[3]Rodeghiero F，Michel M，Gernsheimer T，et al.Standardization of bleeding assessment in

immune thrombocytopenia：report from the international working group[J].Blood，2013，121（14）：2596–2606.

[4]Zain MA，Zafar F，Ashfaq A，et al.Helicobacter pylori：an underrated cause of immune thrombocytopenic purpura.A Comprehensive Review[J].Cureus，2019，11（9）：e5551.

粪嵌塞：老年便秘引发的血案

一、病历摘要

（一）基本信息

主诉：患者男性，88岁。因"头部外伤1天，发现硬膜下血肿6小时"入院。

现病史：患者于入院1天前在室内如厕时意外滑倒，顶枕部中线偏右着地，当时患者神清，除右侧头部稍疼痛外未诉特殊不适，对答切题，无头晕，无恶心、呕吐，未出现意识丧失。次日患者急诊就诊，行颅脑CT示左侧颞顶部硬膜下血肿，右侧额颞顶部慢性硬膜下血肿可能。监测血肿无扩大，遂未行手术干预。住院6天后出现尿潴留，泌尿系超声示膀胱过度充盈，尿量约1260ml。血电解质示：钠161mmol/L，肌酐162μmol/L，予积极扩容并予留置导尿缓解尿潴留（既往前列腺增生），合并吸入性肺炎、肾前性AKI，为进一步诊治转入老年医学科。

既往史：既往有高血压，前列腺增生，失眠，便秘病史。

（二）体格检查

体温36.5℃，脉搏93次/分，呼吸18次/分，血压131/81mmHg，血氧饱和度100%，BMI 16.64kg/m^2。神志清醒，对答切题，精神佳，查体合作。可遵嘱完成动作。GCS评分：E4V5M6。全身皮肤、黏膜未见黄染、出血点、破溃，右肘部皮肤擦伤。全身浅表淋巴结未触及肿大。眼睑无水肿、下垂，睑结膜无充血、出血、苍白、水肿，巩膜无黄染。口唇红润，口腔黏膜无溃疡、白斑，咽无充血，双侧扁桃体无肿大，伸舌居中，无震颤。颈软无抵抗，颈静脉无怒张，气管居中，双侧甲状腺无肿大，双侧颈部未闻及血管性杂音。双肺呼吸音粗，未闻及干湿性啰音及胸膜摩擦音，心率93次/分，心律齐，各瓣膜听诊区未闻及病理性杂音。腹软，无压痛、反跳痛，肠鸣音3次/分，肝脾肋下、剑下未及，麦氏点、双输尿管点无压痛，墨菲征（－）。四肢关节活动自如，双下肢无水肿。

（三）老年综合评估

1. Katz ADL 0分；Lawton IADL 1分；Barthel ADL 10分。

2. 疼痛：无疼痛。

3. 体力情况：不能上楼。

4. 居住环境：养老机构独立生活区。

5. 睡眠：睡眠障碍，夜尿多。

6. 过去1年跌倒史：有，1年内跌倒2次；跌倒原因：洗澡时无人看护滑倒；跌倒后有骨折。

7. 跌倒风险：有，步态不稳、下肢无力、可能环境因素。

8. 功能状态：步速：不能行走；5次起坐：不能完成；3m起立行走：不能完成；并足站立：不能完成；半足距站立：不能完成；全足距站立：不能完成。SPPB 0分。

9. 衰弱：FRAIL 2分；Fried 4分。

10. 谵妄：CAM（-），有谵妄风险（疼痛、肺部感染、泌尿系感染、电解质紊乱）。

11. 尿便情况：尿失禁：无；便失禁：无。

12. 口腔：牙齿0颗，无义齿，义齿模具可摘卸；洼田饮水试验1级。

13. 营养：MNA-SF 8分；NRS-2002 7分。

14. 内在能力缺失3项

运动能力：14s内完成5次起坐：否。

活力：过去3个月内非刻意减重情况否认体重下降>3kg、否认食欲减退。

视力、听力：有下降但不影响生活。

认知：时间及空间定向力：回答正确；回忆三个词汇：无法回忆全部。

有核心抑郁症状：否。

15. 小腿围 右26cm，左25cm。

（四）入院诊断

1. 双侧硬膜下血肿

2. 泌尿系感染（肺炎克雷伯菌）

3. 吸入性肺炎可能

4. 高血压（2级，中危）

5. 前列腺增生

6. 急性肾功能不全

7. 下消化道出血

8. 轻度贫血

9. 老年综合征：便秘（粪嵌塞），衰弱，肌少症可能，营养不良（低白蛋白血症），跌倒高风险，听力下降，失眠症

（五）治疗经过

1. 阶段一　入院至消化道出血前。

老年男性，急性病程，因跌倒急诊CT提示硬膜下血肿，随神经外科住院，期间复查2次颅脑CT，血肿无加重，无手术指征，住院期间出现吸入性肺炎和肾前性AKI，积极治疗后并发尿潴留（既往前列腺增生），导尿后发生泌尿系感染，尿培养提示肺炎克雷伯菌，为进一步治疗转入老年医学科，予左氧氟沙星0.5g、1次/日×6天，感染控制可，2次尝试拔除尿管失败，留置尿管状态，间断夹闭尿管锻炼。

老年综合征方面，ADL评估中提示患者日常生活需要照顾。

（1）跌倒高风险：既往曾反复滑到，分析跌倒原因可能包括营养不良、下肢肌力下降（肌少症可能）、平衡能力减退、衰弱。

（2）二便方面：需评估拔除尿管的时机，减少泌尿系感染的发生率；保持大便的通畅，警惕便秘、粪崁塞。

（3）口腔健康方面，关注患者口腔健康，三餐后漱口、夜间清洁义齿。

（4）营养方面，患者评估为营养不良NRS-2002（7分），鼓励正常饮食，辅以营养制剂，目标热量25~30kcal/（kg·d），目标蛋白摄入1.2g/（kg·d）。酌情补充维生素。

（5）卧床为主：患者住院后以卧床为主，下床活动极少，需警惕深静脉血栓、压疮、吸入性肺炎。患者存在明显的内在能力衰退，可能原因包括：养老机构独立生活区照护力度不够，后期制订出院计划时需考虑此方面因素。

（6）康复训练方面：近期记忆下降明显，将康复锻炼动作做成图片，提醒其进行训练，进一步评估其疲劳、肌肉力量情况。住院期间安排康复训练，指导运动康复，尝试坐起、站立等动作，完成床上锻炼。

（7）心理医学科辅导建议：精神检查：接触可，听力差，对答部分切题。描述生活经历，语言流畅，逻辑清晰，询问当日睡眠等问题，重复回答"用了尿垫就好了""睡得非常好"（护工补充夜间睡眠良好，白天仍能睡眠5个小时）。食欲可，表情自然，未查及显著抑郁、焦虑等情绪症状。IMP：失眠。建议：①倾听、共情。②目前考虑逐渐减停助眠药，可保留艾司唑仑助眠。③非那雄胺容易诱发抑郁症风险，可请泌尿外科会诊调整用药，暂使用目前方案尚可。④近期记忆明显下降，远期记忆清晰，

建议完善颅脑核磁，评估脑萎缩情况。

慢病管理方面：①前列腺增生方面：已存在尿潴留保留尿管，控制感染并非那雄胺口服，间断夹闭尿管计划拔除。②高血压方面，血压105～115/70mmHg，考虑血压控制可，予停用降压药，继续监测血压、心率，警惕体位性低血压。③失眠症方面：口服三种助眠药，经核实夜间睡眠差原因为夜尿次数多，故导尿过程中夜间睡眠安稳，逐渐减量至停用。④药物重整：既往阿司匹林使用不当，导致出血倾向，跌倒后出血风险增加，已停药。无阿托伐他汀使用指征，用药期间出现药物相关肝损可能，目前已停药。⑤贫血：存在大细胞性贫血，铁4项＋叶酸（血清）＋VB$_{12}$：铁60μg/dl，铁蛋白182ng/ml，总铁结合力210μg/dl，转铁蛋白1.49g/L，可溶性转铁蛋白受体13.57nmol/L，TfR/F 6.0，维生素B$_{12}$＞1526pg/ml，叶酸＞24.00ng/ml，予维生素B$_{12}$、叶酸营养素补充。

出院计划：硬膜下血肿和泌尿系感染控制后，可考虑制订出院计划：目前沟通后了解到，出院后拟回家由朋友居家照护，进一步明确出院后安置处所，制定后期康复计划，完善环境适老化改造。

2. 阶段二　粪嵌塞至消化道出血。转入后第9天晨起新发病情变化见病例24表1。

病例24表1　新发病情变化详情

1月27日	病情及多学科	详情
05：00	突发肛周流血	鲜血及血凝块自肛门口流出，约350ml鲜血，予填塞及压迫止血约20分钟后出血停止。血压100/68mmHg，血红蛋白109g/L
	血常规	白细胞5.95×10^9/L，血小板332×10^9/L，红细胞3.19×10^{12}/L，中性粒细胞百分比75.5%，血红蛋白109g/L，血细胞比容31.5%，平均红细胞体积98.7fl，平均红细胞血红蛋白量34.2pg，降钙素原0.31ng/ml
	生化	白蛋白25g/L，钙1.99mmol/L，尿素氮7.28mmol/L，超敏C反应蛋白20.80mg/L，丙氨酸氨基转移酶7U/L，钾4.1mmol/L，肌酐68μmol/L
	凝血	凝血酶原时间13.6秒，凝血酶原活动度71.2%，血浆纤维蛋白原3.86g/L，D-二聚体0.94mg/L
11：00	基本外科会诊	明确消化道出血，监测血红蛋白，警惕再发肛门排血，如再发，可予填塞，注意及时取出填塞物；请消化内镜会诊评估肠镜明确出血部位
13：58	内镜室	距肛缘约2cm可见一处血管断端和搏动性出血，予钛夹止血后未再见明显活动性出血，后安返病房，无不适主诉
16：00	基本外科会诊	已予肠镜检查，肠镜内较多大便，直肠内未见出血及占位，出血点位于肛门口，可见持续性出血，内镜给予钳夹；Rx：出血部位明确，若再次出血，可在肛门镜下电凝或缝扎止血
17：00	消化科会诊	行结肠镜，距肛缘约2cm可见一处血管断端和搏动性出血，予钛夹1枚封闭止血，未再见明显活动性出血，距肛缘约1cm可见片状溃疡，表覆白苔，有少量渗血，冲洗后未见明显活动性出血。

盆腔MRI：前列腺底部至中部左叶移行带异常信号，前列腺癌不能除外。直肠及直乙交接区肠腔扩张，以直肠中段为著，最宽处直径约8.0cm，相应节段肠壁变薄，直肠黏膜连续完整，未见明确异常信号；扩张的肠腔内可见团块状短T_1短T_2信号（粪便）填充；直肠系膜受压变窄，其内未见明确异常信号。肛管形态、结构如常，未见明确异常信号，内、外括约肌间隙清晰。（病例24图1）

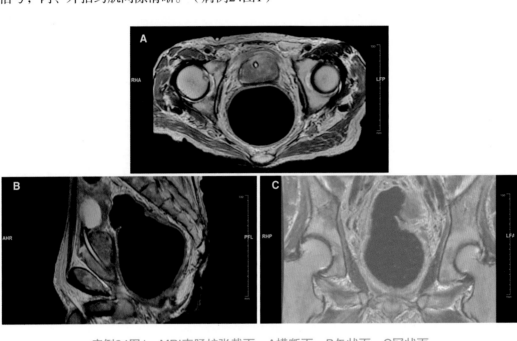

病例24图1　MRI直肠扩张截面：A横断面，B矢状面，C冠状面

肠镜：直肠出血，内镜下止血治疗术，直肠溃疡；距肛缘约2cm可见一处血管断端和搏动性出血，予钛夹1枚封闭止血，未再见明显活动性出血，距肛缘约1cm可见片状溃疡，表覆白苔，有少量渗血，冲洗后未见明显活动性出血。（病例24图2）

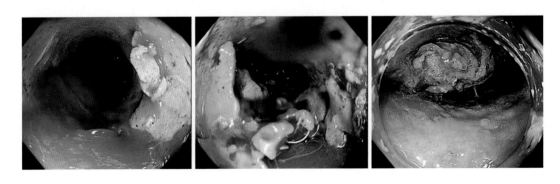

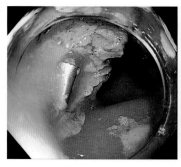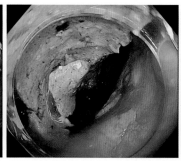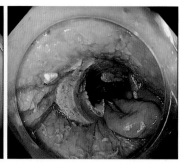

病例24图2 肠镜检查

3. 阶段三 出血后-早期PN，序贯EN，补充膳食纤维。直肠出血营养科再次评估，结合目前病情营养支持以PN为主，监测消化道出血情况，稳定后在口服营养制剂中增加膳食纤维摄入，具体实施如病例24表2。

病例24表2 胃肠外营养实施方案

日期	直肠出血后	实施方案
01-28	d1	营养支持以 TPN 为主
01-30	d3	精神状态较前好转，未见新发血便，继续床旁功能锻炼。调整肠外营养总量至 1000ml，进食蛋羹、酸奶、米粥、水 300 ~ 500ml/d，考虑患者体重小（约 40kg），每日总入量目标 < 2000ml
02-07	d11	逐步减少 PN 营养，调整至 PN 营养隔日一次，鼓励多经口进食，予能全力 500ml、1 次 / 日补充
02-09	d13	停用 PN 营养液，经口摄入量可满足日常营养需求，能全力可继续使用 500ml/d，分 3 次摄入；经口进食，少量多次，以半流、软食（少渣）为宜，食用稠酸奶、藕粉、粥、米糊、烂面片 / 龙须面、红薯泥、山药泥、嫩豆腐、蒸蛋清 / 蛋羹、肉泥（鸡 / 鱼）等，每次 100 ~ 200g 以内，每日可 6 ~ 8 餐
02-11	d15	精神状态进一步改善，生命体征稳定，大便情况好，无便潜血、血红蛋白变化。鼓励经口进食，继续肠内营养支持，500ml/d
02-14	d18	进食可，将营养液增至 1000ml/d，鼓励经口进食。辅以少量营养粉剂、酸奶等营养支持，可间断下地床旁活动，坐位排便可，无肉眼血便

直肠出血第3日，病情稳定，行认知能力评估结果为下降（受教育17年，教育程度为大学，MMSE 16分）。有计划进行床旁锻炼，如行吞咽功能锻炼、腹式呼吸、排痰锻炼、上肢、下肢低-中负荷抗阻运动、踝泵运动、全身等长收缩，逐步尝试床旁行走，注意防跌倒，安排床旁康复及指导陪护人员，为出院康复做准备。床旁的康复训练实施过程见病例24表3。

病例24表3 卧床患者锻炼动作指导

项目	实施具体内容	01-30	01-31	02-01	02-02
吞咽功能锻炼	1. 尽力伸舌对抗阻力（舌尖顶勺子） 2. 舌头分别触碰左右嘴角 3. 鼓腮 4. 龇牙	14：30 ~ 14：50	9：10 ~ 9：15 ~ 9：25	9：20 ~ 9：25 ~ 9：34	14：15 ~ 14：20 14：30
腹式呼吸	双手置于腹部，吸气时鼓肚子，呼气时腹部尽量贴向脊柱，双手感受腹部上下起伏	15：02 ~ 15：12	10：40 ~ 10：51	10：30 ~ 10：40	14：43 ~ 14：50
排痰锻炼	1. 尽力吸气鼓肚子 2. 屏气默数3秒 3. 腹部用力咳嗽	15：15 ~ 15：20	11：02 ~ 11：09	11：12 ~ 11：19	15：00 ~ 15：05
呼吸训练	1. 将双手放于上胸前，感受胸部扩张 2. 将双手放于下胸部，感受胸部扩张	15：25 ~ 15：40	14：05 ~ 14：20	14：05 ~ 14：15	15：10 ~ 15：15
上肢低-中负荷抗阻运动	1. 侧平举双上臂 2. 单手推拉门动作（"门"可以是家人的手臂）	15：50 ~ 15：59	14：40 ~ 14：50	14：25 ~ 14：35	16：01 ~ 16：08
下肢低-中负荷抗阻运动	1. 抬举双下肢 2.在双侧腘窝处垫一便硬物件，交替练习踢腿动作。	16：10 ~ 16：21	9：35 ~ 9：47	15：00 ~ 15：12	16：15 ~ 16：19
踝泵运动	用力先勾脚背，再绷脚背	16：40 ~ 16：48	10：05 ~ 10：14	17：05 ~ 17：14	18：40 ~ 18：45
全身等长收缩	全身绷紧	17：10 ~ 17：18	15：30 ~ 15：38	18：00 ~ 18：08	19：01 ~ 19：06

4. **阶段四 生前预嘱沟通及下一步诊疗计划。**

患者进行预立医疗自主计划讨论。患者回顾人生，提到自己经历上海沦陷、全国解放、参加抗美援朝长津湖战役生还，并参与医院工作，觉得人生圆满；提到生老病死，认为是"自然规律""我已经89岁了"，不再对人生的长度有纠结，即便有肿瘤不再做有创检查或治疗。希望生命有尊严、有质量，"有的人要抢救，这里插一根管子，那里插一根管子，不可取"，希望能够无痛苦地离世。患者诉已签署"遗嘱"放置在代理人处，其中提到若病情危重，拒绝胸外按压、气管插管等有创抢救，同时提到：在离世后希望捐献遗体，供协和医科大学医学生解剖。"只有通过解剖才能真正了解人体""我和老伴都签署遗嘱，捐献遗体，她已经先完成了愿望"。患者认同"吃喝拉撒睡"是目前最重要的人生大事，最担心的是无法行走，鼓励其出院后继续坚持站立和锻炼，逐渐恢复功能。

结合患者的意愿，与患者医疗代理人沟通后商定出院计划。考虑内在能力不可挽回的缺失，根据ADL、IADL提出家居环境的适老化改造建议：ADL-浴室环境：防滑垫、洗澡椅，扶手；行走方面，鼓励自己行走，后期可使用助步器，警惕跌倒；如厕方面，建议马桶旁安装扶手；吃饭方面，购买适合老人的餐具。IADL-患者无法自己管理、服用药物，需让照护者把药准备好，装入药盒，确保用药正确。

（六）随访

患者出院时可每日按时床旁锻炼，在搀扶帮助下走路，近24小时排2次黄色成形软便，尿管可见淡黄色清亮尿液。回家后第3天情况：基本适应家庭生活，很开心，体温、血压正常，饮食、排便正常，大便每天1~2次，成形、无出血，夜间睡眠可以，不起夜，白天精神可，体力恢复良好；回家后第9天开始家中康复训练，每日上午、下午下床两次，可辅助助行器行走，天气暖和时可以下楼晒太阳。

二、疾病介绍

（一）概述

粪嵌塞是指大肠或直肠内出现大量的固结粪便，从而完全阻塞了肠道。这种情况通常是由于长期慢性便秘和不适当的饮食习惯引起的。粪嵌塞通常发生在老年人中，严重便秘影响了近70%在疗养院接受护理的老年人。在受影响的人中，大约7%的人会在直肠指检期间发现这种情况。有粪便嵌塞的患者通常有无法自发排便的病史，往往需要求助他人或自行挖出才能解除肛门直肠生理紊乱状态。硬质粪便与结肠黏膜的持续接触会导致黏液分泌增加。粪便嵌塞还会导致结肠腔内压力增加，从而导致结肠黏膜和壁的灌注减少，由此产生的局部炎症可引起结肠炎、溃疡和可能的穿孔。

（二）临床表现

与粪嵌塞的严重程度和持续时间有关。常见的症状包括排便困难、腹胀、腹痛、恶心、食欲缺乏和体重减轻。患者可能会有长时间没有排便的感觉，并且可能有血便或黏液便的出现。在严重病例中，患者可能出现呕吐、肠梗阻和感染等并发症。

（三）病因

粪嵌塞的相关原因可以有多种，其中包括入量不足导致肾前性灌注不足、便秘加重；卧床导致胃肠运动减弱加重便秘；以及缺少膳食纤维不利于排便。

1. 入量不足导致肾前性灌注不足及便秘加重　当一个人的饮水量不足时，尤其是在脱水状态下，体内的血容量减少，导致肾前性灌注不足。这会影响肠道的血液供应，降低肠道的蠕动活动，进一步加重便秘的情况。肠道中的粪便在蠕动减弱的情况下更容易变得干燥和致密，从而增加粪嵌塞的风险。

2. 卧床导致胃肠运动减弱加重便秘　长时间卧床不动会导致肠道的蠕动活动减弱。正常情况下，肠道的蠕动有助于推动粪便向下移动，并促进排便。然而，卧床状态下肠道的蠕动减少，排便功能受阻，粪便更容易在肠道中积聚形成硬结，导致粪嵌塞的发生。

3. 缺少膳食纤维不利于排便　膳食纤维对于肠道健康和正常排便起着重要的作用。膳食纤维可以增加粪便的体积和软度，促进肠道的蠕动和排便。然而，缺乏膳食纤维的摄入会导致粪便变得干燥和致密，使其更难以顺利排出，增加粪嵌塞的风险。

此外，粪嵌塞的临床表现在某些病例中可能会出现一些误导性的症状，如稀水样便。这是由于粪便在粪嵌塞的部位被硬结的粪块阻塞，而在硬结之上的液体部分绕过阻塞部位，通过肠道排出。因此，尽管粪便表现为稀水样便，实际上仍存在便秘的问题。需通过肛门指诊和详细查体明确，避免漏诊和误诊。

（四）治疗

对于粪嵌塞的治疗，主要目标是消除肠道中的硬结粪块，恢复正常的排便功能。治疗方法包括非手术和手术治疗：

1. 非手术治疗

（1）增加入量：饮水量不足是导致肾前性灌注不足和便秘加重的原因之一。因此，治疗的重点是增加入量，保持足够的饮水量。医生会建议患者每天饮水量达到适当水平，以促进肠道蠕动和软化粪便。

（2）床旁康复：对于卧床导致胃肠运动减弱加重便秘的患者，床旁康复是一种有效的治疗方法。这包括进行适度的体位调整、腹部按摩和运动，以刺激肠道蠕动并促进正常排便。

（3）增加含膳食纤维的营养：膳食纤维对于促进肠道健康和正常排便非常重要。治疗中，医生会建议患者增加膳食中含有丰富膳食纤维的食物，如水果、蔬菜、全谷物和豆类。这有助于增加粪便的体积和软度，促进肠道蠕动和顺利排便。

（4）监督观察大便性状：对于粪嵌塞的诊断和治疗，直观地监督观察大便的性状非常重要。通过观察大便的颜色、形状、质地和频率等特征，医生可以评估排便的情况，并根据需要进行调整治疗计划。

2. 手术治疗　一般用于内科保守治疗无效或严重病例。常见的手术方法包括内镜下手术和开腹手术。内镜下手术包括肠道灌洗、粪块碎裂和异物取出等，能够有效清除肠道内的积聚物。开腹手术一般用于复杂病例或合并严重并发症的患者，如肠梗阻或穿孔。

综上所述，治疗粪嵌塞需要针对不同的病因进行个体化的治疗。增加入量、床旁康复、增加含膳食纤维的营养和监督观察大便性状是常见的治疗方法。临床表现可能会出现稀水样便，但仍伴有便秘问题。治疗方法包括非手术治疗和手术治疗，旨在消除粪嵌塞并恢复正常排便功能。对于老年人来说，预防粪嵌塞的关键是保持适当的饮食、增加运动量和培养健康的排便习惯，并预防粪嵌塞的再次发生。

三、病例分析

老年患者的发病往往以多因素、循环往复相互加剧，此病例以摔倒为主诉来医院就诊，但其病情演变的始端可追溯夜尿多，而因为夜尿次数增多的前因是前列腺增生，病情演变思路图见病例24图3。

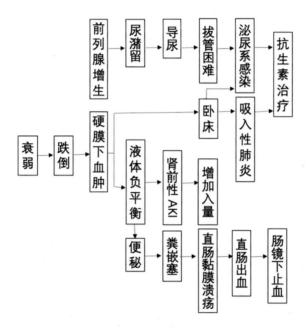

病例24图3　病情演变思路图

一次住院涉及多学科的专科治疗：神经外科/泌尿外科、肾内科、普通外科、消化内科（内镜室）多学科诊治处理。从老年综合评估方面，全面了解到内在能力衰退、记忆力下降、营养不良、疲劳感、肌力下降致其在院期间以卧床为主，又要面临诸多的致命并发症：深静脉血栓、吸入性肺炎，尿管长期保留，反复泌尿系感染等，以上罗列的多科疾病和老年综合征集合在一位88岁的老人，如何化解？在老年科住院的30天里，经过老年综合评估及多学科协作治疗、康复，从每日的吃饭体位、进食的种类、喝水的频次、大便的地方、肢体的活动及与他人的联系等照护，医学用药治疗方面则是根据老年人用药易诱发风险、不能改变预后的预防性用药考量给予部分药物的减停。

这是一位高龄又有病史的老人，在常规查房沟通主动询问老人的治疗意愿和医疗决策倾向，进行了预立医疗自主计划讨论，对于一个孤寡高龄老人，通过老年科团队工作，让其本人和照顾者对往生前后的事务安排达成共识，各方无后顾之忧，老人内心得到宁静，安享晚年。

四、病例点评

便秘是非常影响老年人生活质量的老年综合征之一，长期便秘会导致粪嵌塞。在老年人中，粪嵌塞的表现有时可能是稀水样便（肠液），不应误诊为腹泻。同时，粪嵌塞的严重程度可能导致局部溃疡，并进一步引发出血。失血的程度如果非常严重，可能导致失血性休克，甚至危及生命。在治疗上，急性期需要采取止血措施，而长期的治疗重点是制订通便计划，长期依赖于局部开塞露会导致肛门括约肌功能丧失，且加重局部黏膜损伤甚至溃疡。通便计划主要通过调整饮食营养和增加运动来实施。这些措施对于促进排便、恢复肠道健康具有重要意义。

（病例提供者：高　娜　北京电力医院）

（点评专家：康　琳　中国医学科学院北京协和医院）

参考文献

[1]Serrano Falcón B，Álvarez Sánchez Á，Diaz-Rubio M，Rey E.Prevalence and factors associated with faecal impaction in the Spanish old population[J].Age Ageing，2017，46（1）：119-124.

[2]Simpson HL，Campbell BJ.Review article：dietary fibre-microbiota interactions[J].Aliment Pharmacol Ther，2015，42（2）：158-179.

[3]Deiteren A，Camilleri M，Bharucha AE，et al.Performance characteristics of scintigraphic colon transit measurement in health and irritable bowel syndrome and relationship to bowel functions[J].Neurogastroenterol Motil，2010，22（4）：415-423.

[4]Reynolds A，Mann J，Cumminqs J，et al.Carbohydrate quality and human health：a series of systematic reviews and meta-analyses[J].Lancet，2019，393（10170）：434-445.

[5]付秀华，樊文娟，方秀才.老年人功能性便秘临床症状病理生理和治疗特殊性[J].中华老年医学杂志，2016，35（4）：448-451.

[6]Serrano Falcón B，Barcelő Lőpez M，Mateos Muñoz B，et al.Fecal impaction：a

systematic review of its medical complications[J].BMC Geriatr，2016，16：4.

[7]中华医学会肠外肠内营养学分会老年营养支持学组.中国老年患者肠外肠内营养应用指南（2020）[J].中华老年医学杂志，2020，39（2）：119-132.

反复头晕、黑矇、下肢无力患者的诊治

一、病历摘要

（一）基本信息

主诉：患者女性，76岁。因"反复头晕、黑矇、下肢无力1个月余"于2017年4月28日收入院。

现病史：患者于2017年4月初在家做饭时突发头晕，一过性黑矇，无意识丧失、抽搐、胸痛、胸闷、喘憋、心悸、大汗、视物旋转及恶心呕吐，自行坐下休息2分钟左右后好转，但起身后再次感头晕，下肢无力，跌倒在地（右侧身体着地），无口角歪斜、流涎、抽搐、视物模糊及尿便失禁。自述能回忆起整个跌倒过程。2～3分钟后缓慢站起，未发生骨折，未遗留关节活动异常、肢体活动障碍。之后数日于快走十余米后出现头晕，数秒后可自行缓解，无黑矇、下肢无力。10天后上午患者坐在沙发上泡脚、伸手取物时再发头晕，伴一过性黑矇，身体向右倾斜，摔倒在地。数秒后自行爬起，亦能回忆整个摔倒过程。为进一步诊治收入老年医学科病房。患者年轻时即常于快速起身站立时感一过性头晕，无伴随症状，持续数秒可自行缓解。患者自起病来，精神可，日常可步行100m左右，行走100m后感右侧腰腿酸痛，NRS-2002评分4～5分；睡眠可。便秘30余年，春夏季3～4天1次，秋冬季5～7天1次，为黄褐色硬球状。近6个月夜尿较频，3～4次/晚，曾有急迫性尿失禁1次，无肉眼血尿及尿中泡沫增多。近半年体力轻度下降，近3个月体重下降约5kg。近1年口干明显，无眼干、皮疹、光过敏、多关节肿痛、颜面部红斑及雷诺现象。

既往史：1973年因咳嗽、低热，诊断为"肺结核"，应用异烟肼（2年）、链霉素

（1个月）治疗；3年余后因"腰痛"就诊于当地医院，初诊为"风湿性脊柱关节炎"，口服糖皮质激素治疗（1个月余、剂量不详），症状无缓解。后于当地医院行腰椎片示"$L_{2~3}$椎体融合"，考虑"脊柱结核"，予口服抗结核药物治疗（三联、服用2年）后腰痛缓解。之后日常活动受限，步行较长时间后腰痛明显，长期服用"去痛片"（2片/日、近40年），入院前仍在服用。骨质疏松、动脉粥样硬化（右颈动脉）史，余无特殊。

个人史、婚育史：无特殊。

家族史：父亲（卒年71岁）及一弟弟（卒年65岁）均"猝死"（具体不详），生育1子3女，均体健。

（二）体格检查

血压97/56mmHg（卧位右上肢）、95/58mmHg（卧位左上肢），心率72次/分，血氧饱和度97%（自然条件下）。轮椅入室，营养中等，轻度贫血貌，甲黏膜、睑结膜略苍白。双肺呼吸音清，未闻及干湿性啰音。心律齐、各瓣膜听诊区未闻及杂音。腹软，腹壁皮肤松弛、褶皱，肝脾肋下未触及，全腹无压痛、反跳痛、肌紧张，未触及腹部包块，肠鸣音4~6次/分，双下肢无水肿。四肢肌力近Ⅴ级，肌张力不高，未引出肯定病理征。针刺觉、音叉觉对称存在，共济尚可，Romberg征可疑阳性。

（三）辅助检查

血常规＋网织细胞：白细胞8.51×10^9/L，中性粒细胞百分比62.8%，血红蛋白91~108g/L，平均红细胞体积88.6~90.1fL，血小板219×10^9/L，网织红细胞2.02%；外周血涂片未见异常。

尿常规＋沉渣：白细胞50个/μL，红细胞微量，余未见异常。

大便常规＋潜血：3次均阴性。

血生化：白蛋白43g/L，血清前白蛋白189mg/L，γ-谷氨酰转移酶82U/L，肌酐95~113mmol/L，尿素氮6.08~7.23mmol/L，甘油三酯1.03mmol/L，低密度脂蛋白胆固醇2.44mmol/L。

血清肿瘤标志物筛查均阴性。

感染方面：PPD试验：弱阳性（硬结大小6mm×9mm）；外周血淋巴细胞培养＋干扰素测定（A＋B）：A 0 SFC/106MC，B 64SFC/106MC。

免疫方面：血清补体、免疫球蛋白水平正常；抗核抗体谱17项：ANA胞浆型1：80（+），增生性核抗原抗体（PCNA）弱阳性，余均（-）；抗可溶性核抗原4+7：抗SSA抗体60 52KD（印记法），抗SSB抗体45 47KD（印记法），余均（-）；抗中性粒细胞胞质抗体均（-）；血免疫荧光病理6项（Hu.Yo.Ri）、抗神经节苷脂抗体GM1（IgG＋

IgM）均阴性。

内分泌方面：血总皮质醇13.34μg/dl，促肾上腺皮质激素29.4pg/ml↑，24小时尿游离皮质醇71.12μg/24h；24小时尿儿茶酚胺（24小时尿量2000ml）：去甲肾上腺素16.15μg/24h，肾上腺素1.15μg/24h↓，多巴胺116.60μg/24h↓；甲功正常。

炎症指标：红细胞沉降率14mm/h、超敏C反应蛋白1.51mg/L。

血液系统检查：铁4项：血清铁32.3μg/dl↓，铁饱和度19.9%↓，转铁蛋白饱和度17.6↓，铁蛋白214ng/ml；血清叶酸、维生素B_{12}水平正常。血清蛋白电泳、血清免疫固定电泳、血轻链、尿轻链：均（－）。

心脏方面：血脑钠肽149pg/ml；CK、CK-MB、cTnI均（－）；

入室心电图：窦性心律，未见ST-T改变；超声心动图：室间隔基部增厚（13mm），左室收缩功能及室壁运动未见异常，LVEF 66%（M型），左室舒张功能减低。

24小时动态心电图：总心搏数101 298次，平均心率70次/分（最快93次/分、最慢55次/分），RR间期＞2秒0次；室上性心搏总数2685次，室性期前收缩11次。

动态血压监测：测量次数21次，收缩压最小值89mmHg、最大值151mmHg，舒张压最小值43mmHg、最大值71mmHg，心率59～78次/分。

颈动脉、椎动脉超声：双侧颈动脉分叉处粥样硬化斑块形成（厚约0.29cm）。

TCD：各血管血流流速及频谱未见异常。

头MRA：未见明显异常。

头MRI平扫：双侧额叶皮层下多发斑点状异常信号，非特异性白质改变。

胸部平扫：双肺尖多发索条影伴钙化，左肺上叶胸膜局部增厚伴钙化，考虑肺结核钙化灶；纵隔内多发淋巴结钙化。

腹盆腔CT平扫：肝右叶囊肿；膀胱可见多发凸出于轮廓之外囊袋影，多发憩室可能，膀胱壁增厚。双侧肾脏大小＋皮质厚度：右肾8.9cm×3.5cm×3.6cm，实质厚0.9cm；左肾9.6cm×4.7cm×5.1cm，实质厚1.1cm。双肾皮质回声增强，皮髓质分界不清。

肾动脉超声：双肾内动脉血流信号减少，左肾动脉主干流速减低。双肾静脉未见异常。

泌尿系统超声：双肾体积偏小；双肾囊肿；膀胱壁毛糙、增厚，残余尿量约230ml。

腰椎常规MRI：腰椎侧弯、后凸急性；L_2、L_3椎体融合，融合椎体中部异常信号结节影；$L_{4～5}$椎管狭窄并马尾受压改变。

（四）老年综合评估

1. 认知评估　简易智能精神状态检查量表（MMSE）：27分（回忆力扣3分）。

2. 躯体功能　日常生活能力：发病前5分，入院时4分；工具性日常生活能力：发病前8分，入院时6分。

3. 手握力（优势手）　17.0kg。

4. 牙齿及口腔　下齿磨牙均已脱落，无法咀嚼坚硬食物。

5. 情绪　Zung氏抑郁自评量表（SDS）44分，Zung氏焦虑自评量表（SAS）29分。

6. 营养评估　NRS-2002评分3分（≥3分提示存在营养风险）。

7. 家庭支持情况　丧偶，与一侄女同住，日间雇保姆，子女每日探望。

（五）入院诊断

1. 头晕、黑矇原因待查

2. 动脉粥样硬化症（颈动脉）

3. 骨质疏松

4. 陈旧性肺结核

5. 腰椎结核史

（六）治疗经过

患者入院后频繁发作头晕、下肢无力，每天2～11次，多发生于如厕前后站立位时，或坐下后即刻出现，并多次伴黑矇。曾出现4次如厕后坐回轮椅上时双眼向右上凝视，呼之不应，15～30秒后症状消失，不能回忆起事件过程。发作时测血压最低53/38mmHg。立即坐下或平卧1分钟左右症状可完全消失。床旁保护下测卧立位血压如下（病例25表1）。

病例25表1　患者卧位及直立位不同时间点血压监测情况

卧位	卧位	立位				
		0min	1min	2min	3min	5min
血压(mmHg)	113/55	70/38	74/43	75/37	71/43	站立3分钟后患者明显头
心率（次/分）	71	67	68	67	69	晕、下肢无力，中止测量

经完善检查，考虑患者存在体位性低血压，合并慢性肾功能不全、缺铁性贫血（轻度）及营养不良。针对体位性低血压，予穿弹力袜、每日上午口服淡盐水或咸汤300～500ml，并予补铁（速力菲0.1g、3次/日）、肠内营养支持（安素8勺/日、分次冲服）治疗。曾予米多君片2.5mg、1次/日，用药期间监测卧位血压100～120/60～80mmHg，立位血压无明显变化。服用第5天时患者如厕前后站立位时头晕、黑矇发作频次增多，遂停

用。2017年5月23日起口服氟氢可的松0.05mg、1次/日，仍每日发作排便后头晕、下肢无力，频次由5~6次/日→3次/日，坐下休息30秒内可缓解，未再出现晕厥。监测卧位血压89~119/61~81mmHg，心率65~67次/分，坐位血压118~122/69~73mmHg，心率68~71次/分，立位血压不能坚持测量。服用氟氢可的松第9天出院。

（七）出院诊断

1. 体位性低血压：晕厥，跌倒史
2. 慢性肾功能不全CKD 3期
3. 贫血
4. 动脉粥样硬化症（颈动脉）
5. 骨质疏松
6. 陈旧性肺结核
7. 腰椎结核史

（八）随访

患者出院后继续服用氟氢可的松，监测卧位血压较前升高，140~153/100~114mmHg，患者诉头部胀痛，不能耐受，遂在出院2周后停药。根据出院建议，家属对患者家中进行了适老化改造，家里雇保姆全天照料。患者仍间断发作体位变化时头晕，多于用力排便后出现，发作频次减少，1~2次/日，偶有短暂黑矇，转为坐位或卧位十余秒后可缓解。自2018年起体位变化时头晕发作频次显著减少，1~2次/月，未再发生晕厥。2022年6月电话随访：患者近1年未再发生明显头晕，无晕厥。在家中可使用助行器缓慢行走，自主解大小便。外出需坐轮椅。仍感口干，无发热、皮疹、多关节肿痛。复评躯体功能：ADL 4分，IADL 3分。

二、疾病介绍

体位性低血压（OH）是一种临床常见疾病，可见于各个年龄段，随年龄增长而增加，老年患者发病率越来越高，大于65岁老年人患病率为15%，大于75岁老年人患病率高达30%~50%，是被公认的跌倒、晕厥和心血管事件的危险因素，严重影响老年人的生活质量。体位性低血压患者的典型症状包括站立位头晕、视野狭窄、黑矇甚至晕厥等，部分患者会感到虚弱、疲乏、恶心、心悸、头痛，少数患者表现为晕厥、直立性呼吸困难、胸痛、颈肩部疼痛，严重者同时出现多种症状，轻者可能仅有不适。通常情况下，站立位时症状加重，坐位或平躺时症状减轻，仰卧位时不出现。

三、病例分析

患者为老年女性，临床表现为反复发作的晕厥前兆及晕厥，多数与体位变化有关，症状发作时监测到明显的体位性血压变化。在仰卧休息5分钟后，在静态站立2~5分钟内出现收缩压下降≥20mmHg，和（或）舒张压下降≥10mmHg时，诊断为体位性低血压。患者符合体位性低血压标准。正常情况下，直立姿势引起收缩压降低5~10mmHg，心率增加10~25次/分。该患者站立位即刻收缩压下降即>40mmHg，但心率无代偿性增快，导致脑灌注一过性减低，引起临床症状。患者同时合并便秘、尿潴留等可疑自主神经受累表现，需排查以下器质性疾病，特别是自主神经病变。①糖尿病是自主神经病变最常见的病因，其次为淀粉样变及副肿瘤性自主神经病变，后者最常发生于小细胞肺癌，也可见于其他恶性肿瘤。患者入院检查未发现上述疾病证据。文献报道在干燥综合征时，自主神经神经节可因传递的自身免疫性物质导致神经病变，引起体位性低血压等自主神经功能障碍。该患者病程中有口干现象，抗SSA抗体及抗SSB抗体阳性，需排查干燥综合征。②神经变性病如帕金森病（PD）、路易体痴呆（DLB）及多系统萎缩（MSA）可合并体位性低血压，但患者无相关病史及症状、体征，亦不支持。③肾上腺皮质功能减退症也可继发体位性低血压。患者既往有肺结核及腰椎结核史，需考虑肾上腺结核继发的肾上腺皮质功能减退（亦称Addison病）。但入院影像学检查未发现可疑肾上腺结核病灶，血、尿皮质醇及ACTH水平正常，亦不支持。④容量不足。多见于严重贫血、利尿剂、高血糖或呕吐引起的急性或亚急性容量不足。患者合并轻度贫血，无其他血容量不足证据，难以解释伴随严重症状的体位性低血压。⑤药物因素。常见药物包括α受体阻滞剂（如特拉唑嗪）、β受体阻滞剂、利尿剂、血管扩张剂（如钙离子拮抗剂）等。详细梳理患者用药史，未发现明确可引起体位性低血压的药物。⑥其他疾病：主动脉瓣狭窄、心包炎/心肌炎、心律失常等引起心脏泵功能衰竭/心输出量显著下降时，亦可出现体位性低血压。患者入院完善检查，未发现上述疾病证据，可除外。体位性低血压不同病因的患病情况间差异很大。文献报道，多达40%的患者未发现明确的病因。患者体位性低血压症状明显，可尝试口服氟氢可的松对症治疗。氟氢可的松是一种合成盐皮质激素，主要通过增加血容量，并增加外周血管对循环中儿茶酚胺的敏感性来升高血压。初始用药剂量为0.1mg/d，晨间给药，最终可增加至最多0.3mg/d，每次剂量增加的时间间隔不少于1周。常见不良反应包括低钾血症、踝部水肿，以及充血性心力衰竭。对于该患者，考虑到年龄及功能状态，可从更小剂量、0.05mg/d起应用，使用期间密切监测卧位血压、电解质及耐受情况。

患者合并慢性肾功不全，肾脏超声所见符合慢性肾脏病声像图改变，目前分期为

CKD 3期。患者肾功能损害考虑主要由两个因素导致：①肾血管因素：肾动脉超声提示双肾内动脉血流信号减少，左肾动脉主干流速减低；②药物因素：患者病程中长期使用"去痛片"，核查药物成分，其主要成分为咖啡因、氨基比林、非那西丁及苯巴比妥。非那西丁为NSAIDs类药物，在西方国家已退市，主要原因为肾脏不良反应发生率高，包括肾间质损伤和肾乳头坏死，当累计用量超过1.0kg时可引起肌酐清除率下降，超过2~3kg时，出现较可出现较严重的肾功能损害，应停用。可使用安全性较好的氟比洛芬凝胶贴剂局部用药，减缓腰痛症状。患者无淀粉样变及其他全身性疾病引起肾脏受累证据。治疗方面，血管性因素已难可逆，应积极纠正药物因素，停用"去痛片"，予补铁及补充叶酸，酌情补充α-酮酸。

老年医学的核心理念在于维护患者的功能状态，改善患者生活质量。该患者突出表现为伴随明显症状的体位性低血压，同时存在其他自主神经功能障碍的证据（便秘、尿潴留）。干燥综合征难以解释疾病全貌。使用激素及免疫抑制剂治疗对该患者的风险（机会获得性感染、骨质疏松/骨折）远大于获益，目前不予考虑。

在老年医学实践中，一些致病因素是不可逆的、或者未知的，这就要求医生在探查未知因素的同时，识别并积极纠正其中的可逆性因素。该患者的体位性低血压同时有贫血、营养不良的因素参与，对此需积极纠正。与患者本人及家属沟通，如条件允许，可尝试口服氟氢可的松，服用期间密切监测，警惕卧位高血压及低血钾。加强宣教，嘱患者缓慢、分步骤起身，逐步由仰卧位到坐位再到站立位；避免用力排便、剧烈咳嗽或在高温天气行走。

家庭支持及照料因素对维持该患者功能状态至关重要。患者目前频繁发生如厕前后晕厥/晕厥前兆，今后在家中应有照护者全天照料，在体位变化时予以辅助搀扶，预防跌倒。跌倒是引起老年人意外伤害的首位老年综合征，而体位性低血压又是导致老年人跌倒的最常见原因。建议家中环境做适老化改造，卧室及卫生间安装扶手、地面做防滑处理，减少跌倒风险。如条件许可，返家后可在康复师指导下进行床旁及床上康复训练，延缓躯体功能下降。

此外，该患者通过药物核查，发现了长期不合理使用药物的现象，药物性因素是引起患者肾功能损害的主要原因，也提示我们对于老年患者药物核查的重要性。对于高龄、多病共存、衰弱老年患者，尤其需要审查当前用药，即使发现就诊存在的不适当用药。

该患者的病情转归及功能状态轨迹应长期随访追踪，保障医疗和照护的连续性。

四、病例点评

本例患者因体位性低血压致反复发作晕厥/晕厥前兆，初步检查未发现明确可解释体位性低血压的病因。通过老年综合评估，识别并纠正引起患者症状的可逆性因素，并为患者制订出院后的中长期照护方案。在现有条件下对患者的病因进行了合理推测，为老年医学科与专科在老年患者疾病管理方面的协作沟通提供了新思路，增强了非老年科医师对老年综合评估及老年患者全人管理理念的认识。

（病历提供者：张　宁　中国医学科学院北京协和医院）

（点评专家：刘晓红　中国医学科学院北京协和医院）

参考文献

[1]Freeman R，Wieling W，Axelrod FB，et al.Consensus statement on the definition of orthostatic hypotension，neurally mediated syncope and the postural tachycardia syndrome[J]. Clin Auton Res，2011，21（2）：69-72.

[2]Ng WF，Stangroom AJ，Davidson A，et al.Primary sjogrens syndrome is associated with impaired autonomic response to orthostasis and sympathetic failure[J].QJM，2012，105（12）：1191-1199.

[3]Gilani A，Juraschek SP，Belanger MJ，et al.Postural hypotension[J].BMJ，2021，373：n922.

高龄、衰弱老人高嗜酸性粒细胞增多症的诊治

一、病历摘要

（一）基本信息

主诉：患者男性，87岁，因"皮疹1个月余，胸闷伴少尿11天"于2019年4月29日入院。

现病史：患者自2019年3月起无明显诱因出现双下肢暗红色斑片状皮疹，伴皮肤干燥、脱屑、瘙痒，皮疹范围进行性扩大（双下肢→双上肢→前胸→后背），遂就诊于当地医院，诊断为"湿疹"，予局部外涂药物治疗（具体不详），皮疹无明显好转。4月10日起自服中药1周（具体不详），症状亦无明显减轻。4月18日无明显诱因出现胸闷、气促，伴咳嗽、咳少量白色黏痰；活动耐量下降，平地步行50m即感喘憋，伴尿量减少，约200ml/d，双下肢轻度可凹性水肿。4月19日就诊于我院急诊科，查血常规示白细胞9.04×10^9/L，中性粒细胞5.80×10^9/L，嗜酸性粒细胞1.88×10^9/L，血红蛋白101g/L，血小板201×10^9/L，血液生化示钾6.8mmol/L，尿素氮23mmol/L，肌酐159μmol/L，白蛋白29g/L，心肌肌钙蛋白0.061μg/L，氨基末端脑钠肽前体10146pg/ml。予利尿、口服降钾树脂治疗后血钾降至5.3mmol/L。进一步完善检查，胸水超声定位示双侧胸腔积液（右侧最深处约10.5cm，左侧最深处约4.9cm）；超声心动图示左室收缩功能减低、左室射血分数39%，心肌病变；双房、右室增大（左房横径40mm、右房横径48mm、右室横径41mm）；中度二尖瓣关闭不全；重度三尖瓣关闭不全；估测肺动脉收缩54mmHg；主动脉瓣退行性变，轻度主动脉瓣关闭不全。患者仍有活动后喘憋，夜间可平卧，尿量约200～300ml/d，为进一步诊治收入院。患者自起病以来精神、睡眠尚可，进食减少至原

1/2，小便如上述，大便无殊，近期体重无明显变化。病程中否认口眼干、口腔溃疡、关节肿痛、光过敏现象。

既往史：2018年起间断出现双下肢轻度凹陷性水肿，晨轻暮重，活动后加重，无其他伴随症状，自服"呋塞米、螺内酯"后水肿可消退。磺胺过敏史。

个人史：出生于比利时，2006年起定居北京，无外出旅行、外地久居史，无生食或进食未煮熟河鲜、海鲜史；否认疫区、疫水接触史，职业为教师，已退休。吸烟30年，5支/天，戒烟20年；社交性饮酒。

家族史：无特殊。

（二）体格检查

体温36.5℃，呼吸20次/分，心率80次/分，血压115/68mmHg，血氧饱和度93%~96%（鼻导管吸氧2L/min）。体型消瘦，BMI 16.6kg/m²，四肢肌容量明显减少。四肢、前胸、后背皮肤可见暗红色斑片状皮疹，局部皮肤增厚、干燥、脱屑，可见抓痕，局部结痂，无破溃、流脓。心脏查体无殊，双肺呼吸音粗，双下肺呼吸音减低，左上肺可及散在湿性啰音。肝、脾触诊边界不清晰。移动性浊音（+），双下肢轻度可凹性水肿。

（三）辅助检查

1. 常规检查 ①血常规：白细胞10.68×10⁹/L，血小板277×10⁹/L，中性粒细胞6.60×10⁹/L，血红蛋白114g/L，平均红细胞体积109.3fl，嗜酸性粒细胞2.38×10⁹/L。②血液生化：血钾4.5mmol/L，白蛋白34g/L，尿素氮21.09mmol/L，丙氨酸氨基转移酶29U/L，肌酐183μmol/L，尿酸842μmol/L。③心脏指标：心肌肌钙蛋白0.847μg/L，肌酸激酶195U/L，肌酸激酶MB定量6.3μg/L，肌红蛋白255μg/L，氨基末端脑钠肽前体12548pg/ml，脑尿钠肽＞5000.00ng/L。④凝血功能：凝血酶原时间14.8秒，国际标准化比值1.29，纤维蛋白原3.51g/L，活化部分凝血活酶时间30.4秒，D-二聚体5.75mg/L。⑤尿常规+尿沉渣检查：红细胞（潜血）200个/μl，正常红细胞比率60%，尿蛋白微量，尿蛋白定量0.11g/24h；粪便常规+潜血：2次（-）。

2. 炎症指标 超敏C-反应蛋白20.99mg/L，红细胞沉降率49mm/h。

3. 免疫球蛋白 IgG 22.95g/L，IgA 4.91g/L，IgM 0.69g/L；补体（-）。

4. 心电图 心率93次/分，窦性心律不齐，肢体导联T波低平。

5. 感染指标 感染4项、降钙素原（-），G试验77.3pg/ml，GM试验＜0.25μg/L，大便寄生虫及幼虫（-）；痰细菌涂片、培养、抗酸染色（-），真菌涂片：酵母样孢子中量，假菌丝中量。

6. 代谢指标 糖化血红蛋白6.2%。

7. 甲功 促甲状腺激素26.266μIU/ml，游离甲状腺素0.80ng/dl，三碘甲状腺原氨酸

0.60ng/ml，游离三碘甲状腺原氨酸1.58pg/ml，甲状旁腺素209.1pg/ml。

8. 自身抗体 总免疫球蛋白E＞5000KU/L，抗可溶性核抗原ENA（4+7）、抗中性粒细胞胞质抗体谱（－），抗核抗体18项：抗PM-Scl抗体弱阳性（＋）18，余均阴性；尿β₂微球蛋白、抗肾小球基底膜抗体-P、抗肾小球基底膜抗体（－）。

9. 肿瘤相关 血、尿免疫固定电泳、血清免疫固定电泳（－），肿瘤标志物：癌胚抗原5.1ng/ml，糖链抗原12549.2U/ml，细胞角蛋白19片段5.8ng/ml，鳞状细胞癌抗原20.0ng/ml。

10. 外周血涂片 嗜酸细胞18%，红细胞大小不等，部分形态不规则，可见大红细胞，余两系正常。外周血流式、TCR基因重排均（－）。

11. 骨髓涂片 粒系嗜酸性粒细胞比例增高，占16.5%。其他各阶段比例及形态正常。骨髓穿刺活检病理：少许皮肤、骨及骨髓组织，伴出血，未见明确造血组织。

12. 胸水常规 淡黄色透明，比重1.01，黎氏试验（－），细胞总数292×10⁶/L，白细胞总数78×10⁶/L，单核细胞52×10⁶/L，多核细胞26×10⁶/L；胸水生化：总蛋白15g/L，腺苷脱氨酶1.0U/L，白蛋白9g/L，乳酸脱氢酶114U/L，总胆固醇0.32mmol/L，甘油三酯0.05mmol/L。胸水找瘤细胞（－）。

13. 泌尿系超声 双肾弥漫性病变，双肾体积偏小（右肾9.1cm×4.1cm×3.1cm，皮质厚0.41cm；左肾9.5cm×4.0cm×4.0cm，皮质厚0.52cm。双肾皮髓质分界欠清），膀胱壁毛糙伴小房、小梁形成，前列腺增大伴钙化，排尿后膀胱残余尿量约39ml。

14. 颈动脉、椎动脉彩色多普勒超声 双侧颈动脉粥样硬化伴多发斑块形成，左侧颈内动脉起始处重度狭窄，右侧颈内动脉及颈总动脉狭窄不除外，左侧椎动脉收缩晚期频谱可见切迹，隐匿性缺血可能。

15. 上肢浅静脉彩色多普勒超声 右侧头静脉血栓形成可能。

16. 胸腹盆腔CT平扫 双肺弥漫肺气肿、多发肺大泡（病例26图1）；双肺散在索条影伴钙化；双肺散在斑片影，考虑炎性病变可能；双侧胸腔积液，双肺下叶膨胀不全；两肺门及纵隔多发淋巴结，部分饱满；心影增大；主动脉及冠脉钙化。胆囊未见明确显示；腹盆腔积液；膀胱右后壁憩室；膀胱壁局部增厚；腹膜后、盆腔及双侧腹股沟多发小淋巴结；腹盆壁软组织水肿。

17. 躯干＋头部正电子发射断层显像/计算机体层成像（PET/CT） 扫描内皮肤、皮下软组织及肠系膜区域代谢弥漫性升高，标准摄取值最高约1.5，皮下组织密度弥漫稍增高；心影增大，双房、右心室增大，左房及右房壁代谢弥漫稍高，标准摄取值最高约4.7，双肾稍小，肾实质代谢略减低，不除外肾弥漫性病变导致肾功能受损，胸腹盆腔积液，轻度代谢分布；双肺上、下叶多发斑片索条及钙化灶，部分代谢增高，标准摄取值约1.4~1.8，考虑为炎性病变可能性大；右肺下叶钙化灶，双肺气肿；多发大血管壁钙化灶，部分椎体退行性变，腰椎侧弯。

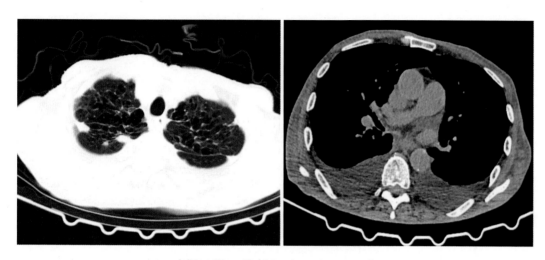

病例26图1 胸部CT（2019-04-29）

双肺弥漫肺气肿、多发肺大泡；双肺散在索条影伴钙化；双侧胸腔积液

（四）老年综合评估

日常生活能力2分，使用器械日常生活能力2分；手握力16kg；临床衰弱评分6分；简易营养评估量表5分；间断谵妄。

（五）入院诊断

1. 高嗜酸性粒细胞综合征

2. 心肌受累：心功能不全（NYHA Ⅲ级）

3. 胸腔积液（双侧）

4. 肾脏受累：急性肾损伤可能性大

5. 嗜酸性皮病可能性大

（六）治疗经过

经完善相关检查及老年综合评估，考虑高嗜酸性粒细胞综合征，皮肤、心脏、肾脏受累可能；同时合并慢性阻塞性肺病、慢性肾功能不全、周围血管病变，老年综合评估提示存在衰弱、肌少症，营养不良及波动性认知功能障碍（谵妄）。2019年5月1日起加用泼尼松25mg×1次/日（0.5mg/kg），5月8日起加用雷公藤10mg×2次/日。治疗后复查嗜酸性粒细胞进行性下降（$2.38×10^9$/L→$0.01×10^9$/L），治疗1周后周身皮疹逐渐消退，局部遗留色素沉着。

心衰方面：控制入量1000~1500ml/d，予呋塞米40mg→30mg→20mg→10mg×1次/日

利尿，倍他乐克（酒石酸美托洛尔片）6.25mg×1次/日、辅酶Q₁₀口服，间断右侧胸水置管引流，引流后患者胸闷憋气症状明显减轻。肾脏方面，入院后肌酐、尿素氮、血钾波动（病例26图2），予间断利尿、口服降钾树脂治疗。营养方面，予能全力200ml/d、安素8~12勺/日营养支持。

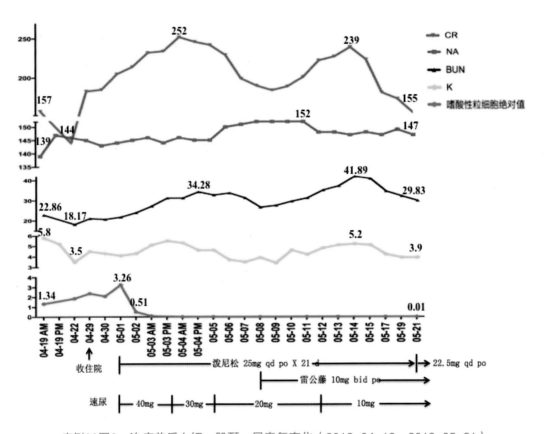

病例26图2　治疗前后血钾、肌酐、尿素氮变化（2019-04-19~2019-05-21）

5月10日出现夜间谵妄，表现为烦躁、易激惹，定向力差，查血钠152mmol/L。考虑谵妄与高钠血症相关，予适量增加经口饮水量后，血钠减低（147mmol/L），意识状态较前改善。之后仍出现谵妄，表现为夜间躁动，日间淡漠，时间、地点定向力差。5月19日起咳嗽、咳痰较前加重，5月20日出现低氧血症（80%），胸部CT提示双肺磨玻璃样渗出影（病例26图3），考虑高龄、衰弱老人，在激素及免疫抑制剂治疗过程中出现低氧、肺部弥漫磨玻璃影，卡氏肺孢子菌、巨细胞病毒感染均不除外，完善相关痰、胸水病原学送检，5月21日起加用克林霉素0.6g 1次/12小时、卡泊芬净70mg（首剂）→50mg 1次/日经验性抗感染治疗。

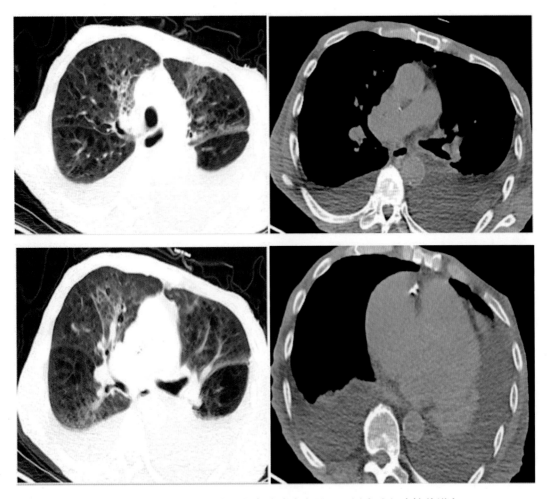

病例26图3 胸部CT双肺新发磨玻璃渗出影；双侧胸腔积液较前增多

（七）最终诊断

高嗜酸性粒细胞综合征（特发型，皮肤受累，心肌受累可能性大，肾脏受累不除外）

（八）转归

5月22日患者痰病原学回报PCP DNA阳性（＋），因磺胺过敏，激素治疗期间无法完成磺胺脱敏，继续予抗PCP二线治疗方案（克林霉素、卡泊芬净）。5月23出现指血氧饱和度进行性下降，动脉血气分析提示Ⅱ型呼吸衰竭，伴低血压89/48mmHg，伴持续无尿状态。考虑肺部感染导致呼吸衰竭、感染性休克，予升级吸氧条件，静脉泵入去甲肾上腺素维持血压，生命体征可维持。5月24日出现昏迷，Glasgow评分E1V1M3，伴血压、指氧进行性下降，上调去甲肾上腺素泵速、吸入氧浓度均无明显改善，与患者家属交代病情危重，存在血压、呼吸、心搏骤停风险，患者家属拒绝呼吸机、心肺复苏等一切抢救措施。遂于5月24日15：06血压测不出，心率0次/分，心电图示直线，宣告临床死亡。

二、疾病介绍

嗜酸性粒细胞增多综合征（HES）是一组以外周嗜酸性粒细胞增多和终末器官受累为特征的疾病。HES包括几种不同的临床亚型。在美国国立卫生研究院（NIH）研究队列中，50%以上的HES属于特发HES（iHES）。在充分临床评估后仍未找到明确的病因，且临床表现也不符其他特定亚型的患者，定义为iHES。部分iHES患者完全没有症状，也缺乏终末器官受累的证据。HES与其他临床综合征的重叠也很常见。一些单器官嗜酸性粒细胞疾病，如慢性嗜酸性粒细胞性肺炎，可能与iHES重叠；嗜酸性肉芽肿性多血管炎（EGPA）也可能与HES重叠。一些骨髓肿瘤和骨髓增生性疾病也可出现显著嗜酸性粒细胞增多，其中以血小板衍生生长因子受体-α（PDGFRα）相关的髓系肿瘤最为常见。

三、病例讨论

本例患者系高龄男性，病初即发现血嗜酸性粒细胞计数明显增高，伴多系统受累。主要表现为：①皮肤损害，临床以湿疹样皮疹起病。②心脏受损，表现为心力衰竭，左室射血分数明显减低；③肾脏受损，病初表现为高钾血症、少尿，血肌酐及尿素氮水平显著升高；④多浆膜腔积液，以双侧胸水为主、少量盆腔积液，伴低白蛋白血症、炎症指标显著升高。根据《嗜酸性粒细胞增多症诊断与治疗中国专家共识（2017年版）》，该患者符合外周血2次检查（间隔时间＞1个月）嗜酸性粒细胞绝对计数＞1.5×10^9/L，故考虑HES诊断成立。

Pardoning等对既往临床病例回顾性研究发现，HES患者（n＝598，中位随访时间70个月），不良预后的独立预测因子包括：年龄＞60岁（HR＝8.1，P＝0.0006），Hb＜10g/L（HR＝5.5，P＝0.01），心脏受累（HR＝3.9，P＝0.03），肝脾大（HR＝12.1，P＝0.004）；该患者至少存在年龄、心脏受累的不良预后因素。美国梅奥诊所在1990年至2008年间，共随访了247例特发性HES患者，其中23例随访期间死亡，15例死亡病因明确，死亡平均年龄60岁（27~85岁），死亡原因主要为心脏受累、继发感染、肿瘤、血栓栓塞。该患者HES的脏器受累主要表现为心力衰竭和急性肾损伤。查询既往高龄HES的临床案例，2009年Navarro[4]报道了一例特发性HES合并AKI（73/F），肾穿提示肾小管萎缩，肾间质大量嗜酸性粒细胞浸润，嗜酸性粒细胞肾累及明确，糖皮质激素治疗3个月后［1mg/（kg·d）起逐渐减量至15mg/d］，可观察到肾功能明显改善，肌酐659μmol/L→262μmol/L。另一例HES心脏受累患者（83/M），IHES（外周血

Eos 26.7%），以喘憋等心功能不全为主要表现，心脏超声提示LVEF 35%，心肌活检提示大量嗜酸性粒细胞浸润，糖皮质激素［1mg/（kg·d）］治疗1周后，外周血Eos下降＞50%，1个月后复查LVEF 45%。

老年患者还需进一步完善老年综合评估。衰弱是老年医学科常见诊断，为老年人生理储备下降导致机体易损性增加、抗应激能力减退的非特异性状态，用以区分老年人的生理学年龄和生物学年龄。衰弱老人经历外界较小刺激即可导致一系列临床负性事件的发生。通常采用量表评估，包括日常生活能力（ADL）、使用器械日常生活能力（IADL），临床衰弱量表（CSF）根据以上评分综合评定衰弱程度。该患者起病前CSF 5分（轻度衰弱，ADL尚可IADL受损），入院后CSF 6分（中度衰弱，ADL、IADL均受损），提示预后不良。肌少症是年龄相关的肌容量、肌力、功能降低，在40～70岁人群中，肌容量每10年减少8%；70～80岁人群中，肌容量每10年减少15%。在BMI相当情况下，肌少症患者肌肉组织萎缩明显，并由脂肪组织替代。根据2014年亚洲肌少症工作组（AWGS）肌少症诊断共识：肌少症诊断标准为：①步速＜0.8m/s和（或）握力男性＜26kg、女性＜18kg；②四肢骨骼肌指数（ASMI）ASMI=四肢骨骼肌质量（kg）/身高（m）^{2}，男性＜7.0kg/m^2，女性＜5.7kg/m^2。该患者握力16kg，ASMI 5.5kg/m^2。该患者握力16kg，ASMI 5.5kg/m^2，符合肌少症诊断。营养状态是老年患者器官功能基础储备，是影响远期生存质量的重要因素，通常采用简易营养评估量表MNA-SF，＜7分诊断营养不良。该患者MNA-SF 5分，营养状态差。谵妄是以觉醒水平和认知功能的紊乱为主要特点的急性的认知功能障，症状包括意识清晰度下降、激越、视幻觉、思维紊乱、定向和记忆力障碍，急性起病和症状具有波动性是谵妄的重要特征，常见于老年科、重症监护室等。该患者表现为电解质紊乱或容量异常敏感的谵妄发作，加速了痴呆患者的认知能力恶化及失能，为预后差的报警症状。

老年综合征影响治疗决策，对老年患者的临床决策一方面需依据单病种诊治指南，另一方面还需根据老年人具体功能情况，评估整体生存期，综合决策：如为"早老年"患者，预期生存期＞10年，共病少，治疗主要参照单病指南；如果为衰弱，共病多，预期生存期较短，治疗以患者意愿优先，共病处理原则，目标导向医疗；最后，对于疾病终末期患者，评估已到达生存末期，预期生存期＜6月，治疗主要以症状处理为主，减轻患者躯体症状，改善生活质量。

四、病例点评

本例患者为高龄老人，基础多器官功能储备差，病情危重，HES导致心、肾急性功能不全急性加重，HES多系统受累不除外，激素及免疫抑制剂治疗后外周血嗜酸性粒细胞正常、皮疹消退，治疗过程中出现肺部肺孢子菌感染，患者磺胺过敏，二线抗肺孢子菌治疗疗效不理想，感染未能及时控制，最终患者感染性休克死亡。整个过程一波三折，疑难复杂，治疗棘手，通过多学科协助讨论，梳理了诊疗思路，为今后临床工作提供了许多经验。

老年患者的疾病常常为多因素、多系统共同参与，其治疗存在选择困难，主要基于以下三个方面：①预后评估方面，尤其对于非肿瘤患者，临床很难准确判断预期寿命，多基于既往临床经验。本例患者长期卧床、衰弱、营养不良，重要脏器受累，治疗并发症多，以上均提示预后不良。②衰弱方面，老年人适应能力或机体代偿能力下降，治疗耐受性差，治疗应调整药物剂量，采取个体化方案，另外，住院期间需警惕继发各类不良事件，如跌倒、院内感染、谵妄、栓塞事件等。③沟通方面，尽管临床制订了缜密的诊治计划，但老年患者病情多变，且治疗不能完全可逆，需与患者及家属充分沟通治疗意愿及期望，综合评估远期收益，以尽可能获得最大临床收益。

综上，对于老年患者，在疾病不良预后的基础上，临床上应认识到，衰弱、谵妄亦是老年患者不良的预后的危险因素，老年人机体代偿能力弱，治疗不良反应耐受性差，容易出现不良结局。在临床诊疗工作中，方案选择需权衡治疗并发症、远期收益、预期生存时间等多方面因素综合考虑。

（病例提供者：张　宁　中国医学科学院北京协和医院）

（点评专家：朱鸣雷　中国医学科学院北京协和医院）

参考文献

[1]Chen YY，Khoury P，Ware JM，et al.Marked and persistent eosinophilia in the absence of clinical manifestations[J].J Allergy Clin Immunol，2014，133（4）：1195-202.

[2]中华医学会血液学分会白血病淋巴瘤学组.嗜酸性粒细胞增多症诊断与治疗中国专家共识（2017年版）[J].中华血液学杂志，2017，38（7）：561-565.

[3]Pardanani A，Lasho T，Wassie E，et al.Predictors of survival in WHO-defined hypereosinophilic syndrome and idiopathic hypereosinophilia and the role of next-generation sequencing[J].Leukemia，2016，30（9）：1924-1926.

[4]Podjasek JC，Butterfield JH.Mortality in hypereosinophilic syndrome：19 years of experience at mayo clinic with a review of the literature[J].Leuk Res，2013，37（4）：392-395.

[5]Navarro I，Torras J，Gomà M，et al.Renal involvement as the first manifestation of hypereosinophilic syndrome：a case report[J].NDT Plus，2009，2（5）：379-381.

[6]Khalid F，Holguin F.Idiopathic hypereosinophilic syndrome in an elderly female：a case report[J].Am J Case Rep，2019，20：381-384.

[7]Morito A，Harada K，Iwatsuki M，et al.Frailty assessed by the clinical frailty scale is associated with prognosis after esophagectomy[J].Ann Surg Oncol，2023，30（6）：3725-3732.

[8]Fang EF，Scheibye-Knudsen M，Jahn HJ，et al.A research agenda for aging in China in the 21st century[J].Ageing Res Rev，2015，24（Pt B）：197-205.

[9]Chen LK，Liu LK，Woo J，et al.Sarcopenia in asia：consensus report of the asian working group for sarcopenia[J].J Am Med Dir Assoc，2014，15（2）：95-101.

[10]Rubenstein LZ，Harker JO，Salvà A，et al.Screening for undernutrition in geriatric practice：developing the short-form mini-nutritional assessment（MNA-SF）[J].J Gerontol A BiolSci Med Sci，2001，56（6）：M366-372.

[11]Marcantonio ER.Delirium in Hospitalized Older Adults[J].N Engl J Med，2017，377（15）：1456-1466.

抗线粒体抗体相关炎性肌病老年患者的诊治

一、病历摘要

（一）基本信息

主诉：患者女性，65岁，因"眶周皮肤色素沉着、眉周毳毛增多20年，双下肢无力8年，喘憋、下肢水肿4个月"于2020年11月5日入院。

现病史：患者于20年前无明显诱因出现双眶周皮肤色素沉着、双侧眉周毳毛增多，逐渐加重。8年前无明显诱因出现双下肢无力，行走时双腿发沉，骑车、上楼梯费力。5年前开始走路需拄拐，爬坡受限。近半年患者步行时双下肢无力感加重，伴进食哽噎感，偶有饮水呛咳。4个月前受凉后出现咳嗽、咳白色泡沫痰，无发热，自服"清开灵、阿莫西林"3天后症状减轻。此后平地行走约100m即出现喘憋，休息10~20分钟后逐渐缓解。夜间不能平卧入睡、需侧卧，偶有睡眠中憋醒。上述症状间断发作，约2~3次/月，并逐渐出现双足—足踝—小腿对称可凹性水肿，进行性加重。2020-07-31就诊于当地医院，查血常规示白细胞7.45×10⁹/L，中性粒细胞百分比65.4%，血红蛋白133g/L，血小板300×10⁹/L；血生化示丙氨酸氨基转移酶41.9U/L↑，谷氨酰转移酶362U/L↑，碱性磷酸酶312U/L↑，超敏C反应蛋白3.0mg/L，脑钠肽1180ng/L↑。胸部平扫CT示右肺上叶磨玻璃结节，两肺炎症，右肺中叶膨胀不全，纵隔淋巴结肿大，左肺上叶局限性肺气肿。超声心动图示左房增大，钙化性瓣膜病，三尖瓣反流（轻度），左室射血分数60%，左室充盈功能减低。动态心电图示窦性心动过速，一度房室传导阻滞，二度Ⅰ型房室传导阻滞，偶发房性期前收缩，频发室性期前收缩（可见成对或多源）。诊断为"肺部感染、心力衰竭"，予头孢哌酮舒巴坦、左氧氟沙星抗感染，并间断呋塞米利尿治疗12天后好转出院。出院7天后患者再次出现轻微活动后喘憋，伴双下肢水肿，咳白色黏痰。再次于当地医院住治，期间查血常规示白细胞10.04×10^9/L↑，中性粒细胞百分比64.6%，血红蛋白125g/L，血小板328×10^9/L；血生化示丙氨酸氨基转移酶38.3U/L，门冬氨酸氨基转移酶51.0U/L↑，碱性磷酸酶281U/L↑，谷氨酰转移酶301U/L↑，余未见明显异常；脑钠肽1040ng/L↑；动脉血气分析（不吸氧条件下）：酸碱度7.32，二氧化碳分压77mmHg，氧分压66mmHg，实际碱剩余13.6mmol/L，碳酸氢根39.7mmol/L。胸部CT示右肺上叶磨玻璃结节，较前相仿；双肺炎症，较前好转；右肺中叶膨胀不全，较前好转；左肺上叶局限性肺气肿，双肺下叶间质纤维化。考虑"肺部感染、Ⅱ型呼吸衰竭、心力衰竭"，予头孢哌酮舒巴坦抗感染、托伐普坦口服、重组人脑利钠肽静脉滴注及沙库巴曲缬沙坦口服治疗1周，症状无明显减轻。再次出院后患者仍有喘憋，行走<10m即出现。为进一步诊治收入我院老年医学科病房。患者自起病来，精神弱、睡眠差，饮食可，大便如常，尿量无明显减少。体力进行性下降，体重无明显增减。

既往史：高血压史15年，血压214/100mmHg，长期服用缬沙坦（80mg、1次/日）、倍他乐克（酒石酸美托洛尔片25mg、1次/日）降压，平素血压控制在130～160/80～100mmHg；2型糖尿病10年，长期二甲双胍（0.5g、2次/日）、门冬胰岛素30早14U、晚10U皮下注射，监测空腹5.0～9.0mmol/L，餐后13.0～18.0mmol/L；发现血脂升高8年，长期服用辛伐他汀10mg、每晚一次降脂治疗，3年前改为瑞舒伐他汀10mg，未规律监测血脂水平；2012年11月乘坐公交车时急刹车摔倒，致腰椎骨裂，保守治疗后好转。

个人史、婚育史：无特殊。

家族史：父亲因"肝癌"去世，母亲因"心脏病"去世；有1姐2兄，均患2型糖尿病。

（二）体格检查

体温36.3℃，心率95次/分，呼吸30次/分，血压140/81mmHg，血氧饱和度89%～91%，身高154cm，体重52kg，BMI 21.94kg/m²。发育正常，营养中等，神志清楚，端坐位，呼吸短促。眼周鬈毛增多，眶周皮肤色素沉着（病例27图1）。双侧颈静脉怒张。双侧胸廓运动度减低。双下肺闻及呼气末少量细湿性啰音及爆裂音。心率95次/分，心律不齐，每分钟闻及5～6次期前收缩，各瓣膜听诊区未闻及性杂音。腹壁质韧，全腹无压痛、反跳痛、肌紧张，听诊肠鸣音3～4次/分。双下肢对称性可凹性水肿，双手细颤，示值为著。四肢肌力Ⅴ−，肌张力正常，双侧病理征（−）。

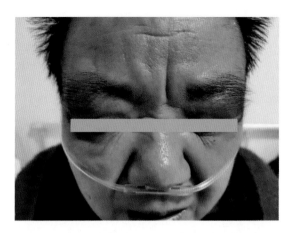

病例27图1　患者双侧眶周皮肤色素沉着伴眉周毳毛增多

（三）辅助检查

1．常规检查　①血常规：白细胞9.94×10^9/L↑，中性粒细胞百分比65.7%，血红蛋白132g/L，血小板370×10^9/L；②尿常规＋沉渣：白细胞71.8个/μl↑，细菌603.1/μL↑，红细胞1.5个/μl，尿蛋白1.0g/L；24h尿蛋白定量0.92g↑；③大便常规＋大便隐血（－）；④血生化：丙氨酸氨基转移酶64U/L↑，门冬氨酸氨基转移酶53U/L↑，谷氨酰转移酶337U/L↑，碱性磷酸酶495U/L↑，磷1.62mmol/L↑，白蛋白35g/L，前白蛋白119mg/L↓；⑤凝血：纤维蛋白原4.28g/L↑，D-二聚体0.74mg/L↑；⑥感染四项（－）；⑦动脉血气分析（RA）：酸碱度7.38，二氧化碳分压63mmHg↑，氧分压38mmHg↓，碳酸氢根34.2mmol/L↑，实际碱剩余8.7mmol/L↑，血乳酸1.1mmol/L；⑧心肌损伤标志物：肌钙蛋白Ⅰ 0.062μg/L↑；B型钠尿肽289ng/L↑，N端脑钠肽前体1241pg/ml↑；⑨肌酶谱：肌酸激酶116U/L，乳酸脱氢酶150U/L，肌红蛋白92μg/L；⑩血清肿瘤标志物：甲胎蛋白25.2ng/ml（≤20.0）↑，CA125 38.8U/ml（≤35.0）↑，余（－）。

2．炎症指标　红细胞沉降率、超敏C反应蛋白（－）。

3．免疫相关指标　血补体＋免疫球蛋白：IgM 2.64g/L↑，补体（－）；血清蛋白电泳：α_2 11.2%↑；血KAP轻链1420mg/dl↑，LAM 699mg/dl↑，比值2.03；尿KAP轻链17.40mg/dl↑，LAM 6.73mg/dl↑；血清免疫固定电泳：κ 31.4mg/L↑，λ 51.5mg/L↑，κ/λ 0.610，尿免疫固定电泳（－）。抗核抗体17项：ANA（＋）胞质型1∶320，抗ds-DNA抗体 IgG（＋）150，抗Ro52（3＋）。自身免疫性肝炎抗体：ANA（＋）胞质型1∶320，AMA（＋）1∶320，AMA-M_2（＋）＞400。ANCA（－）。肌炎抗体谱（－）。抗线粒体亚型抗体：AMA-M2弱（＋），M4、M9亚型均（－）。

4．内分泌相关指标　甲功（－）；血清总皮质醇38.1μg/dl↑，24h尿游离皮质醇、血ACTH（－）；α-葡萄糖醛酸酶活性正常。

5. 影像学检查　①胸部CT平扫：右侧膈肌显著抬高，右中叶膨胀不全，双下肺透亮度降低，伴间质纹理增多，左房显著扩大，食管扩张，内有液体。②腹盆腔CT平扫未见明显异常。③肺功能（通气）：限制性通气功能障碍。④心电图：窦性心律，心率86次/分，可见室性期前收缩。⑤超声心动：室间隔基部及中段运动稍减低，左房增大（49mm），升主动脉增宽（37mm），主动脉瓣及二尖瓣后叶瓣环退行性变，轻度主动脉瓣关闭不全；轻度二尖瓣关闭不全，轻度肺高血压（PASP 42mmHg）。⑥双下肢深静脉超声：未见血栓形成。⑦冠状动脉CTA：右冠优势型；冠状动脉重度钙化；左主干未见明确狭窄；前降支多发混合斑块，管腔轻-中度狭窄；回旋支近中段混合斑块，管腔轻度狭窄；右冠状动脉多发混合斑块，管腔轻-中度狭窄。⑧心肌核素显相（静态）：未见明显异常。⑨动态心电图：窦性心律，总心搏数131 407次，房性期前收缩<0.1%，可见房早未下传，室性期前收缩15 403（11.72%），可见成对室早349对、室速210阵、二联律504阵、三联律95阵，Ⅰ度AVB。⑩肌电图：上下肢可见自发电位，多相波比例增高，RNS未见异常。11膈肌超声：双侧膈肌移动幅度减低，右侧为著（左侧2.3cm、右侧1.8cm）。12颅脑MRI：左侧基底节区腔隙灶；双侧放射冠、半卵圆中心多发斑片状异常信号，慢性缺血性改变；垂体饱满。13心脏MRI：T_2W黑血序列示心肌信号未见明显异常；双房增大；室间隔略增厚；室间隔、左室壁运动减低。T_1和T_2 mapping序列示T_1、T_2信号均增高（病例27图2）。14双侧大腿MRI：双侧大腿各组肌肉及皮下脂肪T_2压脂序列高信号，考虑炎性病变可能（病例27图3）。

6. 病理检查　①股四头肌活检：横纹肌组织，轻度变性；刚果红（－），高锰酸钾化刚果红（－），醇化刚果红（－）。②腹壁皮肤活检：真皮全层小血管周围未见红染物质沉积，真皮深部汗腺导管及腺腔部分红染，皮下脂肪组织小血管管壁极少量散在阳性，考虑为非特异性染色（病例27图4）。股四头肌标本进一步送检神经病理实验室行组织化学染色和免疫组化染色。HE染色（病例27图5）见肌纤维明显大小不等，部分肌纤维中重度萎缩，个别肌纤维肥大，个别肌纤维变性，个别肌纤维坏死、吞噬，未见再生肌纤维。肌内膜个别小血管周围可见单个核炎细胞浸润。Gomori染色未见破碎红纤维等线粒体病典型表现。PAS染色未见糖原颗粒沉积，ORO染色未见明显脂滴沉积。COX染色（病例27图6）个别肌纤维膜下局部深染，个别肌纤维网状结构紊乱，个别肌纤维内斑片状淡染。ACP及NSE染色见散在少数坏死肌纤维内粗大阳性颗粒增多。ATP染色提示Ⅰ型和Ⅱ型肌纤维比例、分布大致正常，未见同型肌纤维群组化分布现象。进一步完善免疫组化染色，肌内膜及坏变肌纤维内个别CD_4^+细胞和少数CD_{68}^+细胞，未见CD_8^+细胞及CD_{20}^+细胞。肌纤维膜MHC-Ⅰ表达增加（病例27图7），抗C5b-9染色（病例27

图8）可见大部分肌纤维周边阳性染色。病理诊断：肌源性改变，结合免疫组化表现，考虑为免疫介导的炎性肌病。

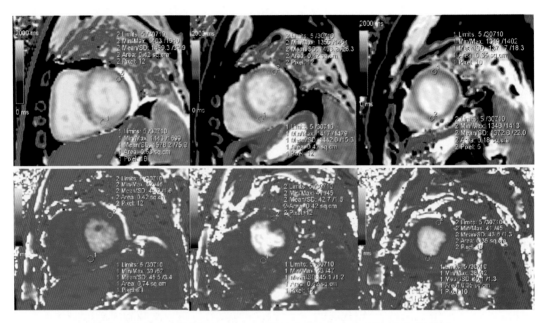

病例27图2　心脏核磁mapping序列示心肌T₁和T₂之绝对值均增高

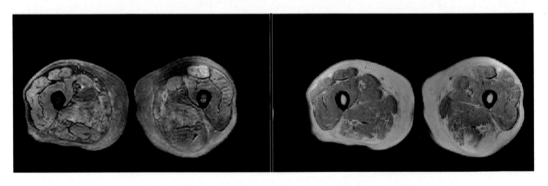

病例27图3　双侧大腿核磁示各组肌群及皮下脂肪在T₂压脂像均呈现弥漫性异常高信号

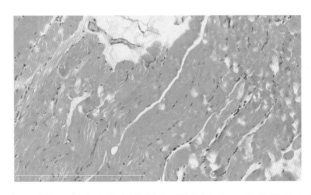

病例27图4　股四头肌活检HE染色示肌纤维间出现脂肪组织，伴肌纤维束断裂及肌纤维溶解

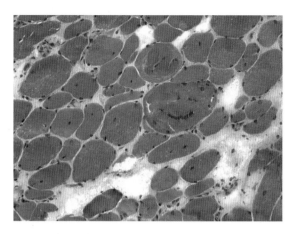

病例27图5 股四头肌活检HE染色示肌纤维明显大小不等，部分肌纤维中重度萎缩，
个别肌纤维肥大，个别变性肌纤维

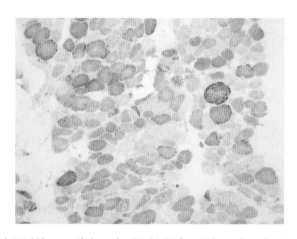

病例27图6 股四头肌活检COX染色示个别肌纤维膜下局部深染，个别肌纤维内斑片状淡染

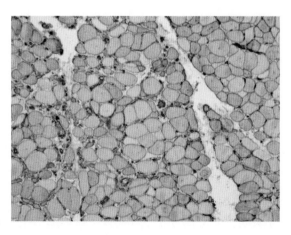

病例27图7 股四头肌活检MHC染色示肌纤维膜有阳性着色

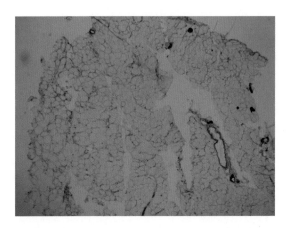

病例27图8　股四头肌活检抗C5b-9染色示许多肌纤维周边阳性染色

（四）老年综合评估

Fried 3分，衰弱状态；MNA-SF 13分（正常营养状况），起病前ADL 4分（躯体活动、洗澡各-1），入院时ADL 2分（躯体活动、穿衣、梳洗、洗澡各-1分），起病前IADL 5分（购物、备餐、使用交通工具各-1分），入院后IADL 4分（购物、备餐、整理家务、使用交通工具各-1分）。

（五）入院诊断

1. 喘憋、下肢水肿原因待查

2. 高血压3级（很高危）

3. 心律失常：一度房室传导阻滞，二度Ⅰ型房室传导阻滞，频发室性期前收缩（可见成对及多源），偶发房性期前收缩

4. 2型糖尿病

5. 高脂血症

6. 腰椎骨裂

7. 衰弱状态

8. 跌倒史

（六）治疗经过

心脏方面：入院后予患者托伐普坦7.5mg/d、呋塞米20mg/d、螺内酯20mg/d利尿治疗，减轻心脏容量负荷，同时口服曲美他嗪改善心肌代谢。

呼吸方面：入院后予低流量吸氧（NC 2～3L/min），2020年11月10日起间断予BiPAP呼吸机辅助改善肺通气，每天4～6小时，模式S/T，IPAP 14cmH$_2$O，EPAP 4cmH$_2$O，FiO$_2$ 30%。上述治疗后患者喘憋症状未再发作，可平卧，下肢水肿基本消退。11月17日起每日在康复科指导下床旁进行肺容量、核心力量及日常生活活动能力练习，

每次15～20分钟，可耐受。出院前复查动脉血气，PCO_2下降至58mmHg。

（七）出院诊断

1. 抗线粒体抗体相关炎性肌病

心脏受累：射血分数保留型心力衰竭

心律失常：二度Ⅰ型房室传导阻滞，频发室性期前收缩（室早二、三连律），短阵室速

膈肌受累：Ⅱ型呼吸衰竭

2. 原发性胆汁性胆管炎

3. 冠状动脉粥样硬化性心脏病：双支病变（前降支、回旋支）

（八）随访

出院后继续予患者小剂量利尿剂，以及曲美他嗪、β受体阻滞剂口服，家庭氧疗（每日低流量吸氧6～8小时），居家康复练习。患者未再发作喘憋，无下肢水肿，可室内活动并作简单家务。后随访，患者未再发作喘憋及下肢水肿，每日家用呼吸机约8小时（10Pm～6Am），SPO_2 96%～97%，静息时心率80～85次/分。每日可拄拐室外行走500～600m，可做简单家务（洗小件衣物），并在家人协助下做饭。

二、疾病介绍

特发性炎性肌病（IIM）是一组具有较高异质性的自身免疫性疾病，以进行性肌无力、肌电图异常、肌酶升高和肌肉炎症细胞浸润为特征，常伴有其他系统受累表现，如发热、皮疹、关节痛、间质性肺病、心肌病、吞咽困难等。一般通过临床表现、相关抗体筛查、神经电生理、影像学及肌肉活检可明确诊断。早期的IIM特指多发性肌炎（PM）和皮肌炎。1975年，Bohan等提出经典IIM分型，包括原发性PM、原发性皮肌炎、合并血管炎的儿童PM或皮肌炎、合并肿瘤PM或皮肌炎，以及合并其他结缔组织病的PM或皮肌炎。随着肌肉病理的开展及越来越多抗体的被发现，IIM分型更加细致。2018年，Selva-O'Callaghan等提出新的成人IIM分型，其包括皮肌炎、免疫介导的坏死性肌病（IMNM）、散发性包涵体肌炎（sIBM）、重叠性肌炎（OM）和PM。有关肌炎的抗体包括肌炎相关性抗体（MAAs）和肌炎特异性抗体（MSAs）。

抗线粒体抗体相关炎性肌病是IIM中较罕见由免疫介导的肌病类型。我国人群抗线粒体抗体相关炎性肌病的患病率约为5.15%。该病发病年龄多为40～70岁，呈慢性病程，临床特征表现多样，可出现近端肌无力、轴向肌受累、翼状肩胛等。Albayda等于2018年报道了7例该病患者的临床特征（1例皮肌炎、6例PM）。3例合并其他自身免疫性疾病，包括原发性胆汁性肝硬化（PBC）、自身免疫性肝炎、银屑病和桥本甲状腺炎。

患者均有近端肌力下降，其中4例存在吞咽困难，5例合并心脏受累包括心律失常（传导阻滞、房性心动过速、室性期前收缩）及心肌炎（2例）。实验室检查均伴有CK升高、AMA阳性，其中2例同时伴ANA阳性；肌电图示均肌源性损害；MRI示3例股四头肌水肿改变，2例存在脂肪浸润。我国学者也对抗线粒体抗体相关炎性肌病患者的临床特征进行了总结。在收集的136例IIM患者中共检出抗线粒体抗体相关炎性肌病患者7例，包括皮肌炎3例、PM 2例、IMNM 2例。中位诊断年龄55.5（41～70）岁，发病至首次就诊时间为1～24个月。临床表现方面，均有近端肢体无力，其中4例同时有远端肌力下降及不对称肢体无力，4例伴肌痛，5例伴吞咽困难，3例伴构音障碍，1例伴呼吸困难。其他系统受累情况，2例伴心律失常（表现为传导阻滞和房性期前收缩），3例伴眶周紫色皮疹（均为皮肌炎患者），2例合并PBC，1例疑诊恶性肿瘤。辅助检查方面，6例CK升高；除AMA阳性外，2例伴抗NXP-2抗体强阳性，1例抗T1F1γ抗体强阳性，3例存在大腿肌肉萎缩伴脂肪浸润。

三、病例分析

本例患者慢性病程，多肌群受累，且病程中有明显的心脏受累，主要表现为心律失常及心力衰竭，AMA强阳性，合并PBC，虽CK无明显升高，以核心肌肉力量下降为主，但股四头肌活检补体免疫组化染色示抗C5b-9染色及MHC染色均为阳性，符合炎性肌病病理表现。根据上述文献复习，抗线粒体抗体相关炎性肌病临床表现异质性较大，CK可正常，伴或不伴PBC。此外，患者病程出现的眶周色素沉着、眉周毫毛增多。可能是由于慢性病程中，炎症因子可刺激黑素细胞产生黑色素或，以致眶周色素沉着。

治疗方面，一般予以激素治疗或激素联合其他免疫治疗，多数患者经治疗后肌力及CK水平有明显改善。但AMA滴度无明显下降，故不建议使用AMA滴度评估疾病活动度。本例老年患者，合并高血压、2型糖尿病等多种基础疾病，衰弱状态。经与患者及家属沟通，综合风险与获益，暂未启动激素及免疫抑制治疗，给予纠正心力衰竭及改善二氧化碳潴留等对症治疗，患者喘憋未再发作，下肢水肿消退。后续病情及转归需进一步观察随访。

该患者为老年女性，慢性病程，存在多个系统受累。明确疾病诊断需要从诸多头绪中梳理线索、厘清思路。患者存在明确的心力衰竭，心肌活检有助于明确诊断，但患者躯体功能状态差，心肌活检的风险大，且患者对该检查亦有顾虑。患者入院动脉血气分析提示二氧化碳潴留、胸部影像学提示右侧膈肌显著抬高，膈肌超声提示双侧膈肌运动幅度均明显减低。均提示存在系统性疾病继发的膈肌受累。结合查体及其他影像学检查，患者亦存在大腿肌肉等多组骨骼肌肌群受累。经综合考虑，选择了安全性高、风险较低的股四头肌活检获取病理，通过股四头肌特殊免疫组化染色结果，诊断为炎性肌病。结合病程中患者AMA强阳性，合并原发性胆汁性胆管炎，最终确诊抗线粒体抗体相关炎性肌病。

患者病程中血沉、超敏C反应蛋白等炎症指标正常，肌酶仅轻度升高。同时，病程与症状不匹配（炎性肌病一般为亚急性或急性发病，该患者病程已超过5年）；肌酸激酶升高程度与症状不匹配；中轴肌受累与外周肌受累程度不匹配。临床表现很不典型。考虑病主要为病程缓慢迁延所致，入院时已无急性活动性炎症。基于以上情况，结合患者年龄及衰弱状态，常规激素及免疫抑制剂并不能使之获益。主要治疗措施为纠正心衰及改善二氧化碳潴留。患者病程中特殊的皮肤毛发改变考虑为长期慢性自身免疫反应破坏皮肤基底层所致。患者的诊治过程涉及多个临床专科，转化医学中心则从发病机制的分子生物学角度，提出患者肌肉、肺和皮肤病变在神经系统是否有共同病理特征和关联。该病例诊疗过程反映了多学科团队合力解决临床问题，并从临床问题中提出科学问题，进行转化医学探讨的重要价值。患者后续的病情转归有待进一步随访观察。

四、病例点评

该患者为老年女性，病情复杂，多系统受累，经两次多学科团队会诊，最终诊断为抗线粒抗体相关炎性肌病。经纠正心力衰竭、间断无创呼吸机通气治疗及包括呼吸肌在内的康复训练，其临床症状明显改善。回顾整个诊疗过程，很多经验值得总结。

1. 以点及面，形成开阔的诊疗思路。患者以心功能不全、呼吸衰竭为主要表现入院，胸部CT提示膈肌上抬、食管扩张，从而以此为突破点，发现患者多肌群受累，完善肌活检及相关检查，从而明确诊断。

2. 多学科协作的重要性。该患者诊疗过程中，多学科团队共同参与和讨论，逐步厘清病因，解决诊疗决策中的难题，体现了多学科协作在疑难病诊疗中的重大意义。

3. 医患沟通及临床共同决策的意义。患者肌炎慢性化，目前无明显活动性炎症证据，后续是否应用激素和免疫抑制剂需审慎考虑。多学科讨论后与患者及家属进行充分沟通，鼓励患者继续居家进行康复练习，以增加通气量，减少失用性肌肉力量下降，并改善日常生活活动能力，医患沟通决策实现患者受益最大化。

（病例提供者：张　宁　中国医学科学院北京协和医院）

（点评专家：孙晓红　中国医学科学院北京协和医院）

参考文献

[1]Dalakas MC.Inflammatory muscle diseases[J].N Engl J Med，2015，372（18）：1734-1747.

[2]Alexanderson H，Regardt M，Ottosson C，et al.Muscle strength and muscle endurance during the first year of treatment of polymyositis and dermatomyositis：a prospective study[J].J Rheumatol，2018，45（4）：538-546.

[3]Selva-O'Callaghan A，Pinal-Fernandez I，Trallero-Aragu á s E，et al.Classification and management of adult inflammatory myopathies[J].Lancet Neurol，2018，17（9）：816-828.

[4]薄传强.特发性炎性肌病[J].中华神经科杂志，2019，52（5）：410-422.

[5]Hou Y，Liu M，Luo YB，et al.Idiopathic inflammatory myopathies with anti-mitochondrial antibodies：clinical features and treatment outcomes in a Chinese cohort[J].Neuromuscul Disord，2019，29（1）：5-13.

[6]Uenaka T，Kowa H，Ohtsuka Y，et al.Less limb muscle involvement in myositis patients with Anti-mitochondrial antibodies[J].Eur Neurol，2017，78（5-6）：290-295.

[7]Albayda J，Khan A，Casciola-Rosen L，et al.Inflammatory myopathy associated with anti-mitochondrial antibodies：a distinct phenotype with cardiac involvement[J].Semin Arthritis Rheum，2018，47（4）：552-556.

[8]Maeda MH，Tsuji S，Shimizu J.Inflammatory myopathies associated with anti-mitochondrial antibodies[J].Brain，2012，135（Pt 6）：1767-1777.

多病共存高龄帕金森病的诊治

一、病历摘要

（一）基本信息

主诉：患者女性，86岁，因"行动迟缓6年，消瘦3个月，间断意识混乱2个月"于2021年3月入院。

现病史：患者于6年前无诱因出现行动迟缓、步态不稳、步幅减小、易跌倒，伴肢体僵硬，无明显静止及活动时震颤。6年来症状逐渐加重，躯体功能逐渐下降，需要挂拐行走。4年前在外院诊断为"帕金森病"，口服美多芭，运动症状减轻。2年前症状波动，表现为1天之中突发肢体僵硬、活动迟缓，多于午后出现，持续1~2小时缓解。调整美多芭剂量为早0.25g、中午0.25g、下午4点0.25g，晚8点0.25g，并加用司来吉兰5mg、2次/日。患者症状波动较前减少，但运动迟缓仍缓慢加重，躯体功能进一步下降，不能下地行走，起坐需人搀扶，外出需坐轮椅。间断调整药物剂量，入院前口服美多芭，上午7点、中午11点、下午4点各0.75片，晚八点1片（0.25g/片），司来吉兰上午7点、下午4点各5mg。近1年来吞咽困难，进食哽噎感，无明显呛咳。近3个月来吞咽困难加重，偶有呛咳。每日食物以米粥、牛奶等流食为主，进食量较前减少2/3，3个月来体重下降10kg。近2个月夜晚间断出现言语紊乱、视幻视，日间嗜睡，精神差。早起时间不固定，有时拒绝服药。

既往史：高血压病史20年，间断服用厄贝沙坦150mg/d，血压控制满意。2型糖尿病史20年，西格列汀100mg/d，未规律监测血糖及糖化血红蛋白水平。诊断抑郁状态2年。

（二）体格检查

血压130/80mmHg，心率63次/分，体重40kg，BMI 16.6kg/m^2。体型消瘦，四肢肌容量明显减少，小腿围24cm。神志清，时间、地点、人物定向力能正确作答。面部表情少，面容较僵硬，对答切题。语音低沉、语速迟缓。舌面赤红，伸舌居中。心肺查体无殊。腹软，无压痛。四肢肌张力较高，肌力正常。双下肢远端轻度可凹性水肿。

（三）辅助检查

1．血常规　白细胞4.98×10^9/L，红细胞3.62×10^{12}/L，血小板139×10^9/L，血红蛋白115g/L。

2．血生化　肌酐56μmol/L，白蛋白35g/L，钾3.8mmol/L，前白蛋白173mg/L。

3．血沉、超敏C反应蛋白均正常。糖化血红蛋白5.7%。

4．多种肿瘤标记物阴性。

5．胸腹盆腔CT　双肺间质性病变，余未见异常。

6．颅脑MRI　右基底节、双侧额顶叶、半卵圆中心、侧脑室旁小血管病相关缺血改变。

（四）老年综合评估

1．微型营养评定简表（MNA-SF）7分，营养风险筛查-2002（NRS-2002）6分。

2．日常生活活动（ADL）0分，工具性日常生活活动（IADL）1分。

3．优势手手握力11kg。

4．简易精神状态量表（MMSE）25分（大学文化）。

5．简版老年抑郁量表（GDS-15）3分。

6．多重用药，同时服用9种处方药（病例28表1）。

7．居住环境：8年前丧偶，与保姆同住养老院2年。

病例28表1　患者入院时药物核查及药物重整后情况

入院时用药	剂量	起止时间	药物重整后情况
美多芭	上午7点、中午11点、下午4点各0.75片、晚八点1片（0.25g/片）	2017年3月至入院	研磨后经胃管给药，从醒后开始给药，每间隔4小时用3/4片（0.25g/片），安排在肠内营养前1小时给药，睡前最后1次给1/2片
司来吉兰	上午7点、下午4点各5mg	2019年3月至入院	停用
米氮平	30mg/晚	2019年5月至入院	继续服用
西格列汀	100mg/d	2016年7月至入院	减量至50mg/d
比索洛尔	1.25mg/d	2016年7月至入院	停用
氯硝西泮	2mg/晚	2019年3月至入院	长效苯二氮卓类药物显著增加老年人跌倒风险，停用

入院时用药	剂量	起止时间	药物重整后情况
艾司唑仑	1mg/晚	2021年1月至入院	长效苯二氮卓类药物显著增加老年人跌倒风险，停用
阿司匹林	100mg/d	2011年至今	患者无心脑血管疾病2级预防指征，停用
洛索洛芬	30mg/d	2020年5月至今	调整为双氯芬酸乳胶剂，按需外涂疼痛处

（五）入院诊断

1. 帕金森病

2. 营养不良（NRS-2002 6分）

3. 2型糖尿病

4. 抑郁状态

5. 失能（重度）

（六）治疗经过

患者入院当晚出现明显躁动、激越伴定向力障碍，考虑谵妄状态，言语安抚，并予奥氮平1.25mg口服后症状缓解。入院诊断考虑：帕金森病，合并吞咽障碍、继发营养不良，同时伴有多种慢性病及老年综合征（病例28图1）。于入院次日放置12号鼻胃管，但因当日下午患者呻吟、表情痛苦，遂拔除鼻胃管。提交每周五的老年医学跨学科团队（GIT）查房。

GIT意见：①需要建立肠内营养通路，以进行肠内营养支持，同时保障帕金森病及其他慢性病给药途径。患者认知功能减退、间断发作谵妄及夜间精神行为症状，营养状态很差，行经皮内镜下胃造瘘（PEG）风险大。建议尝试10号进口细硅胶鼻胃管。②患者仍有部分自主进食能力，建议进行吞咽训练，改变食物质构，添加增稠剂，将食物调至浓糊状，减少误吸。

GIT意见实施：①入院后第4天放置10号硅胶鼻胃管，患者可耐受。遂经胃管泵入肠内营养混悬液（TPF，1.5kcal/ml）100ml，速度30ml/h；置管第3天予150ml，速度35ml/h；第5天予200ml，速度40ml/h；第7天起予750ml，速度75ml/h；其间，热量不足部分由肠外营养补足。置管15天后完全转为肠内营养支持。②每日安排床旁低频电刺激联合吞咽训练，鼓励患者进食添加增稠剂后的浓稠软食。③帕金森病方面：将美多芭研磨后经胃管给药，从醒后开始给药，每间隔4小时用3/4片（0.25g/片），安排在肠内营养前1小时给药，睡前最后1次给1/2片。停用司来吉兰，更换为雷沙吉兰1mg/d，晨起后给药。④药物重整：将患者长期服用药物由9种精简至4种（病例28表1）。经上述治疗后，患者进食哽咽感减轻，未再发生谵妄及夜间精神行为症状。住院第41天出院回养老院。

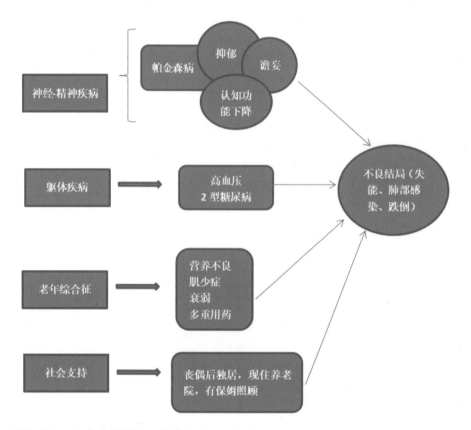

病例28图1　患者合并神经—精神疾病、躯体疾病、老年综合征及社会支持情况示意图

（七）出院诊断

1. 帕金森病

2. 营养不良（NRS-2002 6分）

3. 2型糖尿病

4. 抑郁状态

5. 谵妄

6. 失能（重度）

（八）随访

出院后家属外购便携式肠内营养泵，每日泵入肠内营养混悬液，可自主进食少量浓稠软食，出院2个月体重增加4kg。出院5个月后患者再次出现胃管不耐受，尊重患者意愿，予拔除鼻胃管，改为肠内营养混悬液（1.5kcal/ml）500ml/d、分多次小口啜饮，辅

以添加增稠剂后的软食。出院1年后随访，患者一般情况良好，未发生明显误吸和肺部感染，体重增加至48kg。

二、疾病介绍

帕金森病（PD）是一种神经系统变性疾病，临床上以静止性震颤、运动迟缓、肌强直和姿势平衡障碍为主要特征，可合并焦虑、抑郁等精神行为障碍。15%～30%的患者在疾病后期出现认知障碍及幻觉（以视幻觉多见）。吞咽困难在PD患者中较常见。一项荟萃分析显示，PD患者口咽部吞咽障碍的发生率高达82%。吞咽障碍严重影响PD患者的生活质量，可导致营养不良、脱水和吸入性肺炎等多种并发症，其中吸入性肺炎是导致PD患者死亡的首要原因。吞咽功能障碍还会对口服药物产生负面影响，引起药片的咽部残留、误吸或无法吞咽，从而导致药物疗效改变或没有达到预期效果。

三、病例分析

本例患者为高龄女性，PD的非运动症状突出表现为吞咽障碍及精神行为障碍。因吞咽障碍导致进食困难、食量显著减少，体质量进行性下降，继发营养不良及骨骼肌减少。同时，因吞咽障碍影响了治疗PD药物的规律服用，进一步加重病情。故而治疗的"突破口"在于建立有效的肠内营养通路。一方面，经该通路补充肠内营养；另一方面，经该通路保障PD药物和其他慢性病药物的给药。同时，从安全性及风险/获益角度看，放置胃管为最佳选择。然而，患者在5年前签署过生前预嘱，明确表示拒绝放置胃管，住院后亦再次表示拒绝放置胃管。这种情况下，需要医患共同决策（来解决实际问题。共同决策的内涵是医师运用医学专业知识，与患者在充分讨论治疗选择、获益与损伤等各种可能的情况下，结合患者的价值观、倾向性及处境后，双方共同参与作出的最适合患者个体健康状态、最符合患者本人意愿的决策过程。

经过GIT查房，并反复与患者及其家人沟通，达成共识后，尝试为患者放置了10号细硅胶鼻胃管。该类型胃管具有遇水后变柔软、组织相容性好的特点。放置后本例患者能够耐受，故而顺利地管饲肠内营养，并使经调整后的PD药物能够顺利经胃管给药。同时，通过吞咽训练及在食物中添加增稠剂等方法，尽力保留患者的自主进食能力，有利于维护患者的尊严、舒适感和愉悦感。经过肠内营养支持、吞咽康复及PD药物重整的综合干预，患者在数月后拔除胃管，能自主进食浓稠食物和肠内营养制剂，体质量明显增加，吞咽障碍减轻，未出现肺部感染。

GIT是应对复杂老年患者的重要工作模式，强调对老年共病患者的全人管理。GIT与传统的多科会诊不同，后者着重于疑难病的诊治，会诊成员代表不同亚专科，提供不同的处理意见，更像是"各自为战"。而GIT是由代表不同学科的成员提供不同信息并共同做出决策，进行全人管理，目标人群是伴有老年综合征、失能、高龄及衰弱的老年患者。中国医学科学院北京协和医院老年医学科所有患者入院后均经过老年综合评估（CGA），根据患者存在的健康问题提请GIT团队查房。老年医学科病房每周1次团队查房，团队由老年医学科医师、临床药师、心理医师、康复医师、营养医师和护师组成，由老年医学科医师召集并提前传达患者病历摘要及会诊需求。查房由病房主治医师主持，GIT团队医师分别提出意见，最后由主持人小结，并记录在案。每次查房1～1.5小时，3～7位患者接受诊治。

基于老年综合评估的GIT协作模式在老年患者多病共存管理及功能状态维护方面行之有效。国外研究显示，GIT的实施能够降低老年患者住院、机构护理及家庭护理费用，并大幅减少不适当用药。对于高龄、多病共存及失能的患者，还应向患者及家属提供出院后的中长期照护建议并安排定期随访。近年开展的互联网线上诊疗对该类患者出院后的随访提供了很大便利。本例患者的病情转归及远期预后有待进一步随访观察。

四、病例点评

该患者为高龄女性，多种慢性病共存，且合并诸多老年综合征。对于多病共存老年患者的治疗，应充分了解患者意愿，并将患者意愿纳入到共病老年患者的医疗决策中。同时，应认识到循证医学的局限性，将文献中的建议个体化、合理地应用于老年共病患者的治疗；在做出医疗决策时，应考虑到治疗的风险，负担，获益及预后情况（如剩余寿命预期，功能状态，生活质量），尽可能选择获益最大，风险最小，且能够改善患者生活质量的干预方案。

（病例提供者：张　宁　中国医学科学院北京协和医院）

（点评专家：刘晓红　中国医学科学院北京协和医院）

参考文献

[1]Weintraub D，Aarsland D，Chaudhuri KR，et al.The neuropsychiatry of Parkinson's disease：advances and challenges[J].Lancet Neurol，2022，21（1）：89-102.

[2]López-Liria R，Parra-Egeda J，Vega-Ramírez FA，et al.Treatment of dysphagia in Parkinson's disease：a systematic review[J].Int J Environ Res Public Health，2020，17（11）：4104.

[3]Han MN，Finkelstein DI，McQuade RM，et al.Gastrointestinal dysfunction in Parkinson's disease：current and potential therapeutics[J].J Pers Med，2022，12（2）：144.

[4]张贺，姜立刚.帕金森病非运动症状研究现状[J].中国实用神经疾病志，2021，24（1）：72-76.

[5]Dogba MJ，Menear M，Stacey D，et al.The evolution of an interprofessional shared decision-making research program：reflective case study of an emerging paradigm[J].Int J Integr Care，2016，16（3）：4.

[6]Leng Sean X.打破传统亚专科片段医疗服务模式引进现代老年医学观念[J].中华老年医学杂志，2012，31（1）：7-9.

[7]曾平，朱鸣雷，曲璇.治疗老年共病患者的重要模式：多学科整合团队[J].中华老年多器官疾病杂志，2013，12（5）：336-338.

[8]Famadas JC，Frick KD，Haydar ZR，et al.The effects of interdisciplinary outpatient geriatrics on the use，costs and quality of health services in the fee-for-service environment[J].Aging Clin Exp Res，2008，20（6）：556-561.

[9]Lang PO，Vogt-Ferrier N，Hasso Y，et al.Interdisciplinary geriatric and psychiatric care reduces potentially inappropriate prescribing in the hospital：interventional study in 150 acutely ill elderly patients with mental and somatic comorbid conditions[J].J Am Med Dir Assoc，2012，13（4）：406，e1-e7.

老年 IgG$_4$ 相关疾病的诊治

一、病历摘要

（一）基本信息

主诉：患者男性，68岁，因"纳差2个月，皮肤及巩膜黄染1个月"于2022年7月28日入院。

现病史：患者于2022年6月出现皮肤、巩膜黄染，尿色加深，进行性加重，否认腹痛、呕吐、发热、大便颜色及性状改变。进食量减少，体重下降7.5kg。于外院查血常规示白细胞7.75×10^9/L，中性粒细胞68.2%，血红蛋白111g/L，血小板213×10^9/L；肝功能示丙氨酸氨基转移酶61U/L↑，门冬氨酸氨基转移酶59U/L↑，白蛋白28g/L↓，总胆红素306μmol/L↑，直接胆红素178.12μmol/L↑，谷氨酰转肽酶372U/L↑，碱性磷酸酶442U/L↑；血清肿瘤标记物示CA19-9 3996U/mL↑，甲胎蛋白、CA125、SCCAg均正常。腹部超声检查示肝内外胆管扩张伴胆管壁局限性增厚，胰腺体积增大伴弥漫性病变。腹部增强CT检查示肝内外胆管扩张伴胆管壁增厚，胰腺形态饱满。2022年7月13日行经皮经肝穿刺胆管引流（PTCD）后植入胆道支架，每日引流出黄色胆汁约300ml。纳差、皮肤及巩膜黄染稍减轻。同期检查血糖升高，空腹血糖10～14.3mmol/L，餐后2小时血糖（2h-PBG）18～24mmol/L，糖化血红蛋白9.9%。诊断为糖尿病，睡前给予德谷胰岛素（8U）皮下注射，三餐前给予门冬胰岛素（7U）皮下注射，治疗后监测FBG 7.0～8mmol/L，2h-PBG 10～18mmol/L。患者自发病以来，否认口干和眼干、腮腺肿大、眼睑肿胀、烦渴、多尿。

既往史：2012年因"胆囊炎"行胆囊切除术，白癜风7年，未治疗。无病毒性肝炎史。

个人史：吸烟30余年，7～8支/日，戒烟2个月。

（二）体格检查

体温36.5℃，脉搏64次/分，呼吸21次/分，血压138/73mmHg，血氧饱和度96%，身高172cm，体重62kg，BMI 21kg/m^2。全身皮肤及巩膜黄染（病例29图1），散在色素缺失，未见肝掌及蜘蛛痣。心律齐，双肺呼吸音清，右上腹可见手术瘢痕，腹软，无压痛、反跳痛，双下肢不肿。

（三）辅助检查

1. 血尿便常规　白细胞9.12×10^9/L，中性粒细胞百分比78.2%，血红蛋白110g/L，平均红细胞体积90.1fL，血细胞比容34.1%，血小板169×10^9/L；尿常规+沉渣：胆红素LARGE μmol/L↑，余未见异常；粪便常规+潜血阴性，粪便苏丹Ⅲ染色（+）。

2. 血液生化　钾3.2mmol/L↓，白蛋白28g/L，门冬氨酸氨基转移酶45U/L，总胆红素215.6μmol/L↑，直接胆红素161.8μmol/L↑，谷氨酰转移酶79U/L↑，碱性磷酸酶192U/L↑，肌酐67μmol/L；血清淀粉酶、脂肪酶（-）；红细胞沉降率40mm/h↑，超敏C反应蛋白108.16mg/L↑；血清肿瘤标记物：CA19-9 180.0U/ml↑，余均正常；血清IgG亚类测定：IgG$_4$ 6212mg/L↑。

3. 免疫相关检验　免疫球蛋白3项：IgG 19.01g/L↑，补体C3、C4正常；抗核抗体谱：均阴性；自身免疫性肝炎相关自身抗体谱、1型糖尿病相关自身抗体谱均无殊。

4. 内分泌相关检验　糖化血红蛋白8.2%；空腹血糖6.0mmol/L，C肽0.73μg/L↓；餐后2h-PBG 12.2mmol/L，C肽0.39μg/L；TSH 4.482μIU/ml↑，FT$_3$、FT$_4$均正常。

5. 感染相关检验　结核T细胞检测（T-SPOT.TB）：ESAT-6 1368FC/10S6MC↑，CFP-10 204FC/10S6MC↑；布氏杆菌凝集试验、结核菌素试验、尿抗酸染色、尿结核/非结核分枝杆菌核酸测定均阴性。

6. 影像学检查　①腹部及胰腺增强磁共振成像（MRI）+磁共振胰胆管成像（MRCP）　胰头肿大，胰体尾相对纤细、短缩，胰腺小叶间隔消失；胰腺实质T1WI-fs信号不均匀减低，DWI信号不均匀增高，均以胰头为著；胰腺实质可见显著延迟强化。肝内多发胆管扩张，肝总管、左右肝管及其一级分支可见管壁环周增厚，DWI信号增高，增强后显著延迟强化（病例29图2）。②MRCP检查结果提示肝内多发胆管扩张，以外周小胆管为著，与肝门部胆管管径不成比例；胆总管胰内段明显狭窄，上游肝外胆管稍扩张，与下段胆管狭窄程度不成比例；主胰管断续显影，多节段狭窄，且狭窄节段上游无明显扩张（病例29图3）。③PET/CT躯干断层显像：胰头代谢增高灶（SUVmax 5.9）（病例29图4）；胰体尾代谢弥漫轻度增高（SUVmax 3.7）；胆总管上段管壁增厚，代谢增高（SUVmax 4.9）；胆总管及肝内胆管扩张；心膈角、右侧肋膈角、肝门区、胰周、腹膜后多发代谢增高淋巴结（SUVmax 6.0）；左侧颌下、左锁骨上下区多发代谢增高淋巴结（SUVmax 4.2）；双肺门及纵隔、右腋下多发代谢增高淋巴结（SUVmax 3.8）。④泌尿系超声：右肾萎缩（大小约6.6cm×3.3cm×3.1cm），左肾代偿性增大，左肾集合系统稍分离。⑤胃镜：慢性浅表萎缩性胃炎。⑥结肠镜：结直肠多发息肉（较大者直径为0.8cm），部分钳除，病理结果为腺管状腺瘤。⑦涎腺超声：双侧腮腺、颌下腺回声轻度不均，双侧腮腺内、腮腺旁、颌下腺旁多发淋巴结皮质增厚，反应性增生可能。

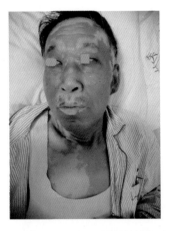

病例29图1　患者皮肤巩膜黄染

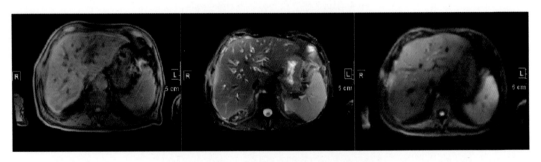

病例29图2　患者腹部及胰腺增强MRI

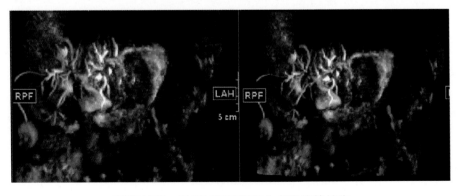

病例29图3　患者MRCP见肝内多发胆管扩张

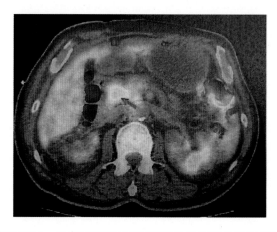

病例29图4　患者PET/CT躯干断层显像示胰头代谢增高灶

（四）老年综合评估

1. 躯体功能　日常生活活动（ADL）6分；工具性日常生活活动（IADL）8分；握力24.7kg。

2. 营养风险评估（NRS-2002）4分。

3. 认知评估　简易智能状态评估量表（MMSE）30分。

（五）入院诊断

1. 梗阻性黄疸

2. 糖尿病

3. 贫血（轻度）

4. 白癜风

5. 胆囊切除术后

（六）诊疗经过

入院后继续经PTCD管行胆汁引流，每日引流量为200～300ml。患者黄疸、血糖高、炎性指标升高，结合血清IgG$_4$水平显著升高及胰腺增粗、胆管狭窄、腹腔淋巴结肿大等影像学表现，考虑IgG$_4$相关疾病（IgG$_4$-RD）。

2022年8月4日起予甲泼尼松治疗（48mg、1次/日），1周后总胆红素54.0μmol/L，直接胆红素44.6μmol/L。2022年8月12日夹闭PTCD引流管，3日后拔除PTCD引流管。予少油低脂软食，并予肠内营养制剂（瑞代）450kcal/d。2022年8月15日复查血清肿瘤标记物CA19-9由180.0U/ml降至15.7U/ml，体重较入院时增加2kg，复测握力25.4kg。患者病情好转于2022年8月18日出院。

（七）出院诊断

1. IgG$_4$相关性疾病

自身免疫性胰腺炎（弥漫型）：胰源性糖尿病

硬化性胆管炎：梗阻性黄疸

2. 营养不良

3. 结直肠多发息肉

4. 右肾萎缩

5. 右侧附睾多发囊肿

6. 双侧睾丸鞘膜腔积液

7. 慢性浅表萎缩性胃炎

8. 胃体黏膜病变

9. 十二指肠球炎

10. 双肺肺气肿

11. 亚临床甲状腺功能减退

12. 甲状腺多发囊性结节

13. 左下牙槽炎

14. 白癜风

15. 胆囊切除术后

（八）随访

患者经治疗后，胆红素水平显著下降，黄疸消退，体重基本恢复至起病前，躯体功能改善。病情好转出院后激素按计划减量，2022年8月29日复查，总胆红素36.1μmol/L，直接胆红素26.8μmol/L，白蛋白32g/L，红细胞沉降率、超敏C反应蛋白均正常。皮肤及巩膜黄染基本消退。继续服用肠内营养制剂（瑞代），每3～4天服用500ml。2022年9月20日起加用MMF 0.5g、2次/日。2022年12月初电话随访，患者精神佳，每日可外出行走约1000步，体重较出院时增加4kg。2022年12月6日复查T-SPOT.TB：ESAT-6 932FC/10S6MC↑，CFP-10 72FC/10S6MC↑，患者无发热、盗汗、咳痰等结核感染症状。远期转归有待进一步随访。

二、疾病介绍

IgG$_4$相关疾病（IgG$_4$-RD）是免疫介导的纤维炎性疾病，可累及多个器官。诊断IgG$_4$-RD时应综合考虑典型组织病理学、临床、血清学和影像学表现。这种多器官疾病可引起多种临床表现，常见的共同特征包括：受累器官肿瘤样肿大、富含IgG$_4^+$浆细胞的淋巴浆细胞浸润，以及不同程度的典型"席纹状"纤维化。此外，60%～70%的IgG$_4$-RD患者会出现血清IgG$_4$水平升高。

三、病例分析

本例患者为老年男性，亚急性病程，主要表现包括：①黄疸：皮肤巩膜黄染、尿色加深，总胆红素及直接胆红素显著升高，伴微胆管酶升高；②血清IgG$_4$水平显著升高；③炎症指标升高；④影像学检查提示胰腺弥漫性病变，胰头为著；胆总管胰内段明显狭窄；胰头代谢增高灶；血清CA19-9显著升高、CA242正常；⑤新发糖尿病；⑥外周血T-SPOT.TB检测显著升高。患者血清IgG$_4$水平显著升高伴胰腺、胆管病变，需考虑IgG$_4$-RD。IgG$_4$-RD是一种免疫介导的慢性炎症伴纤维化疾病，可累及多个器官。常见表现类型包括：1型（IgG$_4$相关性）自身免疫性胰腺炎（AIP）；IgG$_4$相关性硬化性胆管炎，通常与1型AIP同时发生；大唾液腺肿大或硬化性涎腺炎；泪腺、腮腺和下颌下腺肿大同时存在时，称IgG$_4$相关性Mikulicz病；眼眶疾病，常伴有眼球突出；腹膜后纤维化，常伴有慢性主动脉周围炎，通常会累及输尿管，导致肾积水和肾损伤[1]。特征性病理表现为：以IgG$_4^+$浆细胞和小淋巴细胞为主的淋巴浆细胞组织浸润，可能伴有纤维化、闭塞性静脉炎，以及轻度的组织嗜酸性粒细胞增多。IgG$_4$-RD相关性纤维化通常具有"席纹状"特征，典型表现为成纤维细胞和炎症细胞排列成车轮状外观。大多数患者的血清IgG$_4$水平升高。IgG$_4$相关性硬化性胆管炎多见于中老年男性，以梗阻性黄疸及上腹部不适为主要症状，其特征性病理改变为胆管壁全层大量IgG$_4$浆细胞和淋巴细胞浸润、广泛席纹状纤维化、闭塞性静脉炎等。因实际内镜操作中较难获取足够的组织样本，病理诊断存在困难，故影像学检查［内镜下逆行胰胆管造影（ERCP）、MRI等］在诊断中具有重要意义。

2019年美国风湿病学会（ACR）/欧洲抗风湿病联盟（EULAR）发布的IgG$_4$相关疾病分类标准，将IgG$_4$-RD的诊断分为入选、除外及评分3个步骤。入选标准为典型器官（如胰腺、唾液腺、胆管、眼眶、肾等）出现特征性的临床或放射学表现，或上述器官之一出现炎症伴有不明病因的淋巴浆细胞浸润的病理证据。排除标准包括临床、血清学、影像学和病理学指标共32项。符合上述任意一个标准，都不考虑进一步的IgG$_4$-RD分类。如果患者达到入选标准但不满足任何排除标准，则进行第三步评分。评分项目根据组织病理学、免疫染色、血清IgG$_4$浓度、组织/器官受累情况进行相应积分，总纳入得分≥20分则符合IgG$_4$-RD分类。该患者血清IgG$_4$水平升高>2倍正常上限累积6分，胰腺和胆管树受累积19分，总积分25分，且经入院详细排查不满足任何排除标准，符合IgG$_4$-RD诊断。患者同时存在IgG$_4$相关AIP及硬化性胆管炎。IgG$_4$相关性硬化性胆管炎需与原发性胆汁性胆管炎（PSC）鉴别，后者亦可引起肝内外胆管狭窄。PSC为一类原因不明的慢性胆汁淤积性肝病，导致门静脉区域及其周围炎症，胆管损伤、肝纤维化、肝硬化，与免疫学和遗传因素相关。典型PSC的胆管病理表现为淋巴细胞浸润、胆管细胞多形性损害及上皮细胞肉芽肿形成，又称"花绽样"胆管损害。在疾病早期（肝功能正常期）可出现抗核抗体（ANA）、抗线粒体抗体（AMA）等自身抗体。但如果同时存在胆管受累和胰腺疾病（AIP的典型表现），IgG_4-RD的可能性则要高得多。结合该患者同时存在胆管、胰腺及多发淋巴结病变，且无阳性自身抗体，PSC可能性小。

鉴别诊断方面，需要与胰腺及胆管肿瘤相鉴别：①胰腺癌：胰腺癌亦会引起无痛性黄疸，部分胰腺癌患者亦出现血清IgG_4水平升高（通常<2倍正常上限），故不能单凭血清IgG_4水平升高而排除胰腺肿瘤。AIP的部分影像学特征有助于将其与胰腺癌区分，包括胰腺弥漫性增大，呈香肠状；胰腺周围环状水肿，伴门静脉期和静脉期出现均匀延迟强化。术中或超声内镜活检是鉴别AIP与胰腺癌的金标准，通过内镜获得的活检样本相对较小。如难以通过临床特征鉴别，活检又存在困难，可尝试短程糖皮质激素治疗，经验性治疗通常可使1型AIP出现显著的影像学和临床改善。②胆管细胞癌：与IgG_4相关性硬化性胆管炎相比，胆管细胞癌更易出现梗阻性黄疸、胰腺肿大和淋巴结肿大，但两种疾病均可能具有上述表现。胆管细胞癌患者的血清胆红素和CA19-9水平往往更高，ERCP检查结果示肝门或胆管完全梗阻。对于本例患者，是否需进行超声内镜下胰头穿刺活检应综合评估风险/获益，以及患者自主意愿后决定。

本例患者入院后采用CGA评估其躯体情况、功能状态、心理健康和社会环境状况等，结果提示患者躯体及认知功能良好，肌肉力量无下降，但经NRS-2002量表筛查，提示有营养风险。根据欧洲肠外肠内营养学会（ESPEN）《营养不良诊断标准专家共识》，患者有营养风险，且病程中体质量下降>10%，存在营养不良。考虑到患者合并高血糖，给予补充糖尿病专用型肠内营养制剂，出院前患者体质量及握力均增加，提示营养干预有效。

对于合并重要脏器受累的IgG_4-RD，如胰腺、胆道、肾脏、主动脉、纵隔、腹膜后和肠系膜等，可能会导致严重不良结局时，需要积极治疗。中等量糖皮质激素为一线治疗方案，可根据病情调整剂量。免疫抑制剂或生物治疗作为糖皮质激素效果不佳时的二线治疗。患者经CGA提示存在营养不良，营养不良与老年患者不良临床结局密切相关，可使住院日延长、急性疾病后恢复期延长、术后并发症增加、再入院率增加，感染、压疮、跌倒、骨质疏松风险及死亡率增高。经补充口服肠内营养后患者体质量增加、体力改善。对于老年患者，在疾病诊疗的同时还应进行CGA，全面、定量化了解患者的功能状态、营养、认知、情绪状况及社会支持情况。对于通过评估发现的老年相关问题（如衰弱、肌少症、营养不良），应积极纠正其中的可逆因素。在疾病管理的同时维持或改善患者的功能状态，改善患者生活质量。

对于老年患者，还应注意临床决策的复杂性。尤其是对于高龄、多病共存、衰弱、失能的老年患者，临床决策多为倾向敏感性决策，即尚无足够的证据，或是需要主观权衡，并没有一个确切的最佳治疗方案。在这种情况下，需要治疗团队运用医学专业知识，与患者在充分讨论治疗选择、获益与损伤等各种可能的情况下，并考虑到患者的价值观、倾向性及处境后，由医生与患者共同参与作出最适合患者个体的健康决策，又称医患共同决策（SDM）。在原发病的治疗上，考虑到患者年龄及血糖情况，最终选择中等剂量糖皮质激素、激素快速减量，并联合小剂量MMF的治疗方案。MMF可选择性抑制T和B淋巴细胞增殖，骨髓抑制作用及肝毒性均小于传统免疫抑制剂。糖皮质激素联合MMF方案亦有循证学证据支持。对于本例患者，于胰头代谢增高处穿刺活检有助于明确病理，但有较大的出血及继发胰腺损伤风险，且患者及家属对穿刺的顾虑亦很大，经共同决策，最终选择密切随访观察。

在该患者诊疗过程中，多学科团队共同参与和讨论，逐步厘清病因，释疑解惑，体现了多学科协作在老年疑难病诊疗中的重要作用。

四、病例点评

该患者为老年男性，以黄疸起病，多系统受累，经多学科团队查房，最终诊断为IgG_4相关疾病，胰腺及胆管受累，继发梗阻性黄疸。经中等量糖皮质激素联合MMF，以及营养支持治疗后黄疸消退、体重增加、躯体功能改善。回顾整个诊疗过程，很多经验值得总结。

1. 注意IgG_4相关疾病的鉴别诊断。IgG_4-RD是一类具有很强"伪装性"的疾病。临床上，IgG_4升高还可见于自身免疫性疾病，消化系统疾病，淋巴增生性疾病，实体肿瘤，以及过敏性疾病等多种疾病。多种疾病均可出现类似IgG_4相关疾病的典型部位受累，甚至组织病理也可表现为IgG_4^+浆细胞浸润；而IgG_4-RD也因可累及多个脏器/系统，常被误诊为胰腺/胆管/肾盂肿瘤等疾病，对此需要详加鉴别。

2. 老年综合评估在诊疗中的价值。通过老年综合评估，即时识别老年患者合并的老年综合征并纠正其中的可逆性因素。在治疗原发病的同时，需注意维持患者的营养和功能状态。

3. 医患共同决策。老年患者常多病共存，同时合并衰弱、躯体功能下降、易损性增加等老年问题。对于病情复杂老年患者的医疗决策，应综合权衡风险/获益、预期生存及患者/家属意愿后作出共同决策。

（病例提供者：张　宁　中国医学科学院北京协和医院）

（点评专家：孙晓红　中国医学科学院北京协和医院）

参考文献

[1]Kamisawa，TZ，Yoh P，Shiv S，et al.IgG$_4$-related disease[J].Lancet，2015，385：1460-1471.

[2]Wallace ZS，Naden RP，Chari S，et al.The 2019 American college of rheumatology/european league against rheumatism classification criteria for IgG$_4$-related disease[J].Ann Rheum Dis，2020，79：77-87.

[3]Chapman MH，Thorburn D，Hirschfield GM，et al.British society of gastroenterology and UK-PSC guidelines for the diagnosis and management of primary sclerosing cholangitis[J].Gut，2019，68：1356-1378.

[4]Sun L，Zhou Q，Brigstock DR，et al.Focal autoimmune pancreatitis and chronic sclerosing sialadenitis mimicking pancreatic cancer and neck metastasis[J].World J Gastroenterol，2014，20：17674-17679.

[5]Amaar G，Chari ST，Smyrk TC，et al.Value of serum IgG$_4$ in the diagnosis of autoimmune pancreatitis and in distinguishing it from pancreatic cancer[J].Am J Gastroenterol，2007，102：1646-1653.

[6]Cederholm T，Barazzoni R，Austin P，et al.ESPEN guidelines on definitions and terminology of clinical nutrition[J].Clin Nutr，2017，36：49-64.

[7]刘晓红，陈彪.老年医学[M].北京：人民卫生出版社，2020：229.

[8]黎磊石，王海燕，林善锬，等.吗替麦考酚酯治疗弥漫增生性狼疮性肾炎的多中心临床研究[J].中华内科杂志，2002，41：476-479.

以腹痛为唯一首发症状的老年脊柱结核的诊治

一、病历摘要

（一）基本信息

主诉：患者男性，77岁，因"持续腹痛1年余"于2020年11月26日入院。

现病史：患者自2019年11月起无明显诱因出现右下腹持续性胀痛，NRS 4~5分，疼痛范围逐渐扩大至剑突下及全腹部。无其他部位疼痛，无恶心、呕吐、腹泻、便血、心悸、大汗，疼痛与进食无关，排气后或胸膝体位时腹痛可稍缓解。2020年6月于当地医院查腹部超声提示胆囊壁稍增厚，双肾小结石。腹盆增强CT未见明显异常。胃镜：反流性食管炎（LA-B），非萎缩性胃炎伴糜烂，幽门螺杆菌快速尿素酶检测（-）；结肠镜：结肠多发息肉，最大者约0.6cm×0.5cm，行内镜下息肉切除，病理示：结肠管状腺瘤。予塞来昔布、尼美舒利口服止痛，腹痛无明显减轻。

既往史：否认明确慢性病、手术及外伤史。

个人史：吸烟4~5年，40支/d，已戒20年。否认饮酒史。

（二）体格检查

体温36.5℃，呼吸19次/分，心率75次/分，血压139/84mmHg，血氧饱和度99%。双肺呼吸音清，未闻及干湿性啰音，无胸膜摩擦音。心律齐，各瓣膜听诊区未闻及额外心音及杂音。腹软，全腹无明显压痛、反跳痛、肌紧张，肝脾肋下未触及，肝区无叩击痛，墨菲征（-），移动性浊音（-），腹部听诊未闻及血管杂音；肠鸣音4~5次/分。胸椎、腰椎无明显压痛，T_{10}~T_{12}叩击痛（+）。

（三）辅助检查

1. 血常规 白细胞6.25×10^9/L，中性粒细胞4.42×10^9/L，血红蛋白127g/L，血小板

$288 \times 10^9/L$。

2. 血液生化 血钾3.8mmol/L，白蛋白39g/L，肌酐94μmol/L，尿酸274μmol/L，尿素氮7.52mmol/L，丙氨酸氨基转移酶11U/L。血沉16mm/h，超敏C反应蛋白16.11mg/L。T-SPOT.TB（结核感染T细胞检测）：ESAT-6（早期分泌抗原6）：68 FC/106MC，CFP-10（培养滤液蛋白10）：284 FC/106MC。癌胚抗原、CA19-9、CA724、CA125水平均正常。

3. 影像学检查 胸腹盆腔CT平扫：右肺下叶多发钙化结节；右肺上叶前段局部簇状微结节；双肺散在条索淡片影，右肺中下叶为著；双肺门及纵隔多发淋巴结，部分钙化。腹主动脉、肠系膜血管超声，腹部超声均未见异常。MRCP（磁共振胰胆管造影）：肝内外胆管及胰腺均未见明显异常。心肌损伤标志物：肌酸激酶、肌酸激酶同工酶、肌钙蛋白水平均正常；心电图：窦性心律，心率87次/分，未见ST-T改变及Q波。超声心动图：左室舒张功能减低，余心脏房室大小及室壁运动未见异常。

4. 胸腰椎MRI $T_{10} \sim T_{11}$椎异常信号，伴椎旁软组织增厚（病例30图1），性质待定；$T_5 \sim T_9$、T_{12}椎体陈旧性压缩骨折；胸椎退行性变；多个椎间盘变性。腰椎骨质疏松，退行性变；多个腰椎间盘变性。

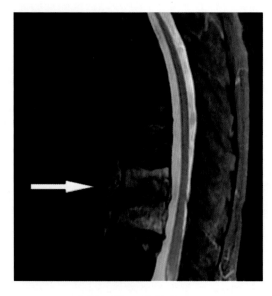

病例30图1 胸腰椎MRI

（四）老年综合评估

简易智能状态评估量表（MMSE）评分22分，基本日常生活活动（ADL）评分6分，工具性日常生活活动（IADL）评分8分，优势手握力37.1kg，简易微营养评定法（MNA-SF）评分11分，临床衰弱水平量表（CFS）5分。

（五）入院诊断

腹痛原因待查

（六）诊疗经过

患者入院后于2020年12月8日行经皮第10胸椎病灶穿刺活检及针道骨水泥封闭成形术，活检组织送病理及病原学检查。送检组织第18天10小时（442小时）全自动分枝杆菌培养阳性，涂片姜-尼染色阳性，见分枝杆菌呈"绳索状"排列"（病例30图2）；结核分枝杆菌抗原检测（金标法）弱阳性。诊断为"脊柱结核"。12月19日起予异烟肼0.3g/d、利福平0.45g/d、乙胺丁醇0.75g/d抗结核治疗，将镇痛药物调整为曲马多100mg、1次/12小时镇痛，患者腹痛较前缓解，出院时NRS 1～2分。

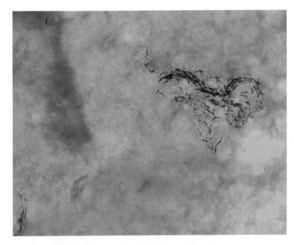

病例30图2 T$_{10}$椎体穿刺活检组织涂片

抗酸染色（×1000油镜）阳性，箭头示分枝杆菌呈"绳索状"排列

2021年2月患者用力起身后腹痛加重，NRS 5～6分，伴背痛，双下肢感觉麻木及肌力减退。2021年4月于我院复查胸腰椎核磁：T$_{10}$～T$_{11}$异常信号，伴椎旁软组织增厚，病变突入椎管内，压迫胸髓，T$_{10}$～T$_{11}$椎间盘显示不清，范围较前增大（病例30图3），考虑脊椎结核进展。骨科会诊意见：患者具备手术指征，向患者及家属充分交代手术必要性、手术花费及相关风险；若患者接受手术治疗，进一步提请骨科全科查房，讨论详细手术方案。充分与患者告知病情并沟通，患者对手术治疗顾虑较大，表示暂不考虑。调整抗结核方案为：异烟肼片0.4g/d口服、利福平胶囊0.45g/d口服、乙胺丁醇0.75g/d口服、左氧氟沙星0.5g/d口服。患者营养情况差，复评MNA-SF评分7分，存在营养不良，有营养干预指征。予经口补充肠内营养制剂（ONS）800kcal/d，维生素D 1000U/d，以及复合维生素B。镇痛方面，在口服曲马多基础上加用氟比洛芬凝胶贴剂40mg/d外贴，疼痛较前减轻，出院时NRS 1～2分。

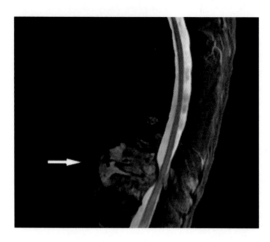

病例30图3　胸腰椎MRI示$T_{10} \sim T_{11}$异常信号，伴椎旁软组织增厚，病变压迫胸髓（箭头所示）

（七）出院诊断

1. 脊柱结核并椎旁脓肿：T_{10}、T_{11}椎体骨质破坏
2. 营养不良

二、疾病介绍

脊柱结核是最常见的肺外结核之一，多数继发于肺结核，但肺部无任何结核病表现的脊柱结核患者并不少见。结合分枝杆菌进入人体后，可以在负重大、易损伤的脊椎存留，因椎体松质骨含量多、血流缓慢、动脉供应血管为终末血管等特点，可以潜伏几个月、几年甚至更长时间，在外力损伤、长期积累性劳损及机体免疫力降低时，可发展为临床脊柱结核。

三、病例分析

脊柱结核由结核分枝杆菌感染引起，多由结核分枝杆菌通过血流途径从肺部结核病灶播散到椎体的松质骨。脊柱丰富的局部血管丛发出脊髓前动脉和脊髓后动脉，并在椎体的软骨下区域形成动脉弓，促进了结核杆菌的经血流播散。故而脊柱结核常先累及椎间盘周围，直至疾病后期才侵蚀椎间盘，导致畸形、脊柱不稳定和神经功能障碍。

脊柱结核通常起病隐匿，临床可表现为全身和局部症状。全身症状包括发热、盗汗、体重下降等。局部症状包括受累区域的疼痛，同时通常伴随由于椎体塌陷所致的驼背等畸形。此外，脊柱结核可向周围软组织播散，导致椎旁脓肿，椎旁脓肿在不同的脊柱节段可有不同的临床表现。颈椎受累时，可表现为声音嘶哑、呼吸困难或吞咽困难；胸椎受累时，可出现梭形脓肿；腰椎受累时，可形成腰大肌脓肿，引起大腿和腹股沟区域肿胀，腰大肌脓肿还可沿腹股沟韧带蔓延至大腿内侧。神经系统方面，脊柱结核造成神经根和（或）脊髓压迫、侵蚀时可出现神经系统相关症状，包括感觉麻木、不同程度的运动功能受损、肌力减退等。该患者以腹痛起病，病程中无发热、盗汗等全身症状，胸部影像学亦未见明确的活动性结核病灶。以查体时发现的椎体叩击痛为突破口，进一步通过相关检查及椎体活检，最终明确病因。患者经详细的检查，未发现其他引起腹痛的器质性疾病，考虑腹痛与脊柱结核密切相关。查阅国内外相关文献，脊柱结核可引起腹痛，但相关病例报道很少。机制方面，目前认为脊柱结核导致腹痛主要有3种理论：轴突反射理论、聚合理论和过度兴奋理论。轴突反射理论认为，某些初级神经元的轴突具有分支、并同时分布于内脏及躯体部位，导致感觉信号传入后引起部位的混淆；聚合理论认为，支配某一部位的传入神经纤维在脊髓与支配其余部位的传入神经拥有相同的二级神经元，导致中枢神经系统对疼痛的来源产生"误判"；过度兴奋理论则认为，支配不同区域的二级神经元存在交叉连接，当输入信号（如疼痛刺激）达到一定阈值后，可产生牵涉痛。

诊断方面，通过获取病理进行结核分枝杆菌培养是诊断脊柱结核的金标准，并协助判断结核分枝杆菌的耐药性。获取病理的首选方式为CT引导下穿刺活检。该方法的局限性为培养时间较长，通常需6周左右；其余辅助诊断的实验室检查方法包括：多聚酶链式反应技术（PCR）和血γ干扰素检测。PCR主要用于检测结核分枝杆菌的基因，敏感性约95%，特异性80%~90%，且结果回报时间远快于传统的结核分枝杆菌培养。血γ干扰素检测用于辅助判断是否存在结核感染，其敏感性和特异性分别为84%和95%，但在结核病高发地区，由于人群经常接触无症状的潜伏感染患者，可导致血γ干扰素检测结果呈假阳性。影像学方面，常用的脊柱结核影像学检查包括椎体X线检查、计算机断层扫描（CT）和核磁共振成像（MRI）。脊柱结核在X线上可表现为椎体透光度增加和板缘清晰度下降，在疾病后期，可以表现为脊柱后凸畸形、椎间隙狭窄和钙化的椎旁肿块；增强CT可用于判断脓肿及肉芽组织的部位，疾病早期使用CT还可发现椎体周围肿块；而MRI则可发现脊柱结核的早期改变，主要表现为因椎体破坏而导致的T_1像信号减低，以及因炎症活动所致的椎体T_2像信号增强，MRI较X线有着更高的诊断敏感性，较CT有更高的诊断特异度，同时，MRI可用于发现是否存在锥体外扩散，以及病变是否侵及椎管内，故而是诊断脊柱结核的首选影像学方法。

鉴别诊断方面，该患者为老年男性，无明显诱因长期反复腹痛发作，需与以下疾病鉴别：①慢性胰腺炎：患者既往无反复急性胰腺炎发作史，病程中淀粉酶及脂肪酶水平无升高，胰腺薄扫CT未见胰腺肿大或萎缩、胰管扩张、假性囊肿形成等改变，为不支持点。②缺血性肠病：患者腹痛与进食无相关性，入院肠系膜血管超声未见明确狭窄、闭塞声像图改变，且既往无其他血管粥样硬化及高脂血症史，不支持该诊断。③急性冠状动脉综合征（ACS）：老年ACS患者疼痛部位常不典型，可能发生在上腹部或剑突下，并常被误诊为溃疡穿孔、急性胃炎、急性胆囊炎，该患者病程中多次查心电图未见动态ST段改变及病理性Q波，心肌损伤标志物无升高，超声心动图未见室壁运动异常，为不支持点。

治疗方面，虽部位较特殊，但和其余部位结核一样，脊柱结核主要采取内科治疗。对于大多数患者，抗结核治疗可有效缓解疼痛、减轻神经系统症状。目前世界卫生组织（WHO）对于肌肉骨骼系统的结核，推荐总治疗疗程为9个月，分为强化期（2个月）加巩固期（7个月）的治疗方案。强化期推荐异烟肼、利福平、乙胺丁醇、吡嗪酰胺四联用药，在巩固期减为异烟肼、利福平二联用药。但当出现确定的或预测会出现椎体畸形、出现神经系统相关症状、巨大脓肿及无法经皮穿刺而需取活检时，需要考虑手术治疗。此外，对于老年患者，需关注慢性消耗性疾病下的营养状况，尽早进行营养干预，持续有效的营养干预能够更好地维持老年人的功能状态，减少失能风险。

四、病例点评

该患者系老年人、以腹痛为首发症状、起病初期无明显其他伴随症状，最终通过细致的查体发现阳性体征，进一步溯源，明确病因。对症状不典型、不能用现有疾病解释的老年患者，详细的病史询问和体格检查仍是协助明确诊断的重要方法。脊柱结核引起的腹痛临床极为罕见，患者后续的病情转归有待进一步随访观察。

（病例提供者：张　宁　中国医学科学院北京协和医院）

（点评专家：刘晓红　中国医学科学院北京协和医院）

参考文献

[1]Dunn RN，Ben Husien M.Spinal tuberculosis：review of current management[J].Bone Joint J，2018，100（4）：425-431.

[2]Ali A，Musbahi O，White VLC，et al.Spinal tuberculosis：a literature review[J].JBJS Rev，2019，7（1）：e9.

[3]Khanna K，Sabharwal S.Spinal tuberculosis：a comprehensive review for the modern spine surgeon[J].Spine J，2019，19（11）：1858-1870.

[4]Rajasekaran S，Soundararajan DCR，Shetty AP，et al.Spinal tuberculosis：current concepts[J].Global Spine J，2018，8（Suppl 4）：S96-S108.

[5]Ba Z，Yong Z，Zhao W，et al.Lumbar spinal tuberculosis presenting as abdominal pain：case report[J].Surg J，2015，1：e44-e46.

[6]Meena S，Barwar N，Gupta T，et al.Spinal tuberculosis presenting as abdominal pain：rare presentation of a common disease[J].Oman Med J，2014，29（2）：e069.

[7]康琳.老年人营养不良与失能[J].中华老年医学杂志，2019，38（10）：1088-1090.

老年 POEMS 综合征的诊治

一、病历摘要

（一）基本信息

主诉：患者男性，66岁，因"消瘦、乏力、双下肢水肿2年余，腹胀20天"于2022年9月30日入院。

现病史：患者于2020年2月起无明显诱因出现消瘦，3个月内体重下降10kg。同年7月逐渐出现乏力、双下肢凹陷性水肿，躯体功能快速下降，1个月内由每日行走2000～3000步进展至如厕、穿衣需要家人协助，蹲下后起立困难，进食显著减少。2020年8月就诊当地医院，查血常规、肝肾功能未见异常；血皮质醇19.39nmol/L，促肾上腺皮质激素28.71pg/ml；泌乳素465.6ng/ml↑，睾酮1.32ng/ml↓，雌二醇68.23pg/ml↑；甲功：促甲状腺激素6.19μIU/ml↑，血清游离三碘甲状腺原氨酸、血清游离甲状腺素均正常。诊断为"亚临床甲减、肾上腺皮质功能减退"，予泼尼松5mg/d、左甲状腺素片25μg/d口服，症状无明显改善，2021年7月停用上述药物。2022年1月起出现四肢末梢麻木、双手及右足跟间断刺痛，乏力感及双下肢水肿进一步加重。2022年9月初出现腹部膨隆、伴腹胀。近2年患者自觉双手皮肤颜色逐渐变深，双手指甲发白。患者自起病以来，入睡困难，饮食差，体重累计下降34kg。

既往史：1990年曾于当地行阑尾切除手术。哥哥及妻子年轻时患有肺结核，患者有共同生活史。

个人史：吸烟10余年，20支/日，戒烟30余年；饮白酒30年，约500g/d，戒酒半年。

家族史：无特殊。

（二）体格检查

体温36.6℃，呼吸18次/分，心率75次/分，血压99/63mmHg，血氧饱和度97%（不吸氧条件），BMI 20.8kg/m²，腹围89.5cm。体型消瘦，双手皮肤变黑、增厚，白色指甲，双侧乳腺发育、乳晕色素沉着（病例31图1），挤压乳头无溢液、泌乳。甲状腺不大，双肺未闻及干湿性啰音；心律齐，各瓣膜听诊区未闻及杂音。腹软、膨隆，腹部无压痛、反跳痛及肌紧张，肝脾肋下未触及，移动性浊音（+）。双下肢膝以下中度可凹性水肿。双下肢近端肌力V−级，余四肢肌力V级，双侧膝腱反射弱，双侧Babinski征未引出。双下肢针刺痛觉减弱。

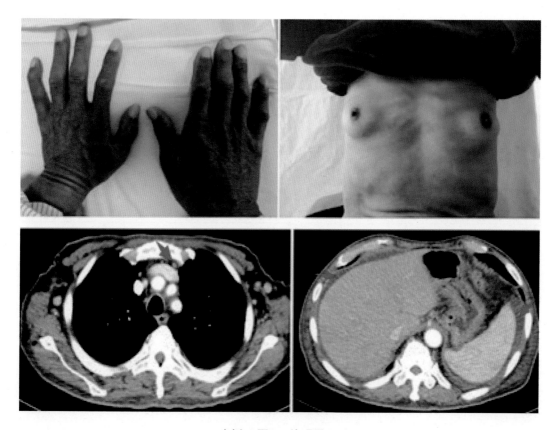

病例31图1 外观及CT

患者双手背色素沉着、白色指甲（左上）；双侧乳腺发育、乳晕色素沉着（右上）；胸部CT见纵隔肿大淋巴结（左下）；腹部CT见腹腔积液（右下）

（三）辅助检查

1. 常规检查 ①血常规：白细胞4.65×10⁹/L，中性粒细胞百分比65.4%，血红蛋白119g/L，血小板130×10⁹/L。②肝肾功能：白蛋白30g/L↓，胆碱酯酶2.9kU/L↓，前白蛋白99mg/L↓，余未见异常。③尿常规、便常规＋潜血均阴性。④炎症指标：红细胞沉降率32mm/h↑，超敏C反应蛋白13.77mg/L↑。⑤免疫相关检查：抗核抗体（ANA）胞质型1∶160（+），抗Ro52抗体（+）93.1AI，抗线粒体抗体M2亚型（+）24.5AI，余均阴性；系统性血管炎自身抗体阴性。⑥感染相关检查及肿瘤相关检查均正常。⑦内分泌相关检查：总皮质醇30.62mmol/L，促肾上腺皮质激素144.0pg/ml↑，24小时尿游离皮质醇23.0μg/24h。⑧甲功：促甲状腺激素20.48μIU/ml↑，血清游离三碘甲状腺原氨酸1.59pg/ml↓，血清游离甲状腺素9.50pmol/L↓。⑨性激素：泌乳素84.4ng/ml↑，雌二醇50pg/ml↑，睾酮0.64ng/ml↓。⑩类胰岛素样生长因子1 15ng/ml↓，生长激素水平正常。

影像学检查：①胸腹盆腔增强CT：双侧胸腔少量积液；两肺门、纵隔、腋窝、右心膈角多发肿大淋巴结（病例31图1）；心包积液；脾脏增大；腹膜增厚，腹盆腔积液（病例31图1）。②肾上腺CT：双侧肾上腺大小、形态未见异常。③乳腺超声：双乳腺体层明显增厚，双侧厚度均为1.7cm，符合男性乳腺发育。④超声心动图：左室射血分数79%，主动脉瓣退行性变，左室舒张功能减低，少量心包积液。⑤腹水超声定位：腹盆腔内可见游离液性暗区，定位处深约7.2cm。

3. 进一步完善相关检查　①血清蛋白电泳：M蛋白0.35g/L↑，M蛋白% 0.6%↑，γ球蛋白%30.5%↑。②血清免疫固定电泳：IgG λ（+）；③血游离轻链2项：血清κ型游离轻链（sFLC-κ 143.0mg/L）↑、血清λ型游离轻链（sFLC-λ 113.0mg/L）↑、sFLC-κ/λ 1.265；④尿免疫固定电泳、尿轻链2项：均阴性；⑤血清血管内皮生长因子：620.20pg/ml↑。⑥肌电图：上下肢均见周围神经源性损害，上下肢SSR异常（病例31图2）。⑦骨髓涂片：增生可，粒：红＝2.13：1，浆细胞比例增高，占3%，形态正

MNCS Nerve	潜伏期 ms	波幅 mv	传导速度 m/s	距离 mm
Medianus Motor Left				
Wrist - APB	4.31↑	8.8↑		
Elbow-Wrist	9.94	7.2↑	39.6↓	223
Axilla-Elbow	12.6	7.5↑	37.6↓	100
Medianus Motor Right				
Wrist - APB	3.80↑	5.9↑		
Elbow-Wrist	8.77	5.0↑	42.3↓	210
Axilla-Elbow	11.2	5.0↑	42.8↓	104
Peroneus Motor Left				
Ankle - EDB	--	--		
Fib. head - Tib. ant	4.85↑	2.9↑		
Peroneus Motor Right				
Ankle - EDB	--	--		
Fib. head - Tib. ant	6.38↑	2.9↑		
Tibialis Motor Left				
Ankle - Abd hal	--	--		
Tibialis Motor Right				
Ankle - Abd hal	--	--		
Ulnaris Motor Left				
Wrist - ADM	3.77↑	10.0↑		
Bl. elbow-Wrist	7.08	8.3↑	38.4↓	127
Ab. elbow-Bl. elbow	11.7	6.5↑	31.4↓	145
Axilla-Ab. elbow	13.4	6.0	32.9↓	56.0
Ulnaris Motor Right				
Wrist - ADM	2.74↑	9.8↑		
Bl. elbow-Wrist	6.49	8.2↑	32.5↓	122
Ab. elbow-Bl. elbow	11.4	5.9↑	30.1↓	148
Axilla-Ab. elbow	13.1	4.3	34.1↓	58.0

SNCS Nerve	潜伏期 ms	波幅 uv	传导速度 m/s	距离 mm
Medianus Sensory Left				
Dig I - Wrist	2.92	11.3↑	39.4↓	115
Dig III - Wrist	3.96	5.8↑	38.9↓	154
Medianus Sensory Right				
Dig I - Wrist	2.54	9.6↑	43.3↑	110
Dig III - Wrist	3.52	6.4↑	43.2↓	152
Peroneus Sensory Left				
calf - Fib.head	--	--		
Peroneus Sensory Right				
calf - Fib.head	--	--		
Tibialis Sensory Left				
Dig I - Ankle	--	--		
Ulnaris Sensory Left				
Dig V - Wrist	2.81	4.6↑	42.7↓	120
Ulnaris Sensory Right				
Dig V - Wrist	2.77	2.1↑	42.6↓	118

病例31图2　患者肌电图见上下肢运动及感觉神经传导速度均减慢，提示脱髓鞘性周围神经病

常；⑧骨髓活检：骨髓组织中造血组织增多，脂肪组织减少；造血组织中粒/红系比未见特殊；巨核细胞可见，可见散在淋巴细胞及浆细胞；免疫组化：CD3（散在+），CD15（部分+），CD20（散在+），CD38（部分+），CD138（部分+），CD235a（部分+），Ki-67（index 90%），MPO（部分+），Kappa（+），Lambda（+）。⑨眼底检查：无视盘水肿表现。

（四）老年综合评估

1. 躯体功能　基本日常生活活动（ADL）评分1□分，工具性日常生活活动（IADL）评分1分。

2. 衰弱评估　Fried量表5分。

3. 营养评估　营养风险筛查（NRS-2002）评分4分。

4. 认知评估　简易智能状态评估量表（MMSE）评分27□分。

（五）入院诊断

1. 乏力、消瘦、腹水原因待查

2. 甲状腺功能减退症

（六）诊疗经过

入院后结合临床表现及辅助检查，考虑POEMS综合征。

1. 针对腹腔积液　入院后经超声定位后行腹腔穿刺引流，每日引流约1000ml淡黄色微浑浊腹水。送检腹水常规示细胞数256×10^6/L，白细胞144×10^6/L，单核细胞88.9%，镜下见体积较大细胞，黎氏试验（+），乳糜试验（+）。腹水生化示总蛋白22g/L，白蛋白13g/L，乳酸脱氢酶53U/L，血糖5.6mmol/L，氯化物116mmol/L，总胆固醇0.49mmol/L，甘油三酯0.19mmol/L，腺苷脱氨酶2.8U/L。腹水标本送检细菌涂片+培养、抗酸染色、结核/非结核分枝杆菌核酸测定、结核分枝杆菌复合群基因、放线菌培养、奴卡菌培养结果均为阴性。患者腹胀明显减轻，置管7天后拔除腹腔引流管。

2. 2022年10月21日开始来那度胺+地塞米松（RD）方案治疗，每28天为一周期，具体方案：来那度胺25mg/d，连续口服21天；同时予地塞米松40mg/d，分别在第1天、第8天、第15天、第22天口服。

3. 针对内分泌异常　入院后予左旋甲状腺素75μg/d口服补充甲状腺素，停用RD治疗间期予氢化可的松10mg（8Am）、5mg（4Pm）口服补充糖皮质激素，并十一酸睾酮胶囊40mg/d补充雄激素治疗。

4. 针对周围神经病变，予甲钴胺0.5mg、3次/日，维生素B$_1$ 10mg/d，复合维生素B 1片/日营养神经治疗。

5. 营养支持及康复　入院后予患者制订饮食处方，在此基础上加用肠内营养制剂

（瑞能）200ml/天分次小口啜饮、安素8~10勺/日分次冲服，维生素D₃ 1000U/d口服。请康复科医师指导患者进行床旁肌肉力量及躯体功能练习。

（七）出院诊断

POEMS综合征：上、下肢周围神经损害、SSR异常；多浆膜腔积液；原发性甲状腺功能减退症；原发性肾上腺皮质功能减退；低促性腺激素性性腺功能减退：双侧乳腺发育；多发淋巴结肿大；脾大

（八）随访

患者1程RD方案治疗后乏力较前改善，体重增加3kg，每日可使用助行器外出行走约200m。

二、疾病介绍

POEMS综合征是一种病因和发病机制不清的、罕见的多系统疾病，主要表现为：P：多发性神经病变（包括四肢麻木无力，以下肢远端无力为主）；O：器官肿大（包括肝脾大、淋巴结肿大，淋巴结活体组织病理检查常为Castleman病表现）；E：内分泌异常（包括性功能减退、甲状腺功能减退、肾上腺皮质功能不全、糖尿病等）；M：血清中存在M蛋白（经蛋白电泳或免疫固定电泳证实，一般都为IgG或IgA-λ型）；S：皮肤改变（皮肤颜色变黑变硬、体毛增多变硬）；其他还有腹腔积液、胸腔积液和水肿、肺动脉高压、视盘水肿等。根据2019年梅奥诊所更新制定的POEMS诊断标准，须符合2条强制性主要标准、至少1条主要标准、至少1条次要标准方可确诊POEMS综合征。强制性主要标准：①多发性神经疾病；②M蛋白或单克隆浆细胞增生。主要标准：①血VEGF水平升高；②Castleman病；③硬化性骨损伤。次要标准：①视盘水肿；②内分泌疾病；③皮肤改变；④脏器肿大；⑤血管外容量超负荷；⑥红细胞增多/血小板增多。其他：杵状指、体质量减轻、多汗、肺动脉高压/限制性肺部疾病、血栓风险、维生素B₁₂缺乏所致腹泻，血尿、蛋白尿等。

两项大样本回顾性队列研究显示，67%~84%的POEMS综合征患者至少合并一种内分泌异常。性腺功能降低的发生率最高，其次为肾上腺皮质功能减退及甲状腺功能减低/亚临床甲状腺功能减退。男性患者合并性腺功能减低多表现为勃起功能障碍及男性乳房发育，女性患者则多表现为月经紊乱或闭经。POEMS综合征导致内分泌异常的确切机制尚不明确。有研究对POEMS综合征患者的内分泌器官进行活检，发现各种内分泌腺的结构无特异性改变，亦未发现血液中存在相关内分泌激素的抗体或受体，提示POEMS综合征患者的内分泌异常可能以功能性为主。此外，VEGF的过表达可能导致内分泌器官中促炎因子和抗炎因子间的平衡被破坏，最终影响内分泌细胞的分泌功能，使相应激

素分泌异常。

三、病例分析

本例患者为老年男性，慢性病程，临床主要表现为：①乏力、消瘦、下肢水肿；②多种内分泌异常（甲状腺功能减低、肾上腺皮质功能减低、乳腺增生、性激素异常）；③皮肤改变：双手背色素沉着、白色指甲；④可疑周围神经病变（四肢末梢麻木、双手及右足跟间断刺痛感）；⑤以腹盆腔积液为主的多浆膜腔积液。符合2条强制性主要标准（肌电图提示上下肢周围神经源性损害、存在多发神经病变及M蛋白），1项主要标准（血清VEGF水平显著增高），4项次要标准［（内分泌异常、脾大、血管外容量增多（多浆膜腔积液、下肢水肿）及皮肤改变］。最终诊断为POEMS综合征，继发甲状腺功能减退、肾上腺皮质功能减退及低促性腺激素性腺功能减退。

鉴别诊断方面：本例患者合并多种内分泌异常。临床表现有皮肤变黑，清晨血总皮质醇正常低限，血浆ACTH>2倍正常上限，24小时尿游离皮质醇正常低限，支持肾上腺皮质功能减退诊断。其中原发性肾上腺皮质功能减退又称Addison病，根据发病机制的不同，Addison病的病因分为皮质激素合成代谢酶障碍和慢性肾上腺皮质破坏两类，前者包括先天性肾上腺皮质增生症和肾上腺脑白质营养不良，后者包括自身免疫、感染、浸润破坏、结节病、血色病和POEMS综合征等。肾上腺结核在以往是导致国内Addison病的主要病因。本例患者病程中消瘦明显，合并腹腔积液，且有结核接触史，需与结核感染相鉴别。患者肾上腺CT提示肾上腺大小形态基本正常，未见肾上腺增大、占位、钙化点、萎缩等表现，无结核、HIV感染证据，否认抗真菌类药物应用史等，综合其他系统受累及内分泌异常，考虑POEMS综合征累及肾上腺-垂体轴。

本例患者以消瘦、乏力为主要首发临床表现，病程中体重累计下降34kg。Wang等的回顾性研究显示，以体重减轻为POEMS综合征首发症状的发生率低于4%。患者入院后经完善老年综合评估，提示合并衰弱、营养不良。衰弱是指一组由机体退行性改变和多种慢性疾病引起的机体易损性增加的老年综合征，其核心特点是老年人生理储备减少或多系统异常，外界较小刺激即可引起负性临床事件的发生。该患者同时合并甲状腺功能减退、肾上腺皮质功能减退及低促性腺激素性腺功能减退，上述内分泌激素的缺乏亦可引起肢体无力、疲乏、纳差，进一步促进患者的衰弱状态。这也提示我们，对于经老年综合评估存在衰弱的患者，需详细排查引起衰弱状态的器质性疾病因素。

针对本例患者合并的上述老年综合征，给予肠内营养支持、补充维生素D、床旁康复训练等干预措施。检索国内外文献，目前尚无针对65岁以上POEMS综合征患者进行老年综合评估的报道。一项针对老年血液系统肿瘤患者的系统评价显示，经CAG评估存在衰弱、多重用药、营养状况差及IADL下降的患者，发生化疗药物不耐受、不能完成治疗的比例显著升高，且死亡风险增加。对老年多发性骨髓瘤（MM）患者进行老年综合评估的临床研究显示，合并衰弱能够预测MM患者的总生存期和无进展生存期，并且能够预测不良事件和停药的发生率。由于衰老、衰弱的交互作用，以及多器官和多脏器受累的疾病特征，老年POEMS综合征的治疗面临着复杂的挑战。老年POEMS综合征患者的异质性很大，难以从标准治疗中获益。今后有必要对老年POEMS患者进行相关老年评估，即时识别患者合并的老年综合征并纠正其中的可逆因素。同时，应早期甄别衰弱和非衰弱患者，并基于衰弱状态制订个体化治疗方案，或有助于避免治疗不足和过度治疗，降低治疗相关不良反应，并延长生存时间。

四、病例点评

POEMS综合征是一种罕见的克隆性浆细胞疾病，其临床表现复杂多样、累及多系统，临床易漏诊或误诊。对于以消瘦、乏力、下肢水肿等非特异症状就诊，且合并多种内分泌异常的老年患者，应注意排查POEMS综合征。通过详细体格检查发现的阳性体征有助厘清诊断思路、协助诊断鉴别。完整的老年综合评估有助于识别老年POEMS综合征患者合并的老年综合征，积极纠正其中的可逆因素，以维持老年患者的功能状态并改善生活质量。本例患者后续的病情转归有待进一步随访观察。

（病例提供者：张　宁　中国医学科学院北京协和医院）

（点评专家：孙晓红　中国医学科学院北京协和医院）

参考文献

[1]D'Sa S，Khwaja J，Keddie S，et al.Comprehensive diagnosis and management of POEMS Syndrome[J].Hemasphere，2022，6（11）：e796.

[2]Dispenzieri A.POEMS syndrome：2019 update on diagnosis，risk-stratification，and management[J].Am J Hematol，2019，94（7）：812-827.

[3]Nakanishi T，Sobue I，Toyokura Y，et al.The Crow-Fukase syndrome：a study of 102 cases in Japan[J].Neurology，1984，34（6）：712-720.

[4]Jian L，Zhou DB，Huang Z，et al.Clinical characteristics and long-term outcome of patients with POEMS syndrome in China[J].Annals of Hematology，2011，90（7）：819-826.

[5]Gandhi GY，Basu R，Dispenzieri A，et al.Endocrinopathy in POEMS syndrome：the mayo clinic experience[J].Mayo Clinic Proceedings，2007，82（7）：836-842.

[6]Kulkarni GB，Mahadevan A，Taly AB，et al.Clinicopathological profile of polyneuropathy，organomegaly，endocrinopathy，M protein and skin changes（POEMS）syndrome[J].J Clin Neurosci，2011，18（3）：356-360.

[7]Xie X，Li R，Lu Y，et al.Not the final diagnosis：from Addison's disease to POEMS syndrome：a case report and literature review[J].J Int Med Res，2021，49（12）：3000605211066239.

[8]Francisca C，Stephen K，Michael PL，et al.Prevalence and course of endocrinopathy in POEMS syndrome[J].J Clin Endocrinol Metab，2019，104：2140-2146.

[9]邵明伟，连梦青，刘彦玲，等.以Addison病为首发内分泌表现的POEMS综合征一例及文献复习[J].中华内分泌代谢杂志，2020，36（10）：881-884.

[10]Wang Y，Huang LB，Shi YH，et al.Characteristics of 1946 cases of POEMS syndrome in Chinese Subjects：a literature-based study[J].Frontiers in Immunology，2019，10：1428.

[11]郝秋奎，董碧蓉.老年人衰弱综合征的国际研究现状[J].中华老年医学杂志，2013，32（6）：685-688.

[12]Scheepers ERM，Vondeling AM，Thielen N，et al.Geriatric assessment in older patients with a hematologic malignancy：a systematic review[J].Haematologica，2020，105（6）：1484-1493.

[13]Palumbo A，Bringhen S，Mateos M-Victoria，et al.Geriatric assessment predicts survival and toxicities in elderly myeloma patients：an international myeloma working group report[J].Blood，2015，125（13）：2068-2074.

谁启动了血压这辆过山车

一、病历摘要

（一）基本信息

主诉：患者男性，89岁，因"发现血压升高20余年，加重1个月余"于2021年5月14日收入院。

现病史：患者于20余年前发现血压升高，最高达180/100mmHg，先后服用非洛地平、氨氯地平、氯沙坦钾氢氯噻嗪和美托洛尔，平素血压控制在120～140/60～70mmHg，每日步行8000步。1个月余前感头晕、乏力，自测卧位血压190/70mmHg，曾查血钾、肌酐、卧位肾素醛固酮、甲状腺功能均正常，双侧肾上腺未见增生和占位，双侧肾动脉无狭窄，颅脑MRI未见出血、缺血灶及占位，予替米沙坦、琥珀酸美托洛尔和非洛地平缓释片口服，每日测5～7次血压，波动于130～220/65～90mmHg，头晕、乏力仍无改善，无胸闷、胸痛、恶心、呕吐、意识障碍等。再次调整降压药物为替米沙坦、琥珀酸美托洛尔、硝苯地平控释片和吲达帕胺，入院前血压130～160/60～70mmHg，进食量减半，夜眠差。

既往史：8年前出现胸闷，2年前冠脉造影示三支病变，于LAD置入支架1枚，此后冠心病二级预防治疗；脂代谢异常14年，服用瑞舒伐他汀；发现血糖升高12年，2年前诊断为2型糖尿病，未用药；多动脉粥样硬化14年；重度阻塞性睡眠呼吸暂停低通气综合征4年，未应用呼吸机；脑供血不足3年；癫痫10余年，口服卡马西平；肺间质病变10年；前列腺增生10余年；双眼青光眼术后6年；双眼白内障术后7年；便秘20余年。

个人史：否认吸烟、酗酒史。独居，发病前生活自理，从事家务和烹饪。入院前2个月邻居去世后，进食、情绪和夜眠状况较前变化。

家族史：否认特殊家族遗传病史。

（二）体格检查

步行入病房，无需搀扶，神清，精神可，眉头紧锁，BMI 23.48kg/m²。右上肢血压：卧位146/65mmHg（心率66次/分），即刻立位131/67mmHg（心率76次/分），1分钟立位123/65mmHg（心率74次/分），3分钟立位121/65mmHg（心率70次/分）。双侧颈动脉未闻血管杂音。双肺呼吸音粗，双下肺可闻少量velcro啰音。心界略向左扩大，心率66次/分，律齐，各瓣膜听诊区未闻病理性杂音。腹软，无压痛，未及包块，肝脾肋下未触及，脐周未闻及血管杂音，双下肢不肿。

（三）辅助检查

1. 常规检查 ①血常规：白细胞7.8×10⁹/L，中性粒细胞百分比49.4%，血红蛋白148g/L，血小板223×10⁹/L。②尿常规、粪便常规未见异常，大便隐血（-）。③血液生化：钾4.38mmol/L，钠131.0mmol/L，钙2.27mmol/L，磷1.06mmol/L，肌酐97.1μmol/L，白蛋白38.7g/L，低密度脂蛋白胆固醇1.90mmol/L，高密度脂蛋白胆固醇1.40mmol/L。④糖化血红蛋白6.8%，尿白蛋白/肌酐比值32.31mg/g。⑤血糖：空腹血糖5.9~6.8mmol/L，餐后2小时血糖7.8~11.9mmol/L。

2. 入院血压监测 所测血压基本波动于84~163mmHg（收缩压），34~94mmHg（舒张压），全天平均119/57mmHg，日间平均115/54mmHg，夜间平均130/65mmHg。

3. 心电图 ①24小时动态心电图：窦性心律，偶发室上性期前收缩，未见R-R间期＞2000ms。平均心率68次/分（53~89次/分），ST段无偏移。②12导联心电图：窦性心律，非特异性T波改变。

4. 1周后复查血压 所测血压基本波动于113~182mmHg（收缩压），56~91mmHg（舒张压），全天平均149/76mmHg，日间平均145/73mmHg，夜间平均161/81mmHg。

5. 骨代谢四项 25-（OH）维生素D₃ 9.90ng/ml，骨钙素9.65ng/ml。

6. 全身骨密度 骨量正常。

（四）老年综合评估

1. 听力轻度下降但不影响生活，视力下降但不影响生活，体力状况可上楼梯1层，可独立步行300m，独居，睡眠情况：入睡困难，打鼾，无跌倒史。

2. 日常生活能力（Barthel）：95分；工具性日常生活活动（IADL）：8分。

3. 营养风险评估（NRS-2002）：1分。

4. 衰弱筛查量表（FRAIL）：2分；Fried衰弱评分：符合3条。

5. 认知能力MMSE评分：28分。

6. 握力：左侧23.5kg，右侧25.2kg。

7. 简易躯体功能测试（SPPB）：10分。

8. 焦虑自评量表（SAS）标准分：49分（存在焦虑核心症状）。

9. 抑郁自评量表（SDS）标准分：44分。

10. 核对用药：替米沙坦，硝苯地平控释片，吲达帕胺，单硝酸异山梨酯缓释片，琥珀酸美托洛尔缓释片，阿司匹林肠溶片，瑞舒伐他汀，卡马西平，赛洛多辛胶囊，乳果糖，盐酸氟桂利嗪胶囊，拉坦前列腺素滴眼液，盐酸卡替洛尔滴眼液。

（五）入院诊断

1. 高血压3级（很高危组）

2. 直立性低血压

3. 冠状动脉粥样硬化性心脏病：PTCA＋支架植入术后，心功能Ⅰ级（NYHA分级）

4. 高脂血症

5. 2型糖尿病

6. 多动脉粥样硬化

7. 肺间质病变

8. 阻塞性睡眠呼吸暂停低通气综合征（重度）

9. 脑供血不足

10. 前列腺增生

11. 癫痫

12. 双眼青光眼白内障术后

13. 便秘

（六）诊疗经过

1. 病因探究及鉴别诊断　患者近期反复住院，此次希望解决血压波动及头晕症状，围绕该问题进行分析。结合病史，高血压诊断明确，分级为3级，危险分层为很高危组。中年起病，既往口服降压药物血压可控制，入院前已除外继发性高血压，近期血压波动明显，考虑为在原发性高血压基础上存在以下继发因素：

（1）直立性低血压（OH）：经过血压测量，诊断成立，该病是老年人血压波动的重要原因之一。入院后加强宣教，调整生活方式，选择合适药物和最佳用药时间。

（2）阻塞性睡眠呼吸暂停低通气综合征（OSAHS）：约50% OSAHS患者同时存在高血压，以清晨血压升高为著，该患者有重度OSAHS，但未佩戴呼吸机。因此，考虑此因素为加重高血压的原因之一。

（3）气候变化因素：寒冷地区的高血压患病率明显高于温热地区。五月份以后天气逐渐转暖，血压有下降趋势，该患者的血压波动恰好发生于这段期间，因此气候可能是影响因素之一。

（4）心理疾患：焦虑抑郁状态会导致血压波动。该患者独居，平素对血压控制过于严格，近期在不良事件刺激后情绪紧张，有焦虑的核心症状，自评量表筛查接近上限值，存在焦虑抑郁状态可能，因此，可尝试加强心理疏导，改善血压波动。

2．老年综合征的管理

（1）衰弱：经评估，衰弱可诊。加强宣教，合理膳食，适当进行抗阻力运动、力量及平衡训练等。

（2）焦虑抑郁状态：结合前述分析，患者有焦虑抑郁状态可能。住院期间进行心理疏导，并建议出院后请专人陪伴。

（3）预防跌倒：患者平衡功能尚可；但有头晕症状，存在OH和眼疾，居家环境未经过适老化改造，均为跌倒风险因素。需合理控制血压，去除头晕原因，优化居家环境。

（4）多重用药：患者用药13种，住院期间进行用药核查和重整。

（5）睡眠障碍：情绪改善后夜眠有所好转，每日保证5小时有效睡眠时长，与患者沟通后未用助眠药物。

（6）便秘：应用乳果糖，并改善情绪和增加食量后，排便情况好转。

（7）视听功能下降：患者存在视力和听力下降，对日常生活和跌倒造成潜在风险，嘱专科随诊，必要时佩戴助听器。

3．共病管理

（1）冠心病：既往有冠心病，规律二级预防治疗。由于单硝酸异山梨酯兼有缓解心绞痛症状和降低血压的作用，根据病情，酌情减量至30mg/d，并调至午后服用，避免晨起血压下降。

（2）糖尿病：高龄老人，有多种共病和老年综合征，老年健康状态综合评估为中等，根据老年糖尿病管理指南，糖化血红蛋白目标值7.0%～7.5%，该患者糖化血红蛋白6.8%，控制过于严格，加强宣教，避免低血糖等不良事件发生。

（3）OSAHS：住院期间加强宣教，充分认识该病的危害，积极佩戴呼吸机。

（七）出院诊断

1．高血压3级（很高危组）

2．直立性低血压

3．冠状动脉粥样硬化性心脏病：PTCA＋支架植入术后，心功能Ⅰ级（NYHA分级）

4．高脂血症

5．2型糖尿病

6．多动脉粥样硬化

7．肺间质病变

8．阻塞性睡眠呼吸暂停低通气综合征（重度）

9．脑供血不足

10．前列腺增生

11．癫痫

12．双眼青光眼白内障术后

13．老年综合征：衰弱，焦虑抑郁状态可能，多重用药，睡眠障碍，便秘，听力减退，视力减退

（八）出院计划

患者出院后居家，协助制订居家计划。

1．饮食计划　合理膳食，增加营养，可考虑加用全安素过渡饮食，恢复饭量后停用。

2．运动计划　避免静坐，逐渐增加主动活动，散步步数调整至5000步/日，增加抗阻力运动（弹力带或者哑铃），运动时采取渐进式改变姿势，注意血压和控制运动量。

3．居家环境指导　卫生间安装扶手，家具高度适宜，地面保持干燥、无障碍物，穿防滑鞋。

4．专人陪护　如厕、沐浴和散步时必须有人陪伴，平时多聊天，保持心情舒畅。

5．血压管理　每日晨起测量一次血压，其他时间如无不适无需频繁测量血压。预防OH引起跌倒的健康指导：每日起床时从卧位到直立过程时的三个"一分钟"。

6．共病管理　监测血糖，控制不宜过于严格；夜间规律佩戴呼吸机；神经内科、眼科和耳科随诊。

7．药物重整　替米沙坦80mg（每日1次口服：4pm），非洛地平缓释片5mg（每日2次口服：6am和4pm），单硝酸异山梨酯缓释片30mg（每日1次口服：4pm），琥珀酸美托洛尔缓释片23.75mg（每日1次口服），阿司匹林肠溶片100mg（每日1次口服），瑞舒伐他汀10mg（每晚1次口服），卡马西平200mg（每日3次口服），赛洛多辛胶囊4mg（每日2次口服），乳果糖15ml（每日1次口服），盐酸氟桂利嗪胶囊5mg（每晚1次口服），拉坦前列腺素滴眼液（每日1次，每次1滴点眼），盐酸卡替洛尔滴眼液（每日2次，每次1滴点眼）。

（九）随访

出院1个月后电话随访，进食量已恢复以往水平，乏力减轻，头晕发作减少。夜眠

亦有所好转，未服用助眠药物。每日恢复散步5000步，开始练习应用哑铃进行抗阻力运动。每日仅测一次晨起卧位血压，波动于130～150/60～70mmHg，体位改变时动作缓慢，未跌倒，坚持用药。

二、疾病介绍

直立性低血压（OH）是指由卧位转为直立位（或头高位倾斜60°）3分钟内收缩压持续下降至少20mmHg或舒张压持续下降至少10mmHg。OH可无症状，也可有乏力、头晕、晕厥，甚至心绞痛和卒中等症状。老年人中OH的患病率高达29%，高血压、糖尿病人群中多见，尤其是服用多种降压药物者。OH最大的危害是导致跌倒，其次还有认知损害和增加心血管事件的发生率。

许多疾病和因素都可造成OH，老年人尤其要重视以下情况：帕金森病、多系统萎缩、糖尿病和淀粉样变性等，均是常见的引起压力感受性反射功能障碍的神经退行性病变；过度利尿、严重贫血和出血等所致容量不足是导致OH的易识别因素；OH还可见于药物不良反应，尤其是降压药，其次还有血管扩张药、三环类抗抑郁药物等。

高血压伴OH是老年患者常见问题，这种情况下应注意降压药物的合理应用。长期高血压强化治疗可以降低OH风险，一般无需停用降压药物，可逐渐滴定药物。OH并存仰卧位高血压，睡眠时可将头抬高15～23cm，睡前应用短效降压药物来避免晨起高血压。

OH与共病和老年综合征的关系逐渐被认识，但结论尚不一致。研究显示，OH与心力衰竭和阵发房颤的风险增加有关，且是心血管死亡和全因死亡的危险因素；虽然不同研究使用的认知评估量表有所不同，但目前仍然支持OH增加认知功能损害风险；OH与衰弱之间的相关性尚不明确，与衰弱尚无统一评估工具和定义有关，有待今后继续探索。

OH的治疗目标主要是减轻症状，降低跌倒和器官损害风险。治疗方法包括非药物治疗和药物治疗。非药物治疗是一线治疗，包括调整影响血压的药物；补充血容量；使用弹力袜及变换体位时减慢速度等。药物治疗包括氟氢化可的松、托莫西汀、米多君和屈昔多巴。

综上所述，OH在老年人群中多见，并发症危害极大，应得到老年科医生的广泛关注。共病和老年综合征患者，被视为OH的高风险人群，应进行常规筛查。

三、病例分析

本例患者高龄，高血压病史20余年，平素血压管理严格，独居，近期情绪波动后，血压波动明显，反复就医，改善不著，焦虑情绪加重，影响饮食和睡眠。此次住院，查找导致血压波动的因素，其中OH是重要的原因之一。对于头晕症状，除考虑血压明显升高所致头晕外，亦应注意OH引起的颅内灌注不足的影响。因此，停用吲达帕胺，将替米沙坦和单硝酸异山梨酯均调至午后服用，避免晨起血压过低和夜间血压过高的现象，实现血压的合理控制。此外，指导患者的卧立位姿势转换，避免跌倒。老年高血压具有复杂性，不仅常常表现为收缩期高血压，还会合并OH，引起血压波动，导致血压管理矛盾的出现，增加跌倒和骨折的风险，使得心脑血管事件及死亡风险显著增加。因此，应引起高度重视，临床工作中应积极筛查、早期识别。

此外，该患者的另一个突出特点是心理疾患在血压波动中也发挥一定作用。患者有焦虑抑郁状态的可能，需关注心理因素对躯体疾病的影响。治疗期间，鼓励患者自愿表达出内心真实的想法和各种担心顾虑，与之讨论解决方案，经过反复心理疏导后，患者情绪、食欲和睡眠均有所好转，对未来也建立了一定的信心。

该患者管理过程中，充分体现了老年科医生的个体化和连续性的"全人健康"管理理念。通过全面而独特的知识体系，及早预防、发现和治疗老年相关问题，最大限度地维持功能状态和生活质量。该患者通过我们团队的全面诊治，寻找引起血压波动的根本原因，给予合理治疗和健康宣教，同时加强共病和老年综合征的管理，实现了全人管理的优化策略，为患者今后的功能维持提供了早期有效的干预。

四、病例点评

本例为高龄老人，原发性高血压诊断明确，出现血压波动，主诊医疗组结合患者情况，细致分析血压波动的原因，包括OH、睡眠呼吸暂停低通气综合征、情绪心理、季节变化等因素，并给予针对性处理，同时关注共病及老年综合征管理，体现全人管理的理念。

高血压是老年人最常见的慢病之一，半数以上老年人患有高血压，而在≥80岁的高龄人群中，高血压的患病率接近90%。老年高血压具有以下特点：①常见收缩压升高和脉压增大，单纯收缩期高血压比例高；②血压波动大，最常见血压昼夜节律异常、体位性血压波动、餐后低血压等；③多重用药常见；④应关注假性高血压；老年高血压易合并OH、仰卧位高血压及餐后低血压，鉴于以上特点，老年高血压管理更加复杂。

老年、高血压、糖尿病人群中OH多见，尤其是服用多种降压药的患者。住院老年人OH患病率可达32%～68%，其与跌倒、骨折、心血管事件（冠脉事件、心力衰竭住院、卒中）、痴呆及死亡密切相关，是老年患者住院的常见原因或促发因素，应引起老年科医护的高度关注。多种因素导致OH的发生，包括压力感受性反射功能障碍、衰老所致动脉僵硬度增加、急性或亚急性容量不足、药物因素等，值得注意的是，药物因素是导致老年人OH的重要原因，约66% OH由于药物引起，尤其是降压药物，老年人多重用药使OH风险增加。对于老年高血压，应注重OH的筛查，测量卧立位血压；对于高血压合并OH的老年人，除了非药物方式的干预外，应进行用药筛查，包括β受体阻滞剂、噻嗪类利尿剂、硝酸酯类药物、多巴胺能受体抑制剂；同时治疗贫血、维生素B$_{12}$缺乏、维生素D缺乏及针对病因治疗自主神经功能障碍（如糖尿病、HIV、淀粉样变）。既要管理高血压避免靶器官损害，又要避免OH带来的不良事件。

（病例提供者：侯银静　首都医科大学附属北京同仁医院）

（点评专家：刘　谦　首都医科大学附属北京同仁医院）

参考文献

[1]Jordan J，Fanciulli A，Tank J，et al.Management of supine hypertension in patients with neurogenic orthostatic hypotension：scientific statement of the American autonomic society，european federation of autonomic societies，and the european society of hypertension[J].J Hypertens，2019，37（8）：1541-1546.

[2]Farrell MC，Shibao CA.Morbidity and mortality in orthostatic hypotension[J].Auton Neurosci，2020，229：102717.

[3]Dani M，Dirksen A，Taraborrelli P，et al.Orthostatic hypotension in older people：considerations，diagnosis and management[J].Clin Med （Lond），2021，21（3）：e275-e282.

[4]Min M，Shi T，Sun C，et al.Orthostatic hypotension and the risk of atrial fibrillation and other cardiovascular diseases：an updated meta-analysis of prospective cohort studies[J].J Clin Hypertens，2019，21（8）：122-1227.

[5]Zhang J，Chi H，Wang T，et al.Effects of orthostatic hypotension on cognition in type 2 diabetes mellitus[J].Ann Neurol，2019，86（5）：754-761.

飞来血肿急凶险，精准诊疗解疑难：高龄获得性血友病 A 的诊治

一、病历摘要

（一）基本信息

主诉：患者男性，92岁，因"发现左下肢、右上肢瘀斑伴疼痛1周"于2023年2月22日入院。

现病史：患者于1周前无明显诱因感左下肢及右上肢疼痛，伴活动受限，此后逐渐出现局部皮肤淤斑，伴乏力、气短，食欲下降，无头晕、心悸及意识障碍，无胸痛、胸闷及心悸，无呕血、呕吐咖啡色物、黑便及鲜血便，无肉眼血尿，无鼻出血及牙龈出血，无全身骨痛、发热，无皮疹及皮肤出血点。入院前一日于急诊检查血红蛋白71g/L，为正细胞正色素性贫血，活化部分凝血活酶时间（70.8秒）明显延长。血小板、凝血酶原时间正常，网织红细胞计数升高，血常规白细胞及中性粒细胞比例、肝功能大致正常。腹部B超示肝多发钙化灶，双肾偏小，右肾囊肿，未见恶性肿瘤征象。急诊予云南白药、血凝酶止血及输注悬浮红细胞2U治疗。患者自发病以来，精神弱，夜眠可，食欲下降，二便如常，体重无明显变化。

既往史：2周前曾于皮肤科诊断足真菌感染，予复方黄柏液、夫西地酸及环吡酮胺乳膏外用对症治疗。高血压病史13年，平素口服缬沙坦氨氯地平降压，长期口服阿司匹林，近2日停用。空腹血糖受损、糖耐量异常病史1年，未服药。血脂代谢异常16年，长期口服阿托伐他汀。慢性肾脏病3期8年。8年前胃镜示慢性非萎缩性胃炎、反流性食管炎、食管裂孔疝、Barrett's食管，近期无腹痛、腹胀。B超提示甲状腺多发结节8年。1995年因前列腺癌行前列腺癌根治术，术后未行放化疗。12年前因胆囊结石行胆囊切除术。否认肝病史；否认鼠药接触史，否认华法林、NOAC药物服用史。

个人史：出生于哈尔滨，20世纪60年代来京，并久居北京，否认吸烟饮酒嗜好。

家族史：否认血友病及血液系统疾病家族史。

（二）体格检查

神清，精神稍弱，血压135/61mmHg，卧床，贫血貌，唇甲无发绀，全身多发瘀斑（范围较大者：左侧腰部12cm×35cm、左下肢内侧15cm×19cm、右上肢15cm×24cm），颈静脉无怒张，颈动脉未闻杂音，浅表淋巴结未及肿大，双肺呼吸音粗，双肺背部可闻湿性啰音，未闻哮鸣音，心界不大，心率100次/分，律齐，各瓣膜听诊区未闻及病理性杂音，腹软，下腹压痛，无反跳痛及肌紧张，未及包块，肝脾肋下未及，墨菲征（-），双下肢不肿，右上肢肿胀、局部皮肤张力增高。

（三）辅助检查（2023-02-21）

1. 血常规　白细胞$9.6×10^9$/L，中性粒细胞百分比76.4%，血红蛋白71g/L，血小板$189×10^9$/L，网织红细胞5.7%。

2. 凝血四项　凝血酶原时间11.3秒，凝血酶原活动度110.6%，国际标准化比值0.96，活化部分凝血活酶时间70.8秒，凝血酶时间15.9秒，纤维蛋白原5.64g/L。

3. 生化急诊　钾4.6mmol/L，钠132.0mmol/L，氯103.0mmol/L，尿素氮10.0mmol/L，肌酐100.2μmol/L，丙氨酸氨基转移酶15U/L，门冬氨酸氨基转移酶30U/L，肌酸激酶542U/L，肌酸激酶同工酶9U/L，二氧化碳结合力22mmol/L。

4. B超提示　右上肢皮下软组织及肌肉组织回声紊乱伴多发包块（较大者约2.4cm×0.8cm、2.8cm×0.8cm），出血伴血肿形成可能；双侧上肢动脉未见异常；双侧上肢深静脉未见血栓形成；左侧髂窝软组织内包块（范围约9.0cm×3.2cm×3.5cm），血肿形成可能；双侧下肢动脉粥样硬化斑块，双侧下肢深静脉未见明显血栓形成。

5. 腹部B超　肝多发钙化灶，双肾偏小，右肾囊肿。

（四）老年综合评估

1. 日常生活能力（Barthel Index）：30分（严重功能障碍）。

2. 衰弱筛查量表（FRAIL）：4分（衰弱）。

3. 营养风险筛查（MNA-SF）：10分（存在营养不良风险）。

4. 入院前多种用药：有，共6种（多重用药）。

5. 疼痛评分（NRS）：4~5分（中度疼痛）。

6. 照护情况：照护地点：居家；照护人员：子女、保姆。

（五）初步诊断

1. 凝血功能障碍：左髂窝血肿，右上肢血肿

2. 中度贫血

3. 衰弱状态

4. 肢体疼痛

5. 电解质紊乱：低钠血症

6. 高血压1级（高危组）

7. 空腹血糖受损

8. 糖耐量异常

9. 血脂代谢异常

10. 慢性肾脏病3期

11. 慢性非萎缩性胃炎

12. 反流性食管炎

13. 食管裂孔疝

14. Barrett食管

（六）诊疗经过

1. 凝血功能障碍病因探究及鉴别诊断　患者自发性皮下软组织及肌肉组织出血，合并孤立性活化部分凝血活酶时间延长，凝血酶原时间、血小板计数正常，无肝素应用史且凝血酶时间正常，考虑存在内源性凝血功能异常。内源性凝血功能异常主要需鉴别以下情况：

（1）先天性内源性凝血因子（因子Ⅷ、Ⅸ、Ⅺ、Ⅻ）或血管性血友病因子（vWF）缺乏：血友病属于先天性内源性凝血因子缺乏，多有自幼反复、自发性出血史，以关节和肌肉出血、关节畸形为特点。此患者高龄发病，既往无类似出血史，且无血友病家族史，且以皮下血肿为主，先天性因素可能性小。

（2）获得性内源性凝血因子或vWF抑制物形成、狼疮抗凝物形成等情况：此种情况多成年发病，很少出现关节畸形，既往无出血史，无阳性家族史，于此患者情况均吻合，故高度怀疑存在获得性因素，进一步鉴别需行活化部分凝血活酶时间血浆纠正试验。

此患者活化部分凝血活酶时间纠正试验即刻36.7秒部分纠正，2小时60秒不纠正，故考虑存在获得性内源性凝血因子或vWF抑制物。进一步化验FⅧ抑制物124BU/ml（参考范围<0.6BU/ml）明显升高，FⅧ：C、FⅨ：C、FⅫ：C、FⅪ：C、FⅩ：C均不同程度降低，但以FⅧ：C降低为著0.9%（参考范围50%~150%），狼疮抗凝物阴性，结合病史综合考虑获得性血友病A（AHA）诊断明确（病例33表1）。

病例33表1　凝血纠正试验

项目	结果	参考范围	单位
APTT（正常血浆）	25.5	23.3 ~ 32.5	
APTT（正常血浆 –2h）	27.0		
APTT（患者血浆）	91.6 ↑	23.3 ~ 32.5	
APTT（患者血浆 –2h）	94.3 ↑		
APTT：1纠正（即刻）	36.7		
APTT：1纠正（2h）	60.0 ↑		
X因子活性	73.3 ↓	77.0 ~ 131.0	%
XI因子活性	49.1 ↓	65.0 ~ 150.0	%
Ⅷ因子抑制物	124.0 ↑	< 0.6	BU/ml 血浆
Ⅷ因子活性	0.9 ↓	50.0 ~ 150.0	%
XII因子活性	18.5 ↓	50.0 ~ 150.0	%
IX因子活性	61.0 ↓	65.0 ~ 150.0	%
狼疮抗凝物	1.01	≤ 1.20	

2. 获得性血友病A的病因寻找

（1）恶性肿瘤：92岁超高龄老人，为肿瘤好发人群，且有前列腺癌病史，应警惕恶性肿瘤所致。但患者前列腺癌术后已近30年，近期无消瘦、纳差等恶性肿瘤消耗表现，化验前列腺特异抗原、游离前列腺特异抗原正常，病情相对稳定，前列腺癌复发不支持。化验神经元特异性烯醇化酶16.7ng/ml↑、胃泌素释放肽前体99.2pg/ml↑。腹部CT提示胰腺沟突区囊性低密度影，大小约22mm×32mm，肝内外胆管扩张，考虑胆总管末端梗阻。PET/CT提示胰头部代谢减低囊状影，边缘轻度代谢活性，其左旁代谢增高淋巴结，性质待定。故胰腺占位性质待定，需严密随诊。

（2）自身免疫性疾病：临床无自身免疫疾病表现，化验抗ENA组套、抗ANA抗体、抗ds-DNA抗体、ANCA等自身免疫相关化验均未见异常，自身免疫性疾病所致不支持。

（3）皮肤病：患者无银屑病、天疱疮等病史，2周前曾于皮肤科诊为足真菌感染，予复方黄柏液、夫西地酸及环吡酮胺乳膏外用对症治疗，现已好转，皮肤病所致不支持。

（4）药物因素：平素口服阿司匹林多年，无华法林、肝素及特殊药物服用史，无鼠药等毒物接触史，药物因素所致尚无依据。

（5）肝脏疾病：患者既往无慢性肝脏疾病史，急诊化验肝功能、胆红素正常，故肝脏疾病所致获得性凝血功能异常不支持。但入院后监测出现肝功能异常（门冬氨酸氨基转移酶307U/L，丙氨酸氨基转移酶129U/L）、胆红素升高，D-BIL/T-BIL 0.42，考虑为肝细胞性黄疸。完善肝炎病毒系列、自身免疫性肝炎系列及病毒五项检查均阴性，腹部B超肝脏未见恶性占位性病变，肝炎病毒感染、自免肝及肝脏肿瘤所致不支持，肝功能异常目前考虑药物性肝损伤可能性大。

3. 获得性血友病A治疗

（1）止血及纠正贫血治疗：应用旁路途径止血药物人凝血酶原复合物（PCC）1400U静脉滴注1次/12小时→1次/日止血、静脉输注悬浮红细胞纠正贫血，未再有新发出血表现，疼痛减轻，皮下淤斑有所吸收（病例33图1），监测血红蛋白稳定于95g/L左右。

（2）予免疫抑制治疗（IST）以清除FⅧ抑制物：考虑患者高龄，并存高血压、高脂血症等慢性基础疾病，故转入中国医学科学院北京协和医院予BR方案：当日予利妥昔单抗（RTX）500mg，第1天、第4天、第8天、第11天予硼替佐米2.3mg皮下注射，后患者反复出现恶心、呕吐、腹泻等症状，给予对症治疗缓解，监测FⅧ：C 4.5%、FⅧ：I 88.0BU/ml、活化部分凝血活酶时间53.8秒，较前改善。

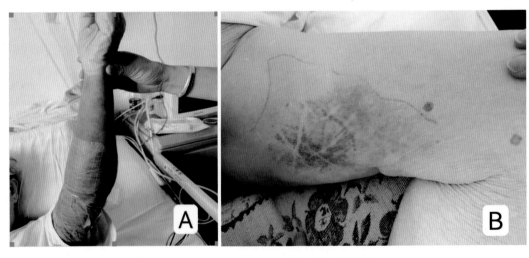

病例33图1　皮下淤斑治疗前与治疗后

4. 老年综合征的筛查和管理

（1）入院日常生活能力评分（ADL）30分，属于严重功能障碍。衰弱筛查量表（FRAIL）4分，存在衰弱状态，亦为跌倒高危人群，予加强陪护，住院期间多次向患者及家属、陪护进行宣教，加强护理，避免跌倒及外力损伤。出院ADL 40分。

（2）营养风险筛查（MNA-SF）10分，存在营养不良风险，伴有贫血、低蛋白血症，给予调整饮食性状，以软食为主，加用肠内营养粉剂、蛋白粉口服营养补充，加用肠道益生菌改善胃肠功能。

（3）疼痛评分（NRS）4～5分，为中度疼痛，先后给予曲马多、洛索洛芬等药物止痛，随病情缓解，目前疼痛已基本消失。

5. 共病管理

（1）高血压：患者既往高血压病史，长期口服缬沙坦氨氯地平降压，住院期间继续原有降压方案，监测血压130/80mmHg左右，控制达标，无头晕、头痛发作。

（2）血脂代谢异常：患者院外长期口服阿托伐他汀调脂，入院后化验总胆固醇3.41mmol/L，低密度脂蛋白胆固醇1.66mmol/L，控制达标。病程中出现肝功能异常（门冬氨酸氨基转移酶307U/L，丙氨酸氨基转移酶129U/L），暂停他汀类药物。

（3）肝功能异常：考虑药物性肝损可能，给予多烯磷脂酰胆碱、双环醇、异甘草酸镁保肝治疗，肝功能有所改善（门冬氨酸氨基转移酶52U/L，丙氨酸氨基转移酶40U/L）。

（七）目前诊断

1. 获得性血友病A：左髂窝血肿，双上肢血肿，失血性贫血（中度），1疗程BR治疗后

2. 胰头部占位性质未明：肝内外胆管扩张

3. 衰弱状态

4. 肢体疼痛

5. 电解质紊乱：低钠血症

6. 低蛋白血症

7. 肝功能异常

8. 高血压1级（高危组）

9. 空腹血糖受损

10. 糖耐量异常

11. 血脂代谢异常

12. 慢性肾脏病3期

13. 慢性非萎缩性胃炎

14. 反流性食管炎

15. 食管裂孔疝

16. Barrett食管

（八）出院计划

1. 加强护理，避免跌倒及外力损伤。

2. 保证每日热量摄入，维持电解质平衡，口服营养补充，避免营养不良发生。

3. 观察有无新发出血，定期复查血常规、FⅧ活性、FⅧ抑制物、活化部分凝血活酶时间，评估疗效，确定后续治疗方案。

4. 定期复查肝功能、腹部影像学，注意胰腺及肝内外胆管情况变化。

5. 规律应用缬沙坦氨氯地平，监测血压、血脂变化。

（九）随访

患者出院后未再有皮下淤斑及肢体疼痛等新发出血表现，精神状态及食欲均好转，可应用助步器室内活动，生活能力逐渐改善，再次评估ADL 65分。出院2周复查FⅧ：C 10.4%、FⅧ：Ⅰ 1.8BU/ml、活化部分凝血活酶时间48.8秒、血红蛋白125g/L，出院6周复查FⅧ：C 85.8%、FⅧ：Ⅰ 0BU/ml，考虑完全缓解，目前血液科规律随访。

二、疾病介绍

获得性血友病A（AHA）是一种由于循环中出现抗凝血因子Ⅷ（FⅧ）自身抗体导致FⅧ活性（FⅧ：C）降低的罕见出血性疾病。AHA的年发病率约为1.5/100万，中位年龄73.9岁，大于60岁老年人占85%以上。多数AHA患者发病时即出现严重的自发性出血，病死率较高，治疗成功的关键在于及时诊断、及早治疗。因此，作为老年科医生，提高对该病的认识尤为重要。

AHA患者的主要特征包括：①自发性或外伤、有创操作后与预期不符的过度出血，皮下血肿是AHA的特征，而且可能是该病的第一个指征，另外出血也可见于肌肉软组织、胃肠道、泌尿系统及腹膜后，关节出血及脑出血较罕见；②患者既往无出血家族或个人出血史；③由于FⅧ缺乏，患者通常表现为孤立的活化部分凝血活酶时间延长。确诊AHA有赖于活化部分凝血活酶时间混合血浆纠正试验、内源性凝血因子（FⅧ、FⅨ、FⅪ）活性和vWF抗原（vWF：Ag）测定、FⅧ抗体滴度测定。

另外，AHA患者还应积极寻找与AHA相关的基础疾病或诱因，包括自身免疫性疾病、恶性肿瘤、药物、感染、皮肤病及妊娠等，亦有大约有50%患者属于特发性AHA。对于AHA的治疗，中华医学会血液学分会制定的《获得性血友病A诊断与治疗中国指南》主要推荐：①去除诱因及治疗基础疾病；②及时治疗及预防出血，旁路途径止血药物包括重组活化人凝血因子Ⅶ（rFⅦa）和活化凝血酶原复合物（aPCC）/凝血酶原复合物（PCC）；③尽早开始免疫抑制治疗（IST）以清除FⅧ抑制物，一线方案包括糖皮质激素单药/糖皮质激素联合环磷酰胺/糖皮质激素联合利妥昔单抗。AHA完全缓解（CR）

标准为FⅧ：C正常（＞50%）、抑制物阴性、停用免疫抑制剂后无复发，CR后需规律随诊，定期复查。

三、病例分析

患者为92岁高龄老人，急性病程，以肢体瘀斑伴疼痛为主要临床表现，辅助检查提示存在皮下软组织及肌肉组织出血，合并活化部分凝血活酶时间延长，考虑凝血功能异常。凝血功能异常是指由于血管壁异常、凝血因子缺乏、血小板减少、药物因素等导致血液凝固障碍，从而引起出血的一种异常表现，病因复杂繁多，与多种疾病及病理生理状态相关。此患者为孤立性活化部分凝血活酶时间延长，凝血酶原时间、血小板计数正常，无肝素应用史且凝血酶时间正常，故为内源性凝血功能异常，涉及的凝血因子包括因子Ⅷ、Ⅸ、Ⅺ、Ⅻ。

根据病因应鉴别遗传性凝血功能异常和获得性凝血功能异常。此患者高龄发病，既往无类似出血史，且无血友病家族史，故首先考虑获得性凝血功能异常。获得性凝血功能异常的进一步鉴别需行活化部分凝血活酶时间血浆纠正试验。活化部分凝血活酶时间血浆纠正试验是将患者血浆与正常人血浆按照一定比例混合后多次检验。若混合即刻和2小时纠正，则提示先天性凝血因子缺乏。而混合即刻部分纠正、2小时不纠正，则提示获得性内源性凝血因子或vWF抑制物存在。而混合即刻和2小时均不纠正，则提示狼疮抗凝物存在。此患者活化部分凝血活酶时间纠正试验即刻部分纠正，2小时不纠正，故提示存在获得性内源性凝血因子或vWF抑制物。此患者化验FⅧ抑制物明显升高，FⅧ：C显著降低，狼疮抗凝物阴性，结合病史综合考虑符合获得性血友病A（AHA）。

约50%患者存在与AHA相关的基础疾病或者诱因，包括自身免疫性疾病、恶性肿瘤、药物因素、皮肤病及感染等情况，另外有50%为特发性。此患者AHA查因方面，目前暂不明确。根据病史及辅助检查，自身免疫性疾病、皮肤病、药物因素及急性感染方面暂不支持。腹部CT及PET/CT提示胰头占位性质待定，故需严密随诊，谨慎鉴别有无肿瘤因素。

AHA治疗主要包括止血治疗和抑制物清除治疗。一线止血药物推荐旁路制剂rFⅦa或活化凝血酶原复合物（APCC）/凝血酶原复合物PCC（包括FⅡ、FⅦ、FⅨ、FⅩ）。针对抑制物清除一线方案包括糖皮质激素单药/糖皮质激素联合环磷酰胺/糖皮质激素联合利妥昔单抗。此患者及时给予凝血酶原复合物PCC止血及BR方案免疫抑制治疗，目前FⅧ：C正常、FⅧ：I阴性，治疗效果满意。

本例AHA为高龄老人，在诊治原发病的同时，同时注意老年综合征，注重全人管理、改善预后。经评估存在衰弱、疼痛、营养不良风险、失能，通过详细与患者及家属召开家庭会议，共同明确了治疗目标。疼痛方面，先后给予曲马多、洛索洛芬等药物止痛，控制疼痛评分小于3分。营养方面，给予调整饮食结构，加用肠内营养补充剂，并加用肠道益生菌改善胃肠功能。目前患者居家行持续性康复锻炼，规律复诊，恢复良好。

四、病例点评

AHA为罕见疾病，由于AHA具有罕见、突发及出血异质性大的特点，并且有时患者首诊并非在血液科而导致诊断延迟，因此国内外对于本病的认识均有待提高。来自中国的CARE研究显示患者首次出血至确诊所需中位时间为30天，就诊时严重出血的患者占60.9%。

本例患者肢体瘀斑、疼痛伴孤立性活化部分凝血活酶时间延长，通过活化部分凝血活酶时间血浆纠正试验、内源性凝血因子及抑制物检测等化验检查诊断为AHA。治疗方法以旁路途径止血、免疫抑制治疗（IST）为主。此患者诊断及时、对治疗反应良好，已达完全缓解实验室标准，后续仍需规律随诊，警惕复发。

本例在进行主要疾病的诊治过程中，关注老年综合征和老年问题，通过有重点的老年综合评估，了解患者的内在功能、外在支持系统情况，为制订可行的干预方案提供了有力支持。患者高龄老年人，多病共存，同时合并失能、衰弱、疼痛及多重用药等多种老年综合征，具有营养不良风险及跌倒高风险，机体各系统功能脆弱，应激代偿能力下降，易发生并发症及医院获得性问题，住院期间进行评估和筛查，进行相应干预，最大程度维护了患者的功能状态，提高了生活质量，改善了远期预后。

（病例提供者：赵　薇　首都医科大学附属北京同仁医院）

（点评专家：刘　谦　首都医科大学附属北京同仁医院）

参考文献

[1]中华医学会血液学分会血栓与止血学组，中国血友病协作组.获得性血友病A诊断与治疗中国指南（2021年版）[J].中华血液学杂志，2021，42（10）：793-799.

[2]Tiede A，Collins P，Knoebl P，et al.International recommendations on the diagnosis and treatment of acquired hemophilia A[J].Haematologica，2020，105（7）：1791-1801.

[3]Knöbl P.Prevention and management of bleeding episodes in patients with acquired hemophilia A[J].Drugs，2018，78（18）：1861-1872.

[4]Kruse-Jarres R，Kempton CL，Baudo F，et al.Acquired hemophilia A：updated review of evidence and treatment guidance[J].Am J Hematol，2017，92（7）：695-705.

[5]Franchini M，Glingani C，De Donno G，et al.The first case of acquired hemophilia A associated with SARS-CoV-2 infection[J].Am J Hematol，2020，95（8）：E197-E198.

[6]Franchini M，Focosi D.Association between SARS-CoV-2 infection or vaccination and acquired hemophilia A：a case report and literature update[J].Thromb Res，2023，222：7-11.

[7]Siddiqui HF，Ejaz T，Siddiqui AF，et al.Acquired hemophilia A：a possibly fatal complication of SARS-COV-2 infection[J].Ann Med Surg（Lond），2022，80：104275.

发热马拉松的终点在何方？

一、病历摘要

（一）基本信息

主诉： 患者男性，65岁，因"反复发热9个月"于2022年12月5日步行入院。

现病史： 患者于入院前9个月无明显诱因出现发热，体温最高37.8℃，自觉畏冷，就诊当地医院，予口服"退热药及头孢类药物"后体温降至正常。但此后发热反复，体温波动于37.3～38.8℃，常于午后出现，伴盗汗，自服"退热药及抗生素"及外用退热贴后体温可下降。有时体温升高数天后降至正常约10～15天，再发热，体温最高约38.0℃。近半年来食欲逐渐减退，食量较前减少约1/2，体重减轻约10kg，伴左上肢皮疹，有瘙痒。无寒战、咳嗽、咳痰，无尿频、尿急、腰痛，无牙痛、头痛，无恶心、呕吐、腹痛、腹泻，无心悸、气促、胸闷、胸痛，无关节肿痛、皮肤瘀斑，无结膜充血、下肢水肿，无昏迷、肢体抽搐等。入院前2周于当地医院查血象正常，腹部彩超示右肾囊肿伴囊壁钙化，前列腺增生伴钙化灶。心脏彩超示二尖瓣反流轻度。血管彩超示左侧颈动脉斑块形成，双侧颈动脉内中膜增厚；双下肢动脉粥样硬化伴斑块形成，深静脉未见明显异常。结肠镜示结肠息肉（已钳除）。胃镜示慢性萎缩性胃炎，十二指肠降部霜斑样溃疡。仍有发热，体温38.0℃，为进一步诊治，就诊于我院，门诊拟"发热待查"收住我科。患者自发病以来，精神、体力状态一般，睡眠差，入睡困难，尿流较细，夜尿4～5次，大便正常。

既往史： 2型糖尿病病史10余年，平素服用"达格列净（10mg、1次/日）、阿卡波糖（100mg、3次/日）、二甲双胍片（0.5g、3次/日）、格列吡嗪控释片（5mg、1次/日）"控制血糖，监测血糖波动于6.5～13.0mmol/L。3年前"左侧第一掌骨骨折"行"左拇指长、短肌腱修复术"。1年前因"左侧躯干及耳部疱疹伴疼痛"于外院诊断

"带状疱疹"，经治疗后症状缓解。"种植牙"后9个月。否认肝炎、结核、传染病病病史。否认高血压史，否认输血史，预防接种史不详。

个人史：生长于原籍地，家中饲养牛羊。吸烟20年，平均20支/日，未戒烟，吸烟指数400。机会性饮酒。

婚育史：22岁结婚，配偶患"2型糖尿病"，育2儿2女，子女均体健。

家族史：父亲已故，死于鼻咽癌，母亲体健，3弟、1妹患"2型糖尿病"。

（二）体格检查

体温36.5℃，脉搏78次/分，呼吸19次/分，血压125/74mmHg，血氧饱和度98%（FiO$_2$：21%），身高172cm，体重61kg，BMI 20.6kg/m^2，小腿围32cm。发育正常，营养一般，慢性面容，自主体位，神志清楚，查体合作。全身皮肤、黏膜无黄染、发绀，无皮下出血。毛发分布正常，皮下无水肿，无肝掌、蜘蛛痣。全身浅表淋巴结未触及肿大。双侧巩膜无黄染，双侧瞳孔等大正圆，对光反射灵敏。外耳道无异常分泌物，双侧乳突无压痛，双侧听力粗试无障碍。鼻窦无压痛，双侧鼻唇沟对称。口唇无发绀、苍白，口腔黏膜无溃疡、出血点，伸舌无偏斜、震颤，齿龈无肿胀、溢脓、出血，咽部黏膜无充血，双侧扁桃体无肿大。颈部对称，无抵抗，颈静脉无怒张，气管居中，肝颈静脉回流征阴性，甲状腺无肿大。胸廓无畸形，胸骨无压痛。双侧呼吸运动对称，双侧语颤正常对称，叩诊清音，双肺呼吸音清晰，未闻及干湿性啰音。心前区无隆起，心尖冲动位于左第五肋间锁骨中线内0.5cm，无震颤，心相对浊音界无扩大。心率78次/分，律齐，A2>P2，各瓣膜听诊区未闻及杂音。腹平软，无压痛、反跳痛，未触及包块，肝脾肋下未触及，墨菲征阴性，肝肾区无叩击痛，移动性浊音阴性，肠鸣音4次/分，无气过水音，未闻及血管杂音。肛门及外生殖器未见异常。脊柱、四肢活动自如，关节无红肿、变形。左手可见一约5cm陈旧性手术瘢痕，愈合好。左上肢可见散在皮疹，部分结痂。双下肢无水肿。四肢肌力、肌张力正常对称，腹壁反射存在，病理征阴性。

（三）辅助检查

1. 常规检查　①血常规：白细胞3.3×10^9/L↓，中性分叶核粒细胞百分比70.5%，淋巴细胞百分比13.5%↓，单核细胞百分比14.8%↑，淋巴细胞0.4×10^9/L↓，单核细胞0.49×10^9/L，血红蛋白117g/L↓，血细胞比容0.353↓，平均红细胞体积80.4fL↓，平均红细胞血红蛋白含量26.7Pg↓，平均红细胞血红蛋白浓度331g/L，血小板168×10^9/L。②尿常规：葡萄糖（3+）↑。③粪便常规＋大便隐血均阴性。④肌钙蛋白、NT-proBNP均正常。⑤凝血：凝血酶原时间12.6秒↑，活化部分凝血活酶时间33.3秒↑，纤维蛋白原6.15g/L↑，纤维蛋白原降解产物6.2μg/ml↑，D-二聚体1.72mg/L↑。⑥生化全套：丙氨酸氨基转移酶58U/L↑，低密度脂蛋白胆固醇2.04mmol/L，葡萄糖10.34mmol/L↑，乳酸脱氢酶263U/L↑，尿素3.3mmol/L，肌酐58μmol/L，尿酸236μmol/L，钾4.3mmol/L，钠135mmol/L↓，前白蛋白122.1mg/L↓。糖化血红蛋白7.5%↑。甲功三项正常。

2. 感染、炎症及免疫指标　C反应蛋白48.10mg/L↑，红细胞沉降率74mm/h↑，降钙素原<0.25ng/ml，铁蛋白665.00μg/L↑。乙肝两对半、抗-HCV抗体、艾滋病抗原抗体联合检测、梅毒特异性抗体未见异常。TORCH未见明显异常。抗链球菌溶血素O、结核感染T细胞斑点试验、PPD试验、肥大反应均阴性。抗EB病毒早期抗原IgG抗体、衣壳抗原IgG抗体阳性，衣壳抗原抗体IgM阴性。两次血细菌培养阴性。布鲁菌病抗体四项均阴性。RF、HLA-B27、抗中性粒细胞胞质抗体、抗CCP抗体均阴性。自身抗体全套未见明显异常

3. 肿瘤标志物　CA19-9、癌胚抗原、甲胎蛋白、前列腺特异抗原均阴性。

4. 影像学检查　全身PET-CT提示：①左侧颈部、双侧锁骨上窝、左侧臂丛神经走形区、左侧腋窝、纵隔内、双侧肺门、腹膜后多发高代谢结节；脾大，代谢增高，淋巴瘤？坏死性淋巴结炎待排，建议左腋窝淋巴结活检。②肝脏多发高代谢结节，CT未见明显异常。③双肾小结石，前列腺钙化灶。④双侧脑基底节区腔隙灶。⑤右侧颈部少许扁平状结节影，代谢未见增高，考虑淋巴结慢性炎症增生可能。⑥双肺少许慢性炎症。

5. 骨髓检查　骨髓象检查报告：三系增生骨髓象。骨髓流式：骨髓造血功能大致正常。各群细胞占有核细胞比例：淋巴细胞5.5%，前体B淋巴细胞1.5%，原始区域细胞1%，单核细胞4.5%，粒细胞67.5%，有核红区域细胞20%。在CD45/SCC点图上设门分析，淋巴细胞约占有核细胞的5.5%，比例明显降低，各淋巴亚群分布大致正常。原始区域细胞约占有核细胞的1%，分布散在。单核细胞约占有核细胞的4.5%，表型成熟。粒细胞约占有核细胞的67.5%，未见明显发育异常。骨髓病理：造血组织增生活跃，粒系增生活跃，幼红细胞比例偏高，巨核细胞未见减少，三系形态未见明显异常。

6. 淋巴结活检　左腋窝淋巴结：送检淋巴结组织，镜下淋巴结结构破坏，淋巴组织增生，血管增生活跃，背景细胞较复杂，以T细胞增生为主，基因检测未检测到TCR重排，其中见散在分布的体积较大的异型细胞，细胞质丰富，可见核仁，簇状及散在分布，结合形态学、免疫组化表型及分子病理检测结果，考虑经典型霍奇金淋巴瘤（混合细胞型）。

（四）老年综合评估

1. 压疮　Braden压疮风险评估21分。

2. 营养　营养风险筛查（MNA-SF）2分，营养风险评估（NRS-2002）4分，无饮水呛咳。

3. 视听觉　无明显视力、听力下降。

4. 认知　Mini-Cog：4分。

5. 谵妄　无谵妄。

6. 精神心理　GDS-15：9分；SAS：55分。

7. 睡眠　阿森斯失眠量表8分。

8. 疼痛　无疼痛。

9. 大小便　尿流较细，夜尿较频繁，IPSS 16分，无大小便失禁，无便秘。

10. 躯体功能　日常生活活动（ADL）6分；工具性日常生活活动（IADL）8分。

11. 跌倒　近1年无跌倒，Morse跌倒危险因素评估35分。

12. SPPB　4米步行试验5.1秒（3分），平衡试验（3分），5次起坐试验12.0秒（3分），总分9分。

13. 衰弱　FRAIL：3分。

14. 体成分　BIA SMI 7.1kg/m²，优势手握力23.4kg。

15. 核对用药　达格列净10mg、1次/日；阿卡波糖100mg、3次/日；二甲双胍片0.5g、3次/日；格列吡嗪控释片5mg、1次/日；布洛芬300mg、2次/日；头孢地尼0.1g、3次/日。

（五）入院诊断

1. 发热原因待查

2. 2型糖尿病

3. 带状疱疹病史

4. 多发动脉粥样硬化（主动脉、双颈动脉、双下肢）

5. 慢性萎缩性胃炎

6. 十二指肠溃疡

7. 右侧肾囊肿

8. 前列腺增生伴钙化灶

9. 具有牙种植体植入物

10. 结肠息肉钳除术后

11. 老年综合征：营养不良，焦虑抑郁状态，睡眠障碍，衰弱状态，多重用药

（六）治疗经过

患者入院后出现发热，体温最高达38℃（病例34图1），伴畏冷、出汗、咽部不适，偶有咳嗽，痰少，耳后、头皮及左上肢皮疹瘙痒。

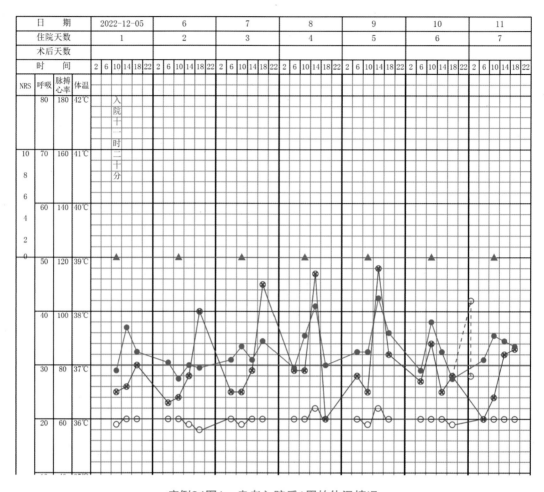

病例34图1　患者入院后1周的体温情况

1. 本次入院主要解决的问题：反复发热。患者在本次入院前经历了长达9个月的反复发热，并渐出现食欲减退、体重减轻，左上肢皮疹伴瘙痒，入院的主要诉求就是明确发热病因并针对性治疗。住院期间经认真询问病史及查体，完善一系列检查明确诊断，病理诊断为混合细胞型经典霍奇金淋巴瘤。患者相对年轻，一般情况较好，且该病预后较好，经与家属进行充分沟通后，转血液科进一步治疗。

2. 其他共病

（1）糖尿病：患者有糖尿病病史，此次入院时查糖化血红蛋白升高，平时血糖控制一般，鉴于患者反复发热消耗较大，且食欲下降、体重减轻等营养状况，鼓励患者少食多餐，增加营养摄入，予长效胰岛素联合口服降糖药，加强血糖监测，同时注意避免发生低血糖。

（2）动脉粥样硬化：入院前外院检查提示双下肢动脉、双侧颈动脉粥样硬化伴斑块形成，结合患者糖尿病病史，予氯吡格雷抗血小板聚集，阿托伐他汀调脂稳定斑块。

（3）十二指肠溃疡及慢性萎缩性胃炎：予雷贝拉唑抑酸，瑞巴派特保护胃黏膜。

（4）前列腺增生伴钙化：患者排尿变细，夜尿频繁4～5次，予加用盐酸坦索罗辛缓释胶囊、保列治抗前列腺增生。

3. 老年综合征

（1）营养不良：MNA-SF 2分，NRS-2002 4分，存在营养风险，给予营养评估，经营养教育，鼓励患者少量多餐，加用能全素，在正餐之间进行口服营养补充。

（2）焦虑抑郁状态：考虑与发热病程较长、对疾病本身的担忧有关，加强人文关怀，多与患者沟通，增强患者的信心，并积极进行多学科会诊，患者情绪较入院时稳定，焦虑抑郁状态有好转，故暂未予抗焦虑抑郁药物。

（3）睡眠障碍：与病程较长及焦虑抑郁状态相关，予唑吡坦片对症处理，并予加强人文关怀，睡眠改善。

（4）衰弱状态：口服营养补充，在体温正常、精神尚可的情况下适当进行床旁弹力带阻抗训练，加强防跌倒宣教。

（七）出院诊断

1. 混合细胞型经典霍奇金淋巴瘤

2. 2型糖尿病：2型糖尿病性周围神经病变

3. 带状疱疹病史

4. 多发动脉粥样硬化

5. 慢性萎缩性胃炎

6. 十二指肠溃疡

7. 右侧肾囊肿

8. 前列腺增生伴钙化灶

9. 具有牙种植体植入物

10. 结肠息肉钳除术后

11. 老年综合征：营养不良，焦虑抑郁状态，睡眠障碍，衰弱状态，多重用药

（八）随访

出院后转入血液科化疗，目前未再发热，复查淋巴瘤较前有缩小，血糖控制良好，食欲、体重有所回升，焦虑、抑郁情绪有所缓解。

二、疾病介绍

霍奇金淋巴瘤是一种来源于单克隆B细胞的肿瘤，分为结节性淋巴细胞为主型霍奇金淋巴瘤（NLPHL）和经典型霍奇金淋巴瘤（CHL）。混合细胞型经典霍奇金淋巴

瘤（MCCHL）是经典霍奇金淋巴瘤的一种类型，占所有霍奇金淋巴瘤的15%～30%。MCCHL可以在任何年龄段发生，但在老年人中更常见。MCCHL常见症状包括：无痛性淋巴结肿大（尤其是颈部和腋窝）、发热、盗汗、体重下降等。部分患者可能出现胸痛、呼吸困难、皮肤瘙痒等症状。体格检查可能发现淋巴结肿大，肝脾可能肿大。MCCHL经典镜下表现为典型的HRS细胞散在分布于大量炎性背景细胞中，它们包括小淋巴细胞、嗜酸性细胞、粒细胞、组织细胞和浆细胞。有时上皮样组织细胞显著增生、聚集，类似肉芽肿。MCCHL的治疗主要包括化疗和放疗，其中，ABVD（Adriamycin，Bleomycin，Vinblastine and Dacarbazine）方案是第一线化疗方案。对于初次治疗无效或复发的病例，可以采用高剂量化疗和自体干细胞移植。MCCHL预后受多因素影响，包括年龄、病程、病理类型、病理分期等，总体来说，MCCHL的5年生存率约为80%。

三、病例分析

本例为一例老年男性，经历了长达9个月的反复发热，曾就诊当地医院行相关检查，但发热病因仍未明确，仍有发热。发热待查一直是临床疾病诊疗的重点和难点，结合国内外文献和临床实践，本患者符合经典发热待查的定义，即发热持续3周以上，口腔体温至少3次＞38.3℃（或至少3次体温在1天内波动＞1.2℃），经过至少1周在门诊或住院的系统全面的检查仍不能确诊的一组疾病。

经典发热待查的主要病因包括感染性疾病、非感染性炎症性疾病、肿瘤性疾病及其他疾病等。

1. 感染性疾病方面　经认真询问病史及查体，结合外院检查和入院后常规检查，排除肺部感染、泌尿系感染、消化道感染、感染性心内膜炎等常见感染性疾病。该患者在发病前曾分多次行种植牙植入，共计14颗，且追问病史，在此期间曾出现牙周感染，经抗感染治疗后好转。此次发病以来，患者自述每次发热均服用"退热药及头孢类药物"后可好转，故植入物相关的牙源性感染应注意排查，后经口腔科会诊检查后排除。患者多于午后发热，伴盗汗、食欲减退、体重下降等消耗性特征，结核感染不能除外，经结核相关检查后排除。患者家中饲养牛羊，腹部超声提示脾大，发热病因还应该考虑"布鲁氏杆菌病"可能，后经外送布鲁菌病抗体四项均阴性。

2. 肿瘤性疾病方面　该患者浅表淋巴结未触及明显肿大，较易遗漏淋巴瘤可能，但该患者体温情况符合Pel-Ebstein氏热型特点，即经数日之无热或低热期后，体温逐渐上升，经2～4日达最高峰，此种高热再持续3天左右，即涣散退热，经数日后又复上升，周而复始。同时患者有盗汗、皮肤瘙痒、消瘦等全身症状，EB病毒抗体阳性，应考虑到淋巴瘤的可能，后经PET-CT明确全身多发淋巴结肿大。

3. 非感染性炎症性疾病方面　该患者除发热、皮疹外，无其他具有免疫色彩症状，且其抗核抗体滴度低，RF、抗CCP抗体、抗心磷脂抗体等未见明显异常，考虑可能性相对较小。

入院后经过相关检查及相关科室协同会诊后，将感染性疾病一一排除，并通过PET-CT将病因锁定在淋巴瘤，最终通过骨髓检查及腋窝淋巴结活检病理证实了混合细胞型经典霍奇金淋巴瘤的诊断，解开了患者的发热马拉松之谜。

该患者为65岁男性，合并糖尿病、动脉粥样硬化、消化性溃疡、前列腺增生等基础疾病，同时存在诸如营养不良、焦虑抑郁状态、睡眠障碍、衰弱状态等老年综合征。共病方面，给予相应保护胃黏膜、抗血小板聚集、降糖、调脂、改善排尿功能等处理。营养方面，鼓励少量多餐，并通过正餐间的口服营养补充加强营养。精神心理方面，加强人文关怀和沟通，并对睡眠障碍进行对症处理。衰弱方面，则在营养支持的基础上，给予弹力带进行床旁阻抗训练等。

四、病例点评

该患者主要表现为长达9个月的反复发热，伴盗汗、纳差、体重下降、皮肤瘙痒等，通过详细询问病史、体格检查后，筛选出可能的发热原因包括感染性疾病，如种植牙后的牙周感染、结核感染和布鲁氏杆菌病等，以及肿瘤性疾病，如淋巴瘤。最终通过全身PET-CT、骨髓活检及淋巴结活检病理检查，将长期发热的原因锁定在混合细胞型经典霍奇金淋巴瘤。患者合并糖尿病、动脉粥样硬化、消化性溃疡、前列腺增生等基础疾病，同时存在诸如营养不良、焦虑抑郁状态、睡眠障碍、衰弱状态等老年综合征。经予积极评估和对症治疗，使患者的营养状态、心理情绪等均得到了明显改善，转血液科进一步专科治疗。

（病例提供者：林春锦　福建省立医院）

（点评专家：林　帆　福建省立医院）

参考文献

[1]Haidar G，Singh N.Fever of unknown origin[J].N Engl J Med，2022，386（5）：463-477.

[2]《中华传染病杂志》编辑委员会.发热待查诊治专家共识[J].中华传染病杂志，2017，35（11）：641-655.

[3]David A，Quinlan JD.Fever of unknown origin in adults[J].Am Fam Physician，2022，105

（2）：137-143.

[4]Brice P，de Kerviler E，Friedberg JW.Classical hodgkin lymphoma[J].Lancet，2021，398（10310）：1518-1527.

[5]Eichenauer DA，Aleman B，André M，et al.Hodgkin lymphoma：ESMO clinical practice guidelines for diagnosis，treatment and follow-up[J].Ann Oncol，2018，29（Suppl 4）：19-29.

[6]中国抗癌协会血液肿瘤专业委员会，中华医学会血液学分会，中国霍奇金淋巴瘤工作组.中国霍奇金淋巴瘤的诊断与治疗指南（2022年版）[J].中华血液学杂志，2022，43（9）：705-715.

[7]Azhar M，Din HU，Muhammad I，et al.Frequency of epstein-barr virus in classical hodgkin Lymphoma[J].J Ayub Med Coll Abbottabad，2016，28（2）：271-275.

令人万念俱灰的瘙痒为哪般？

一、病历摘要

（一）基本信息

主诉：患者男性，63岁，因"发现血糖升高7年，全身瘙痒2年"入院。

现病史：患者于入院前7年在当地医院因"右中指远端坏疽"行截肢手术时发现"血糖升高"，诊断为"2型糖尿病"，具体诊疗过程不详，出院后未服用降糖药物，未监测血糖。2年前出现全身瘙痒，无明显皮疹、脱屑、渗出，当时未重视未诊治。2个月前因"左下肢无力1天"就诊当地医院，诊断为"脑梗死"，经治疗左下肢无力好转，住院期间查尿蛋白（2+），肌酐118μmol/L，皮肤瘙痒持续发作，呈进行性加重。近1个月来皮肤瘙痒剧烈，奇痒难忍，夜不能寐，伴食欲下降，每天仅进食少量流质，约200～300ml牛奶，无恶心、呕吐，无腹痛、腹泻，无畏冷、发热，无言语含糊、饮食呛咳等，无眼黄、尿黄。现为进一步诊治就诊于我院，门诊拟"2型糖尿病伴多发并发症"收入院，患者自发病以来，精神状态极差，体力情况差，夜间仅睡2小时左右，体重下降10kg，大便3天未排，小便正常。

既往史：类风湿性关节炎病史15年，不规律服用泼尼松5～10mg/d，西乐葆1粒、2次/日，关节疼痛可改善，但未定期复查电解、肾功能等。胃穿孔修补术后8年，抑郁状态病史2年，近来口服西酞普兰治疗。否认肝炎、结核病史，否认外伤史，否认输血史，预防接种史不详，否认药物、食物过敏史。

个人史：生长于原籍地，无疫区、疫情、疫水接触史，长期吸烟，10～20支/日，已40余年，未戒烟，无饮酒史。

婚育史：21岁结婚，育1男1女，爱人及子女体健。

家族史：父母已故原因不明，1姐姐患有"类风湿关节炎"，兄弟姐妹健在，否认家族性遗传病史，否认家族性肿瘤病史。

（二）体格检查

体温36.5℃，脉搏83次/分，呼吸19次/分，血压96/64mmHg。体型消瘦，营养状况差，表情忧虑，自主体位，神志清楚，头部及四肢可见少许片状陈旧性皮疹，全身可见多处明显抓痕及瘢痕。全身浅表淋巴结未触及肿大。口唇稍苍白，颈静脉无怒张，肝颈静脉回流征阴性。双肺呼吸音清，未闻及干湿性啰音，无胸膜摩擦音。心相对浊音界无扩大。心率80次/分，律齐，各瓣膜听诊区未闻及杂音，腹平坦，可见一竖形10cm陈旧性手术瘢痕，腹壁柔软，全腹无压痛、反跳痛，未触及包块，肝脾肋下未触及，移动性浊音阴性，双肾区无叩击痛。肠鸣音4次/分，四肢活动自如，右侧中指第一节缺如，余无畸形、杵状指（趾），关节无明显红肿、变形，双下肢无水肿。四肢肌力、肌张力正常对称，双侧病理征阴性。

（三）辅助检查（外院）

1. 类风湿因子　355 000U/L，血沉＞140mm/h，抗环瓜氨酸肽抗体960RU/ml。

2. 心脏彩超　①左室壁节段性室壁运动异常；②左心增大；③主动脉瓣局部钙化；④二尖瓣少量反流；⑤左心功能减低。

3. 血清转铁蛋白饱和度测定：铁7.34μmol/L，血清总铁结合力29.08μmol/L。

4. 颅脑磁共振平扫　①右侧额叶急性小梗死灶；②双侧大脑半球多发腔隙灶；③老年脑改变，脑白质变性，Fazekas 3级；④胸椎退行性变性；⑤$T_{4\sim5}$、$T_{5\sim6}$、$T_{6\sim7}$、$T_{7\sim8}$椎间盘突出。

5. 双侧颈动脉彩超　①双颈动脉内中膜增厚伴斑块形成；②双侧椎动脉未见明显异常。

6. 双下肢动静脉彩超　①双下肢动脉内中膜增厚伴斑块形成；②双侧下肢深静脉未见明显栓塞。

7. 全腹彩超　①左肾小囊肿；②前列腺增大伴钙化，余未见异常。

8. 胸部CT　双肺肺气肿，双肺上下叶微小结节灶。

9. 动态心电图　室性期前收缩1%，偶发性房性期前收缩。

（四）老年综合评估

1. 日常生活能力评分（ADL）：75分。

2. 疼痛：有，位于右小腿及左膝关节，疼痛评分（NRS）5分。

3. 体力情况：可上2层楼，可步行200m；需要辅具，需要人辅助。

4. 居住环境：和老伴同住。

5. 睡眠：睡眠障碍，入睡困难，易醒。

6. 过去1年跌倒史：无。

7. 认知能力：正常，文盲；MMSE：25分。

8. 情绪评估：有抑郁GDS-15：9分；SAS：53分；SDS：69分。

9. 跌倒风险：有，步态不稳、下肢无力。

10. 功能状态：优势手握力123.2kg；步速：能行走0.86m/s；5次起坐：不能完成16秒；4米步行试验：能完成5.6秒；并足站立、半足距站立、全足距站立均不能完成。

11. 衰弱：FRAIL：3分；Fried：4分。

12. 谵妄：存在疼痛、睡眠障碍、营养不良、药物等谵妄风险。

13. 尿便情况：尿失禁：无；便失禁：无。

14. 口腔：牙齿20颗，义齿0颗；洼田饮水试验1级。

15. 营养：营养风险筛查（MNA-SF）：1分；营养风险评估（NRS-2002）：4分。

16. 内在能力缺失3项

运动能力：14秒内完成5次起坐（否）。

活力：过去3个月内非刻意减重情况体重下降大于3kg（是）、是否有过食欲减退（是）。

视力、听力：正常。

认知：时间及空间定向力（回答正确）、回忆三个词汇（正确回忆全部）。

有核心抑郁症状：是。

17. 小腿围：25cm。

18. 核对用药：氯吡格雷抗血小板，阿托伐他汀调脂稳定斑块，托法替布免疫治疗，甲强龙抗炎，依巴斯汀、沙利度胺止痒，西酞普兰抗抑郁，奥沙西泮镇静，布美他尼利尿，托伐普坦利尿补钠，诺和锐30及那格列奈控制血糖，辅以补钙、补钾、营养神经、通便、制酸保护胃黏膜等处理。

（五）入院诊断

1. 2型糖尿病：糖尿病性肾病？糖尿病性瘙痒？

2. 类风湿性关节炎

3. 冠状动脉粥样硬化性心脏病：陈旧性心肌梗死，心功能Ⅱ级

4. 右侧额叶脑梗死病史

5. 动脉粥样硬化（双侧颈动脉、双下肢动脉）

6. 中度贫血

7. 颈椎间盘突出

8. 前列腺增生

9. 胃穿孔术后

10. 右侧中指第一节切除术后

11. 老年综合征：营养不良，抑郁状态，关节疼痛，衰弱、肌少、跌倒高危

（六）治疗经过

1. 入院后完善检查

（1）生化检查：白蛋白37g/L，高密度脂蛋白胆固醇0.60mmol/L，载脂蛋白A 0.72g/L，乳酸脱氢酶278U/L，钾4.8mmol/L，钠131mmol/L，氯96mmol/L，镁0.71mmol/L。肌钙蛋白I定量0.05ng/ml。N末端B型钠尿肽前体4704.00Pg/ml。凝血功能：凝血时间11.1秒，纤维蛋白原5.44g/L，纤维蛋白（原）降解产物5.4μg/ml，D-二聚体1.60mg/L。血常规：白细胞6.9×10^9/L，嗜酸性粒细胞百分比42.1%，嗜酸性粒细胞计数2.90×10^9/L↑，红细胞2.98×10^{12}/L，血红蛋白88g/L，血细胞比容0.261，血小板404×10^9/L。糖化血红蛋白7.2%。血气分析：酸碱度7.384，二氧化碳分压35.8mmHg，氧分压97.5mmHg，碳酸氢根21.4mmol/L，乳酸1.0mmol/L。尿常规：蛋白质（1+）。血沉70mm/h。类风湿因子187.0U/ml。叶酸7.49nmol/L，维生素B_{12} 943.80pmol/L。C反应蛋白14.90mg/L。甲功三项正常。CA19-9<0.6U/ml，癌胚抗原3.23ng/ml，甲胎蛋白1.63ng/ml，总前列腺特异抗原0.849ng/ml，游离前列腺特异性抗原0.380ng/ml，F/T 44.8%。铁蛋白244.10Ug/l。粪便隐血试验（-）。抗环瓜氨酸肽抗体>200RU/ml。抗心磷脂抗体IgG 0.2PL-IgG-U/ml，抗心磷脂抗体IgM 2.0PL-IgM-U/ml。自身抗体：PR3-ANCA（-），MPO-ANCA（-），抗肾小球基底膜抗体（-）。抗核抗体1:100（+），颗粒型（+），胞质颗粒型（+）。抗ds-DNA抗体（-）。血培养七天无厌氧菌生长。血液细菌培养+药敏培养七天无细菌生长。痰液培养五天无真菌生长。

（2）胸部X线（DR）：心肺未见明显异常。

（3）肌电图：①所检上下肢周围神经损害（感觉纤维损害为主，下肢偏甚）；②双胫后神经F反应潜伏延长，考虑神经近端损害，请结合临床；③四肢皮肤交感反应异常。

2. 治疗方面

（1）本次入院主要解决的问题：瘙痒。患者剧烈瘙痒，进行性加重，伴嗜酸性粒细胞升高，结合四肢肌电图，予皮肤科、风湿免疫科会诊，诊断为"皮肤瘙痒症，糖尿病周围神经病变伴嗜酸性粒细胞相关性皮炎可能，"先后予依巴斯汀10mg（1次/日）、酮替芬1mg（每晚一次）、新适确得外涂等，效果均欠佳，改予依巴斯汀20mg（1次/日）、西替利嗪10mg（每晚一次），沙利度胺50mg（1次/日）甲强龙40mg（1次/日）静脉滴注等治疗。后出现上半身皮肤烧灼感，亦考虑糖尿病周围神经病变所致，加用加巴

喷丁镇痛、弥可保营养神经等治疗，症状较前改善。

（2）其他基础共病

1）类风湿关节炎：先后予泼尼松5mg（3次/日），来氟米特20mg（1次/日），托法替布5mg（2次/日），疗效欠佳，关节疼痛仍明显，再次请风湿免疫科会诊后，改予甲强龙40mg（1次/日）静脉滴注×7天，巴瑞替尼1粒（1次/日）口服。

2）糖尿病：患者入院后监测血糖示控制欠佳，行糖尿病健康教育，膳食指导，先予胰岛素强化方案治疗：诺和平（长效）+诺和锐（餐时），后改予诺和平（长效胰岛素）+瑞格列奈（口服降糖药）控制血糖，经治疗，血糖控制满意。

3）肺部感染：患者入院后突发畏冷、寒战、发热，伴咳嗽咳痰、饮水呛咳，急查血液炎症指标明显升高，考虑肺部感染，予头孢曲松抗感染、氨溴索化痰等治疗后，未再发热，咳嗽咳痰较前减少。

4）电解质紊乱：低钠、低钾与使用大量糖皮质激素相关，加之患者摄入减少，予指导膳食结构调整，口服浓钠、钾片治疗，加用托伐普坦纠正低钠血症。

5）血管病变相关治疗：急性右侧额叶脑梗死恢复期，冠状动脉粥样硬化性心脏病等，予阿托伐他汀钙20mg（每晚一次）调脂稳定斑块，氯吡格雷75mg（1次/日）抗血小板治疗。

（3）老年综合征

1）营养不良：营养风险评估（NRS-2002）4分，存在营养风险；鼓励经口进食，ONS：能全素——整蛋白型肠内营养粉剂（糖尿病患者适用）营养支持，同时予复合维生素B预防再喂养综合征。

2）抑郁状态：心理医学科考虑躯体疾病相关情绪反应，予艾司西酞普兰10mg（1次/日），奥沙西泮30mg（每晚一次），关注患者情绪和睡眠情况。

3）疼痛：目前加巴喷丁止痛治疗，后续可根据疼痛程度升降止痛阶梯。

4）衰弱、肌少、跌倒高风险：营养支持基础上床旁抗阻训练，加强防跌倒宣教。

（七）出院诊断

1. 老年皮肤瘙痒症

2. 糖尿病伴多发并发症：糖尿病周围神经病变，糖尿病肾病

3. 类风湿关节炎

4. 冠状动脉粥样硬化性心脏病：陈旧性心肌梗死，心功能Ⅱ级（NYHA分级）

5. 右侧额叶脑梗死（恢复期）

6. 抑郁状态

7. 前列腺增生

8. 中度贫血

9. 电解质紊乱：低钠血症，低钾血症

10. 颈椎间盘突出

11. 胃穿孔术后

12. 右侧中指第一节切除术后

（八）随访

出院后观察症状变化，重视瘙痒、血糖、情绪、关节疼痛、睡眠等情况，继续口服托法替布免疫治疗、甲强龙抗炎，依巴斯汀、沙利度胺止痒，诺和锐30及那格列奈控制血糖，氯吡格雷抗血小板，阿托伐他汀调脂稳定斑块，西酞普兰抗抑郁，奥沙西泮镇静，托伐普坦利尿补钠，辅以补钙、补钾、营养神经、通便、制酸保胃等处理，目前上述症状较前好转。

二、疾病介绍

老年性皮肤瘙痒症是年龄超过60岁，仅有皮肤瘙痒而无明显原发皮疹，每日或几乎每日瘙痒持续6周以上，累及局部或者全身皮肤。引发老年性瘙痒症原因通常为皮肤源性、系统性疾病、神经源性及精神源性等，老年人免疫衰老（幼稚T细胞缺失、促炎症反应及T、B细胞功能异常），老年皮肤屏障受损，老年感觉神经病变引起泛发性瘙痒，以糖尿病周围神经病变最为常见；目前瘙痒机制仍未完全阐明，认为由组胺和非组胺类介质分别激活不同的神经元导致，皮肤瘙痒的发生是多种介质介导、诸多信号通路共同参与的复杂过程，组胺敏感性神经纤维在急性瘙痒和荨麻疹性瘙痒的传递中起重要作用，而非组胺敏感性神经纤维则在大多数类型的慢性瘙痒传递中起重要作用，这也许可以解释为何口服抗组胺药物对很多类型的慢性瘙痒效果不佳。

目前对于搔抓可导致瘙痒加重机制：痒觉异化与随年龄增长过程Merkel细胞减少相关，Merkel细胞表型关键蛋白Piezo 2可以抑制皮肤瘙痒，同时焦虑抑郁情绪与皮肤瘙痒的恶性循环假说，也证实抗抑郁药物对皮肤瘙痒治疗有效。

疾病诊断需与以下疾病相鉴别：皮肤干燥症，水源性瘙痒，皮肤划痕症（诱导型荨麻疹），寄生虫妄想症。治疗方面：①一般治疗：诱发及加重因素纠正，行为改变宣教（控制痒—搔抓循环），保持皮肤清洁等。②局部治疗：A. 对症治疗：使用皮肤屏障保护剂：含尿素、维生素E、硅油、聚桂醇、薄荷醇等软膏或者身体乳。B. 钙调神经磷酸酶抑制剂：他克莫司软膏。C类肝素制剂：多磺酸粘多糖具有保湿、抗炎、抑制炎症，作为一线治疗用药。D. 外用糖皮质激素：不推荐首选药物。③系统治疗：抗组胺药物；阿片受体拮抗剂；抗惊厥药物；SSRI；三环类或者四环类抗抑郁药物；沙利度胺；免疫抑制剂；生物靶向治疗。④物理治疗：紫外线疗法；⑤中医药治疗等。系统用药中足够的剂量和疗程很重要，不应突然停药或者换药。此外老年人使用止痒药物多有嗜睡等不良反应，需告知患者并加强预防老人摔倒的措施。

三、病例分析

皮肤瘙痒的病因复杂，涉及内分泌系统、风湿免疫系统、血液系统、营养障碍病、中枢神经系统等。患者剧烈瘙痒，进行性加重，既往糖尿病病史多年，糖尿病多发并发症，糖尿病肾病、糖尿病周围神经病变，类风湿关节炎，抑郁状态，右侧额叶皮层卒中恢复期，综上原因都有可能导致瘙痒加剧。入院后完善血常规示嗜酸性粒细胞升高，四肢肌电图检查异常，予皮肤科、风湿免疫科会诊，综合治疗后症状改善。

该患者为老年男性，基础存在糖尿病多发并发症，糖尿病肾病、糖尿病周围神经病变，类风湿关节，抑郁状态，右侧额叶皮层卒中恢复期等多种基础疾病，以及抑郁状态、衰弱、继发肌少症、营养不良等多种老年综合征，在控制好血糖基础上，使用激素、免疫抑制剂、抗风湿药物等治疗类风湿性关节炎；营养方面，少食多餐辅以肠内营养为佳，目前能全素营养，后可考虑高能量密度糖尿病型制剂如倍瑞苹、益力佳，血糖控制目标可适当放宽，避免低血糖。同时予复合维生素B预防再喂养综合征。抑郁状态和睡眠方面药物对症处理。衰弱、肌少、跌倒高风险，营养支持基础上床旁抗阻训练，加强防跌倒宣教。

四、病例点评

该例患者系剧烈皮肤瘙痒持续不能缓解而就诊，通过病史、症状、辅助检查综合考虑为老年性瘙痒，糖尿病周围神经病变等原因所致，治疗上予强化控制血糖基础上，给予抗组胺药物、激素抗炎、免疫抑制剂等药物治疗。通过老年综合评估，全面评估由皮肤瘙痒所致的一系列综合征，如抑郁、衰弱、肌少、营养不良等，据此制订可行的干预方案。患者为老年男性，因病所致重度抑郁，同时合并营养不良、肌少、衰弱等老年性问题，多个系统功能脆弱，精神睡眠情况极差，不仅通过积极干预疾病本身的问题，并且注重对全人的照料和治疗，通过鼓励、家庭支持调动患者抗击疾病的信心，积极配合诊治，减少痛苦，重拾生活的信心。

（病例提供者：林岚燕 福建省立医院）

（点评专家：林 帆 福建省立医院）

参考文献

[1]中国医师协会皮肤科分会变态反应性疾病专业委员会.慢性瘙痒管理指南[J].中国皮肤科杂志，2018，51（7）：481-485.

[2]Weisshaar E，Szepietowski JC，Darsow U，et al.European guideline on chronic pruritus[J].Acta Derm Venereol，2012，92（5）：563-581.

[3]Rajagopalan M，Saraswat A，Godse K，et al.Diagnosis and management od chronic pruritus：an expert consensus review[J].Indian J Dermatol，2017，62（1）：7-17.

[4]Sharma D，Kwatra SG.Thalidomide for the treatment of chronic refractory pruritus[J].J Am Acad Dermatol，2016，74（2）：363-369.

[5]Cotes ME，Swerlick RA.Practical guidelines for the use of steroid-sparing agents in the treatment of chronic pruritus[J].Dermatol Ther，2013，26（2）：120-134.

[6]中国中西医结合学会皮肤性病专业委员会.老年皮肤瘙痒症诊断与治疗专家共识[J].中国皮肤性病学杂志，2018，32（11）：1233-1236.

[7]Sanders KM，Akiyama T.The vicious cycle of itch and anxiety[J].Nurosci Biobehav Rev，2018，87：17-26.

[8]中华医学会糖尿病学分会神经并发症学组.糖尿病神经病变诊治专家共识[J].中华糖尿病杂志，2021，13（6）：540-557.

老年腹膜恶性上皮性间皮瘤的诊治

一、病历摘要

（一）基本信息

主诉：患者男性，65岁，因"发现腹腔积液2个月，腹痛3周余"于2021年9月22日入院。

现病史：患者于2个月前外院体检CT发现少量腹腔积液，外院予对症利尿治疗（具体不详）。3周前因肺部疾病住院期间出现腹胀腹痛，疼痛位于左侧腹部，多于夜间发作，2～3天发作一次，性质难以形容，疼痛评分（NRS）4～5分，夜间无法入睡，按压、热敷及蜷曲位可好转，排气排便后疼痛减轻。伴间断腹泻，平均数日发作一次，每次稀水样便3～5次/日，伴里急后重感，与腹痛发作无关，否认便中带血。否认发热、皮肤巩膜黄染、皮肤出血等不适。外院查血常规示白细胞8.28×10^9/L，中性粒细胞百分比82.7%，血红蛋白126g/L，血小板392×10^9/L；生化常规示丙氨酸氨基转移酶12U/L，门冬氨酸氨基转移酶22U/L，白蛋白26.2g/L，总胆红素7.2μmol/L，肌酐（苦味酸法）85.7μmol/L。腹部超声见肝脏大小如常，包膜光滑，实质回声均匀，大量腹腔积液，予穿刺放腹水、辅以白蛋白＋托拉塞米（10mg）利尿，腹水为淡黄澄清，腹水总蛋白15.1g/L，抗凝血酶抗体9.8U/L，乳酸脱氢酶261U/L，白蛋白未查。抗核抗体、抗中性粒细胞胞质抗体（－），腹水培养4天共放腹水约4000ml后腹胀好转。出院后自行间断利尿，此后腹胀逐渐加重，腹痛较前无明显变化。为进一步诊治收入我院。患者自起病以来精神可，食欲受到影响，饭量减为原来1/3，睡眠受腹痛影响，大便见前述，自述小便因饮水量减少显著减少，体重减少5kg。

既往史：2014年发现肝脏占位，外院考虑"原发性肝细胞肝癌"（未见病理），行"射波刀"治疗。2020年6月CT发现肝新发占位，考虑肿瘤复发（未见病理），再次行

"射波刀"治疗。2020年发现双肺间质性病变，外院予甲泼尼龙40mg→16mg，1次/日。高血压20余年，血压140/100mmHg，口服缬沙坦氨氯地平1片、1次/日，近1周因食欲不佳未服用降压药物。糖尿病20余年，口服阿卡波糖1片、3次/日降糖，未规律监测，2021年9月查糖化血红蛋白9.0%。2021年3月胃肠镜见结肠息肉、胃息肉（EUS诊断胃脂肪瘤），未见食管静脉曲张。2021年9月行肺功能，提示阻塞性通气功能障碍、舒张试验阳性，考虑支气管哮喘，予布地奈德福美特罗间断吸入。20年前左锁骨骨折病史。

个人史：否认石棉接触史；长期大量吸烟饮酒史（吸烟50年，平均10支/日，饮酒40年，平均每周饮白酒2~3斤，近半年饮酒增多，平均每日饮白酒半斤至八两）。

家族史：恶性肿瘤家族史——母亲因直肠癌去世，姐姐因胰腺癌去世。

（二）体格检查

体温36.5℃，脉搏111次/分，呼吸20次/分，血压83/61mmHg，血氧饱和度98%，身高162cm，体重45kg，BMI 17.1kg/m²。发育正常，营养不良，神志清晰，自主体位，安静面容，查体合作。全身皮肤、黏膜未见黄染、出血点、破溃。全身浅表淋巴结未触及肿大。可见肝掌，未见蜘蛛痣。头颅大小正常无畸形，无压痛、肿块、结节。眼睑无水肿、下垂，睑结膜无充血、出血、苍白、水肿，巩膜无黄染，双侧瞳孔等大正圆，对光反射灵敏。耳鼻无异常分泌物，乳突无压痛，鼻旁窦区无压痛，双耳听力正常。口唇红润，口腔黏膜无溃疡、白斑，咽无充血，双侧扁桃体无肿大，舌体无胖大，伸舌居中，无震颤。颈软无抵抗，颈静脉无怒张，气管居中，双侧甲状腺无肿大，双侧颈部未闻及血管性杂音。胸廓正常，双肺呼吸运动对称，双侧语颤对称，无胸膜摩擦感，双肺呼吸音清，未闻及干湿性啰音及胸膜摩擦音，心前区无隆起及凹陷，心界正常，心率111次/分，心律齐，各瓣膜听诊区未闻及病理性杂音。周围血管征（-）。腹膨隆，蛙状腹，触诊不满意，腹软，无压痛、反跳痛，肠鸣音3次/分，肝脾肋下、剑下未及，麦氏点、双输尿管点无压痛，墨菲征（-），移动性浊音（+），液波震颤（+）。脊柱无畸形、压痛，四肢关节活动自如，四肢无水肿，双足背动脉搏动正常。生理反射存在，病理反射未引出。

（三）辅助检查

1. 常规检查　①血常规：白细胞6.45×10⁹/L，中性粒细胞百分比77.2%，血红蛋白114g/L，血小板536×10⁹/L。②肝肾功能：丙氨酸氨基转移酶14U/L，白蛋白28g/L，总胆红素5.4μmol/L，二氧化碳总量21.8mmol/L，钠132mmol/L，钾4.3mmol/L，尿素氮15.85mmol/L，肌酐157μmol/L；③血脂：总胆固醇4.07mmol/L，甘油三酯1.09mmol/L，高密度脂蛋白胆固醇0.84mmol/L，低密度脂蛋白胆固醇2.49mmol/L。④甲功：促甲状腺激素4.833μIU/ml↑，T₃ 0.64ng/ml↓，FT₃（-）。⑤糖化血红蛋白7.8%。⑥T-SPOT.

TB（－）。⑦肝纤维化四项：透明质酸269ng/ml，Ⅲ型前胶原肽15ng/ml，层粘连蛋白165ng/ml，Ⅳ型胶原17ng/ml。

2. 炎症和免疫指标　超敏C反应蛋白149.32mg/L；红细胞沉降率105mm/h；白介素-6 21.6pg/ml，白介素-8 59pg/ml，白介素-10 5.0pg/ml，肿瘤坏死因子-α 9.3pg/ml；抗核抗体检查、抗中性粒细胞胞质抗体（－）；IgG 3.88g/L↓，IgA 1.19g/L，IgM 0.25g/L↓；C4 0.593g/L↑，C3（－）。

3. 肿瘤指标　甲胎蛋白、癌胚抗原（－）；SPE：未见M蛋白，血、尿IFE、血轻链2项（－）。

4. 腹水常规　细胞总数（338～569）×10^6/L，白细胞（5～64）×10^6/L，单核细胞（29～58）×10^6/L；白蛋白11～15g/L，血清腹水白蛋白梯度13～20g/L；腹水培养、TB/NTM-DNA、Xpert、T-SPOT.TB（－）。腹水甲胎蛋白、癌胚抗原、CA19-9（－）。

5. 影像学检查　①胸腹盆腔增强CT：大网膜及小网膜明显增厚呈片絮状，腹盆腔大量积液；腹膜及中腹部肠系膜增厚；肝脏体积略小，肝裂略增宽；肝右叶多个致密影；胆囊壁略增厚并强化；胰腺萎缩。②腹部超声：肝右叶可见低回声区，4.0cm×3.3cm，形态欠规则，边界欠清。③门静脉系统、下腔静脉、肝静脉、双肾动静脉、腹主动脉、腹腔干、肠系膜动脉彩超：脐静脉开放，余未见明显异常。④腹主动脉彩超：腹主动脉粥样硬化伴斑块形成。⑤床旁下肢深静脉彩超：双侧股浅静脉中下段至腘静脉血流瘀滞状态。⑥泌尿系超声：前列腺增生伴钙化膀胱内沉积物。⑦超声心动图：左室射血分数68%，升主动脉增宽，左室舒张功能减低（Ⅰ级）。⑧下肢淋巴管显像：双下肢淋巴显回流通畅。⑨PET-CT：肠系膜、大网膜及小网膜增厚，呈片絮状、结节样改变，考虑为恶性病变可能；肝右叶多发金属密度影，考虑为术后改变，肝脏代谢欠均匀。余未见恶性征象。⑩入院后超声定位行腹腔穿刺置管引流；多次送检腹水细胞学：（－）×2次，（09-26）非典型细胞；（10-04）少数增生的间皮细胞及组织细胞；（10-14）找到瘤细胞；112021-10-19于全麻下行腹腔镜探查＋网膜活检，病理诊断：（网膜结节）恶性上皮性间皮瘤。免疫组化结果：CAM5.2（＋），CD34（脉管＋），CK7（＋），Hepatocyte（－），CK19（＋），MUC1（＋），Ki-67（index15%），Arg-1（－），GPC-3（局灶＋），AE1/AE3（＋），Calretinin（＋），D2-40（＋），CK20（－），CK5/6（部分＋），Vimentin（＋），MC（＋），PSA（－），TTF-1（－）。MOC-31（－），WT-1（＋）。

（四）老年综合评估

1. 躯体功能：日常生活能力评分（ADL）：6分；工具性日常生活活动（IADL）：6分。

2. 疼痛：有疼痛，部位：腹部；疼痛评分（NRS）：3分。

3. 体力：可上4层楼，可步行200m（不需要辅具，不需要人辅助）。

4. 居住：和老伴同住。

5. 睡眠：睡眠障碍，入睡困难。

6. 过去1年跌倒史：无。

7. 认知能力：下降，受教育9年，教育程度：中学；简易智能状态评估量表（MMSE）：21分。

8. 情绪评估：GDS-15：9分；SAS：53分；SDS：69分。

9. 跌倒风险：有，步态不稳、下肢无力。

10. 功能状态：握力：14kg；步速：能行走0.86m/s；5次起坐：能完成16秒；3米起立行走：能完成10秒；并足站立：≥10秒；半足距站立：≥10秒；全足距站立：≥10秒。

11. 衰弱：FRAIL：3分；Fried：4分。

12. 谵妄：存在疼痛、睡眠障碍、营养不良、药物等谵妄风险。

13. 尿便情况：尿失禁：无；便失禁：无。

14. 口腔：牙齿20颗，义齿0颗；洼田饮水试验1级。

15. 营养：营养风险筛查（MNA-SF）：3分；营养风险评估（NRS-2002）：5分。

16. 内在能力缺失2项

运动能力：14s内完成5次起坐（是）。

活力：过去3个月内非刻意减重情况体重下降大于3kg（是）、是否有过食欲减退（是）。

视力、听力：正常。

认知：时间及空间定向力（回答正确）、回忆三个词汇（正确回忆全部）。

有核心抑郁症状：是。

17. 小腿围：23cm。

18. 核对用药：马来酸曲美布汀、缬沙坦氨氯地平、阿卡波糖、乙酰半胱氨酸胶囊、整肠生、美卓乐、利尿剂

（五）入院诊断

1. 腹水、腹痛原因待查

2. 急性肾损伤：肾前性可能性大

3. 双肺弥漫病变

4. 支气管哮喘

5. 高血压（2级，高危组）

6. 2型糖尿病

7. 肝占位：射波刀治疗后

8. 结肠息肉

9. 胃息肉

10. 胃脂肪瘤

11. 左锁骨骨折史

12. 老年综合征：焦虑抑郁不除外，营养不良，衰弱，继发性肌少症，尿失禁，多重用药，跌倒高风险

（六）诊疗经过

1. 本次入院主要解决的问题

（1）腹水：引流淡黄清亮腹水由1000ml/d左右减少至200ml/d左右，曾尝试螺内酯、呋塞米利尿控制腹水，但出现肌酐升高，遂停用。患者腹水为门脉高压性，腹水回报找到瘤细胞。行腹腔镜探查＋网膜活检，过程顺利，病理诊断：（网膜结节）病变符合恶性上皮性间皮瘤。肿瘤内科会诊考虑需请外科评估手术。基本外科表示结合患者病情及其对意愿，暂不考虑手术。

（2）恶心呕吐：予以甲氧氯普胺缓解消化道症状。

2. 其他基础共病

（1）糖尿病：患者有糖尿病病史，鉴于目前饮食及营养状况，血糖控制目标为空腹8mmol/L左右，餐后15μmol/L以下，糖化血红蛋白8.5%以下，不建议强化降糖及过多监测，避免低血糖。

（2）肺间质病变：予患者美卓乐12mg→8mg、1次/日控制炎症，目前8mg、1次/日维持治疗。

3. 老年综合征

（1）营养不良：营养科会诊评估NRS-2002 4分，存在营养风险；鼓励经口进食，先后辅以能全力、康全甘、瑞代、瑞能、安素，住院期间静脉补液、鼻饲泵入营养支持，出院后嘱患者少食多餐，少渣软食，辅以安素，肠内营养剂可考虑高能量密度糖尿病型制剂如倍瑞苹、益力佳。

（2）焦虑抑郁状态：心理医学科考虑躯体疾病相关情绪反应，予米氮平10→15mg及罗拉0.5mg、艾司唑仑1mg（每晚一次），关注患者情绪和睡眠情况。

（3）疼痛：目前舒敏止痛治疗，后续可根据疼痛程度升降止痛阶梯。

（4）衰弱、肌少、跌倒高风险：营养支持基础上床旁抗阻训练，加强防跌倒

宣教。

（5）谵妄：充分镇痛，维持出入量电解质平衡，家属陪伴。

（6）尿失禁：调整利尿剂的应用，加强局部皮肤护理。

（7）多重用药：与药师共同进行药物重整。

（七）出院诊断

1. 腹膜恶性上皮性间皮瘤：癌性腹水，不全肠梗阻，慢性癌性疼痛，谵妄

2. 肺间质病变

3. 2型糖尿病

4. 高血压（2级，高危组）

5. 肝占位射波刀治疗后

6. 支气管哮喘

7. 左锁骨骨折史

8. 老年综合征：恶病质，营养不良，衰弱，继发性肌少症，尿失禁，跌倒高风险，焦虑状态，睡眠障碍，多重用药

（八）随访

出院后观察症状变化，重视疼痛、腹胀、恶心呕吐等不适，继续盐酸曲马多缓释片镇痛、止吐，间断放腹水改善腹胀，调节情绪、营养支持等综合照护。患者由家人陪伴，家属反馈患者情绪状态较入院时稳定。半年后于家中离世。

二、疾病介绍

恶性间皮瘤是致死率较高的浆膜恶性肿瘤，可累及胸膜、腹膜、心包或睾丸鞘膜。该病罕见，在美国每年诊断的约3300例间皮瘤中，仅10%～15%发生于腹膜。恶性腹膜间皮瘤（MPM）中位发病年龄为51～59岁，女性MPM患者占比更高，有研究表明间皮瘤的发生与接触石棉及其他矿物质纤维、辐射暴露/放疗、乳多空病毒科的猿猴病感染、慢性腹膜炎、遗传易感性——BRCA相关蛋白1（BAP1）突变等因素有关。MPM患者没有特异性症状或体征。常见的症状为腹部膨隆/腹痛、体重减轻、呼吸困难和胸痛；不太常见的局限性MPM表现为局灶性、有边界的肿块，肿块可能局部侵袭并延伸至邻近器官，但一般不会弥漫性扩散至整个腹膜腔。可存在中等至大量（偶尔为巨量）腹水，其他表现包括网膜饼/网膜增厚、腹腔内器官（如肝脏）呈扇贝样压迹或受直接侵犯，以及膈肌受累没有特异性影像学特征。由于主诉症状无特异性，许多患者在诊断时已处于晚期。MPM相关并发症和死亡几乎总是腹膜腔内疾病进展所致。在疾病进展后期，MPM还可能侵入胸膜腔导致胸腔积液，MPM偶可转移至腹腔和盆腔淋巴结。文献报道了间皮瘤患

者的多种副肿瘤现象：发热、血小板增多、恶性肿瘤相关性血栓形成、低血糖，罕见情况下，可出现Coombs阳性溶血性贫；基线血小板增多是弥漫性MPM患者生存期缩短的独立危险因素，两者密切相关。没有特异性的血清生化检查和肿瘤标志物来确诊MPM。该病常可通过细胞学检查或活检确诊，腹水细胞学分析的诊断效用通常有限。治疗方案包括减瘤性手术＋术中腹腔内热灌注化疗（HIPEC）进行治疗、全身化疗、免疫治疗等。MPM患者的预后差，淋巴结受累、腹腔外转移、高龄、男性均为不良预后因素。

三、病例分析

腹水的病因多样复杂，包括心血管疾病、肝脏疾病、恶性肿瘤、结核性腹膜炎、肾脏疾病、内分泌疾病、营养障碍病、结缔组织病等。通过人血白蛋白腹水梯度来判断腹水的病因，该患者人血白蛋白腹水梯度≥1.1g/dl，通常提示存在门静脉高压性腹水，筛查相关病因不支持，同时结合患者胸腹盆腔增强CT提示大网膜、小网膜及肠系膜增厚，不除外恶性病变。考虑患者SAAG升高与患者合并恶性肿瘤所致门静脉转移灶导致的门脉高压有关。腹膜穿刺下腹膜活检对癌性腹水等鉴别诊断有决定性意义，但容易受到操作者经验、腹膜厚度等影响。腹腔镜下腹膜穿刺不仅能直视下观察病灶，且能对可疑病变行直视下活检，避免了穿刺活检的盲目性，确诊率高。患者通过腹腔镜探查＋网膜活检，进一步获取到腹膜间皮瘤的病理证据。

该例为老年男性，基础存在肺间质病变、哮喘、糖尿病等多种基础疾病，以及衰弱、继发肌少症、营养不良、谵妄等多种老年综合征，恶性腹膜间皮瘤病灶弥漫，详细与患者及家属召开家庭会议，共同明确治疗目标为减少痛苦、提高生活质量。患者目前考虑恶性肿瘤，生存期有限，建议家属根据患者的既往兴趣，增加陪伴。疼痛方面，目前舒敏止痛治疗，后续可根据疼痛程度升降止痛阶梯。恶心、呕吐方面，必要时甲氧氯普胺片对症止吐治疗。腹胀方面，与患者网膜恶性肿瘤本身相关，因此腹胀症状会持续存在，网膜恶性肿瘤会引起腹水，腹水逐渐增多也可能导致腹胀，后续可间断腹水引流治疗。营养方面，少食多餐辅以肠内营养为佳，目前安素营养，后可考虑高能量密度糖尿病型制剂如倍瑞苹、益力佳，血糖控制目标可适当放宽，不建议强化降糖及过多监测，避免低血糖。神志方面，患者有焦虑状态，出现谵妄可能与恶性肿瘤病情进展相关，需持续关注患者神志情况。

四、病例点评

该患者发现腹腔积液伴腹痛，通过腹腔镜检查病理最终提示为腹膜间皮瘤；腹膜间质瘤为少见疾病，治疗方法以手术、化疗为主。通过老年综合评估，全面了解患者的疾病、内在功能、外在支持系统情况，据此制订可行的干预方案。患者为老年男性，衰弱状态，同时合并营养不良、焦虑抑郁、尿失禁、谵妄、多重用药等老年问题，多个系统功能脆弱，自稳态破坏，对应激源的反弹力下降、自我修复能力减退，易出现并发症和医院获得性问题。衡量手术获益方面，需要考虑老年患者的预期寿命、功能状态、生活质量等因素，相关治疗决策应当是将病情客观翔实地告知患方，通过家庭会议形式，共同分析关键问题，评估相关选择，最终在治疗决策上达成共识（医患共同决策shared-decision making，SDM），充分尊重患者的意愿，疾病不可治愈情况下以减少痛苦、提高生活质量为治疗目标。同时照护患者家属，进行同理、共情、鼓励、支持，积极应对预期哀伤。

（病例提供者：曲　璇　中国医学科学院北京协和医院）

（点评专家：康　琳　中国医学科学院北京协和医院）

参考文献

[1]Mirarabshahii P，Pillai K，Chua TC，et al.Diffuse malignant peritoneal mesothelioma--an update on treatment [J].Cancer Treat Rev，2012，38（6）：605-612.

[2]Mensi C，De Matteis S，Dallari B，，et al.Incidence of mesothelioma in Lombardy，italy：exposure to asbestos，time patterns and future projections[J].Occup Environ Med，2016，73（9）：607-613.

[3]Kim J，Bhagwandin S，Labow DM.Malignant peritoneal mesothelioma：a review[J].Ann Transl Med，2017，5：236.

[4]van Kooten JP，Belderbos RA，von der Thüsen JH，et al.Incidence，treatment and survival of malignant pleural and peritoneal mesothelioma：a population-based study[J].Thorax，2022，77：1260.

[5]Magge D，Zenati MS，Austin F，et al.Malignant peritoneal mesothelioma：prognostic factors and oncologic outcome analysis[J].Ann Surg Oncol，2014，21：1159.

[6]van der Bij S，Koffijberg H，Burgers JA，et al.Prognosis and prognostic factors of patients with mesothelioma：a population-based study[J].Br J Cancer，2012，107：161.

[7]de Boer NL，van Kooten JP，Damhuis RAM，et al.Malignant peritoneal mesothelioma：patterns of care and survival in the netherlands：a population-based study[J].Ann Surg Oncol，2019，26：4222.

[8]Verma V，Sleightholm RL，Rusthoven CG，et al.Malignant peritoneal mesothelioma：

national practice patterns, outcomes, and predictors of survival[J].Ann Surg Oncol, 2018, 25: 2018.

[9]Helm JH, Miura JT, Glenn JA, et al.Cytoreductive surgery and hyperthermic intraperitoneal chemotherapy for malignant peritoneal mesothelioma: a systematic review and meta-analysis[J].Ann Surg Oncol, 2015, 22: 1686.

[10]Jin S, Cao S, Cao J, et al.Predictive factors analysis for malignant peritoneal mesothelioma[J].J Gastrointest Surg, 2015, 19: 319.

[11]Handforth C, Clegg A, Young C, et al.The prevalence and outcomes of frailty in older cancer patients: a systematic review[J].Ann Oncol, 2015, 26: 1091.

[12]Rothenberg KA, Stern JR, George EL, et al.Association of frailty and postoperative complications with unplanned readmissions after elective outpatient surgery[J].JAMA Netw Open, 2019, 2: e194330.

[13]Chen CY, Thorsteinsdottir B, Cha SS, et al.Health care outcomes and advance care planning in older adults who receive home-based palliative care: a pilot cohort study[J].J Palliat Med, 2015, 18: 38.

[14]Lukas L, Foltz C, Paxton H.Hospital outcomes for a home-based palliative medicine consulting service[J].J Palliat Med, 2013, 16: 179.